看護師国試 ラ・スパ V

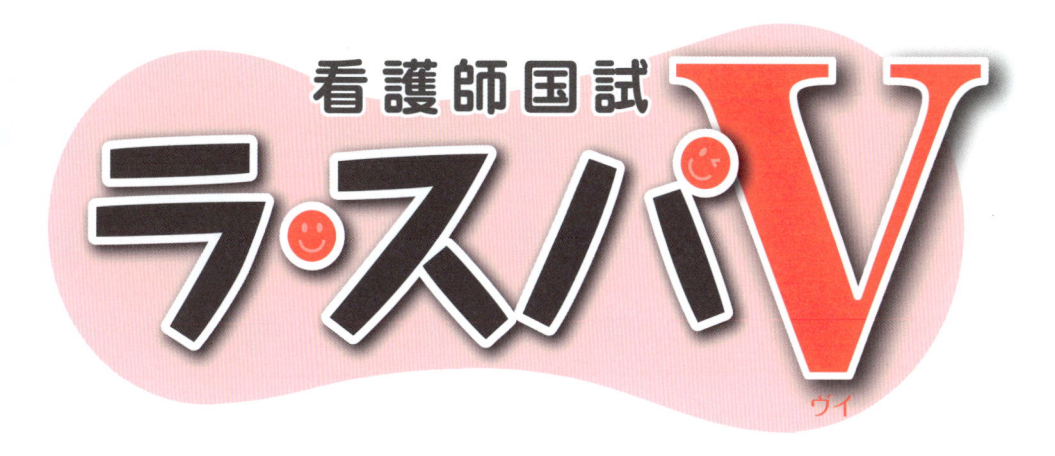

テコム編集委員会 編

医学評論社

＊正誤情報，発行後の法令改正，最新統計，ガイドラインの関連情報につきましては，弊社ウェブサイト（http://www.igakuhyoronsha.co.jp/）にてお知らせ致します。

＊本書の内容の一部あるいは全部を，無断で（複写機などいかなる方法によっても）複写・複製・転載すると，著作権および出版権侵害となることがありますので御注意下さい。

はじめに

　第104回国試は平成27年2月22日（日）に開催されます。この本が出版されるのが平成26年12月中旬ですから，2か月後には国試がやってきます。この2か月間はとても大切な時期で，ここをどう過ごすかによってすべてが決まると言ってもいいかもしれません。ということは，これからは時間の無駄遣いは許されないということです。

　では，限られた時間のなかで何をすればよいのか。それは，"国試に出そうなところ"を中心に覚えることに尽きます。それに応えるべく，これまでの国試で繰り返し問われてきたテーマを簡潔に分かりやすく解説したのが，この『ラ・スパV』なのです。

　"試験によく出る"とか"国試最重要項目"などは，よく見かける謳い文句ですが，実際にはあれこれと範囲を広げてしまいがちなものです。本書では，そのあたりをぐっと我慢して絞り込み，"大事なことしか載っていない本"を完成させました。

　本書は，テコムの「ラ・スパ講座」「ラ・スパV講座」でおなじみの塙篤雄先生がすすめるベストセレクション223項目で構成されています。国試対策本として好評を頂いている『ラ・スパ』の総仕上げでもあり，これまで積み上げてきた知識の整理にうってつけの内容と言えるでしょう。

　『ラ・スパV』のVはVictoryのVですが，ここからは本書とテコムの講座をうまく活用して，ぜひとも国試合格という勝利をつかみ取って下さい。

平成26年11月
テコム編集委員会

ラ・スパ V

contents

人体の構造と機能

遺伝子と遺伝情報・2
体液と体温調節・3
体液の酸・塩基平衡・3
骨　格・4
関　節・5
骨格筋・5
中枢神経系・6
末梢神経系・7
視　覚・8
心　臓・9
肺循環と体循環・10
リンパ系・11
血液の成分と機能・12
止血のメカニズム・13
非特異的生体防御機構・14
特異的生体防御機構・14
呼吸器・16
ガス交換・17
消化と吸収・17
炭水化物・脂肪・蛋白質の代謝・18
尿の生成・20
排尿と排尿障害・21
ホルモンの機能・22
ホルモン分泌の調節・23
生殖器系・24

疾病の成り立ちと回復の促進

創傷とその治癒・26
循環障害・26
炎　症・27
黄　疸・27
腫　瘍・28
死の三徴候と脳死・29

微生物の種類と特徴・29
薬物の作用と副作用・31

健康支援と社会保障制度

医療保険制度・36
介護保険制度・37
生活保護法と施策・38
障害者（児）にかかわる法と施策・39
児童にかかわる法と施策・41
高齢者虐待防止法とDV防止法・42
健康と環境・43
人口静態・44
人口動態・45
健康状態と受療状況・48
感染症法・50
予防接種・52
医療廃棄物・53
保健所と市町村保健センター・53
母子保健・54
学校保健・55
産業保健・55
保健師助産師看護師法・56
医療法・57
労働基準法・57

基礎看護学

代表的理論家の理論と著書・60
マズローの基本的欲求階層論・61
看護倫理・62
看護過程・62
感染予防・63
体　位・64
ボディメカニクスと体位変換・65

環境の調整・66
食事・栄養状態・66
経管栄養法・67
導尿・膀胱留置カテーテル・68
浣　腸・69
移動・移送の援助・70
休息・睡眠・71
清潔の援助・72
衣生活の援助・73
呼吸の観察・73
呼吸音の聴取・75
循環の観察・76
体温の観察・78
酸素吸入・79
吸　引・80
胸腔ドレナージの管理・81
温罨法・冷罨法・82
褥瘡の予防と治癒の促進・83
薬物療法の基本・85
与薬方法と効果の観察・87
意識の観察・89
一次救命処置・91
検体検査・92
生体検査・96
看護管理・99
看護職員の確保・100

成人看護学

成人の生涯発達の特徴・104
生活習慣病の発症因子と予防・105
職業性疾患の発生状況と予防・106
ストレスと対処方法・108
ショックと対処方法・108
熱中症と対処方法・110
熱傷と対処方法・111
周術期の看護・113
慢性疾患の特徴とその看護・114
リハビリテーション看護・114
がん看護・115
終末期看護・117
気管支喘息・118

肺気腫・119
肺　炎・121
肺結核・121
肺　癌・122
虚血性心疾患・123
心不全・125
不整脈・126
高血圧症・127
肺血栓塞栓症・127
心タンポナーデ・128
食道癌・129
胃・十二指腸潰瘍・130
胃　癌・131
腸閉塞（イレウス）・133
大腸癌・134
ウイルス性肝炎・135
肝硬変・136
肝　癌・137
胆石症・138
痛　風・139
脂質異常症（高脂血症）・140
糖尿病・141
腎不全・143
甲状腺機能亢進症（バセドウ病）・144
甲状腺機能低下症・145
クッシング症候群・146
アジソン病・147
貧　血・147
急性白血病・149
慢性白血病・150
播種性血管内凝固（DIC）・150
HIV感染症/AIDS・151
アレルギー・152
関節リウマチ・153
全身性エリテマトーデス（SLE）・155
緑内障・156
網膜剥離・157
脳梗塞・157
脳出血・158
クモ膜下出血・159

パーキンソン病・161
骨　折・162
前立腺癌・163
膀胱癌・164
子宮癌・165
腟　炎・167
乳　癌・168

老年看護学

加齢に伴う身体的機能の変化・172
加齢に伴う精神的・社会的機能の変化・173
老年看護の倫理・174
転倒の防止，窒息の処置・175
廃用症候群・176
瘙痒症・177
尿失禁・178
前立腺肥大症・179
加齢白内障・180
老人性難聴・181
骨粗鬆症・181
大腿骨頸部骨折・大腿骨転子部骨折・183
認知症・184
高齢者の薬物療法・185

小児看護学

成長・発達の原則・188
形態的発達と発育評価・189
機能的発達と心理社会的発達・190
新生児の健康増進と安全な環境の提供・191
乳児の健康増進と安全な環境の提供・191
学童の特徴と健康増進・192
小児の事故と虐待の特徴・193
小児の手術・194
外来における安全の確保・195
小児の検査・196
小児の薬物療法・196

髄膜炎・197
急性糸球体腎炎・198
ネフローゼ症候群・199
川崎病・200
乳児下痢症・201
麻疹（はしか）・202
風　疹・203
水　痘・204
流行性耳下腺炎（おたふくかぜ）・205
肥厚性幽門狭窄症・206
急性虫垂炎・207
先天性心疾患・208
染色体異常症・210

母性看護学

性周期とホルモン・214
性感染症・215
出生前診断・216
第二次性徴・216
更年期障害・217
妊娠の経過と胎児の発育・218
妊婦の保健指導・220
分娩の経過と胎児の健康状態・221
産褥の経過と看護・223
母乳育児への支援・224
アプガースコア・225
新生児の生理・226
多胎妊娠・227
流　産・227
常位胎盤早期剝離と前置胎盤・228
妊娠高血圧症候群・229
妊娠糖尿病・229
破水時の異常・230
低出生体重児・230

精神看護学

アルコール関連障害・234
統合失調症・235
気分（感情）障害・236

神経症性障害・238
適応障害・239
神経性無食欲症・240
てんかん・241
防衛機制・242

在宅看護論

訪問看護・246
訪問看護ステーション・247
自己決定支援と権利擁護・247
家族への支援・248
療養の場の移行に伴う看護・249

食事・栄養の援助・250
在宅酸素療法・251
在宅中心静脈栄養法・251

看護の統合と実践

チームアプローチ・254
医療安全・255
災害と看護・256
国際化と看護・257

索　引・258

記憶すべき基準値

以下の基準値は，記憶すべきものだけをpick upしたものです。
特に明示していないものはすべて成人の値。

●バイタルサイン●

呼吸数　15〜20(/分)
　　　　　学童18〜25，新生児40〜50
脈　拍　60〜80(/分)
　　　　　幼　児90〜110
　　　　　乳　児110〜130
　　　　　新生児120〜150
　　　　　頻脈≧100(/分)
　　　　　徐脈≦60(/分)

血圧(mmHg)〈高血圧治療ガイドライン2009年版〉
　　　　　　　（収縮期）　　　　（拡張期）
　正常血圧　　130未満　　かつ　85未満
　正常高値血圧　130〜139　または　85〜89
　Ⅰ度高血圧　140〜159　または　90〜99
　Ⅱ度高血圧　160〜179　または　100〜109
　Ⅲ度高血圧　180以上　または　110以上
　収縮期高血圧　140以上　かつ　90未満

●血液学検査●

血球検査
　赤　沈　　　♂2〜10mm/時
　　　　　　　♀3〜15mm/時
　赤血球(RBC)　♂410〜610(万/μl)
　　　　　　　♀380〜530(万/μl)
　ヘモグロビン(Hb)　♂13〜17(g/dl)
　　　　　　　♀11〜16(g/dl)
　ヘマトクリット(Ht)　♂40〜54(%)
　　　　　　　♀36〜42(%)
　網赤血球(Ret)　0.5〜1.5(%)
　白血球(WBC)　4,000〜10,000(/μl)
　血小板(Plat)　13〜35(万/μl)

●免疫学検査●

感染免疫抗体
　C反応性蛋白(CRP)　0.3以下(mg/dl)

●生体機能検査●

動脈血ガス分析
　$PaCO_2$　　35〜45(Torr)
　PaO_2　　80〜100(Torr)
　SaO_2　　95(%)以上
　pH　　　7.35〜7.45
　HCO_3^-　22〜26(mEq/l)

●生化学検査●

糖
　空腹時血糖　上限110(mg/dl)
　　　　　　　下限50〜70(mg/dl)
蛋　白
　総蛋白(TP)　6.5〜8.0(g/dl)
　アルブミン(Alb)　4.5〜5.5(g/dl)
含窒素成分
　尿素窒素(UN)　9〜20(mg/dl)
　クレアチニン(Cr)
　　　　♂0.7〜1.2(mg/dl)
　　　　♀0.5〜0.9(mg/dl)
　尿酸(UA)
　　　　♂3.0〜7.7(mg/dl)
　　　　♀2.0〜5.5(mg/dl)
脂　質
　総コレステロール(TC)220以下(mg/dl)
　トリグリセリド(TG)30〜135(mg/dl)
生体色素
　総ビリルビン(T.Bill)　0.2〜1.1(mg/dl)
　直接ビリルビン(D.Bill)　0.5以下(mg/dl)
　間接ビリルビン(I.Bill)　0.8以下(mg/dl)
酵　素
　AST　　10〜35(IU/l)
　ALT　　 5〜40(IU/l)
電解質
　ナトリウム(Na)　136〜148　(mEq/l)
　カリウム(K)　　3.6〜5.0　(mEq/l)
　クロール(Cl)　　96〜108　(mEq/l)
　カルシウム(Ca)　8.4〜10.0　(mg/dl)
　リン(P)　　　　2.5〜4.5　(mg/dl)

人体の構造と機能

遺伝子と遺伝情報

★ DNAは**2重らせん**構造をとっている。

★ DNAには遺伝子の発現を**調節**する部分がある。

★ メッセンジャーRNA（mRNA）の合成は**転写**と呼ばれる（図1-1）。

...motto
2重らせんがほどけて1本鎖になったDNAにRNAがくっついてmRNAが合成される。このときにDNAがもつ遺伝情報がコピーされる。これを転写という。この過程は細胞の核内で行われる。

★ mRNAの情報を蛋白のアミノ酸配列に読みかえることを**翻訳**という（図1-2）。

...motto
リボソームに入ってきたmRNAは，細胞質にあるトランスファーRNA（tRNA）の助けを得て蛋白質を合成する。遺伝子情報，すなわち塩基配列からアミノ酸配列へ読みかえるので翻訳といわれる。

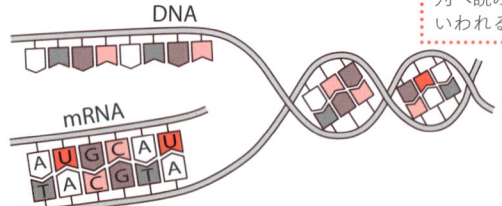

図1-1　転写

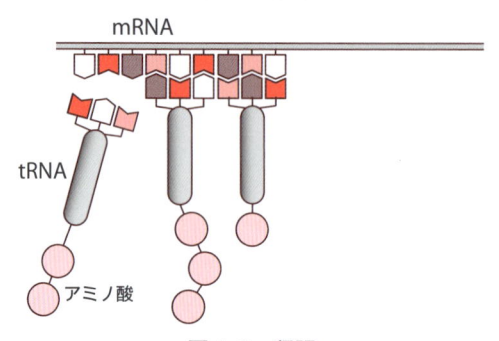

図1-2　翻訳

体液と体温調節

★**カリウム**は細胞内液中の主な浸透圧溶質で，**ナトリウム**は細胞外液中の主な浸透圧溶質である。

> **ゴロ合わせ**〈細胞内液・外液の組成〉
> 家　内とは　長（な　がい）
> ❶　❷　　　❸　❹
> ❶カリウムが多い
> ❷細胞内液
> ❸ナトリウムが多い
> ❹細胞外液
>
> 『みんなのゴロ』（医学評論社）より

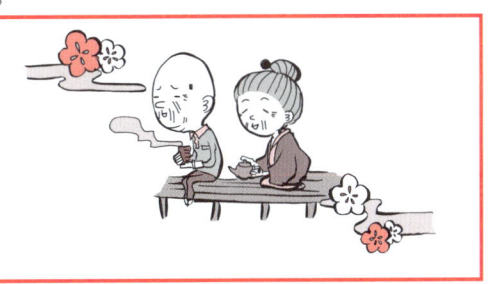

★体重に対する体液の比率は加齢とともに**低下**する。胎児：**90**％，新生児：**75**％，成人：**60**％，老人（60歳以上）：**50**％以下
★体温調節中枢は間脳の**視床下部**にある。
★体温の調節は熱の**産生**と**放散**とのバランスによって行われる。

体液の酸・塩基平衡

★血中のpHは**7.35～7.45**で，やや塩基性（アルカリ性）である。pHは弱酸の**重炭酸**系の緩衝作用によって一定に保たれている。
★血中のpHが酸性に傾いて**低く**なれば**アシドーシス**，塩基性に傾いて**高く**なれば**アルカローシス**の状態になる。
★激しい下痢が続くとHCO_3^-（重炭酸イオン）を含んだ腸液が大量に消失して**代謝性アシドーシス**が起こる。
★代謝性アシドーシスで血中の水素イオン（H^+）が**増加**すると，血液pHは**低下**し，呼吸中枢刺激による**呼吸促進**が起こる。
★重症喘息や肺気腫などの換気障害を起こすと，血中にCO_2が増加し呼

吸性アシドーシスになる。
★ 嘔吐を繰り返すと，**酸性**の胃液が喪失してpHが**高く**なり，**代謝性アルカローシス**が生じる。
★ 過換気症候群では，CO_2が体内から多量に放出されるため，**呼吸性アルカローシス**がみられる。

骨　格

★ 椎骨は**頸椎**（**7**個），**胸椎**（**12**個），**腰椎**（**5**個），**仙椎**（**5**個），**尾椎**（**3～5**個）からなる（図1-3）。
★ 成人になると，仙椎と尾椎はそれぞれ骨融合して1個の**仙骨**，**尾骨**を形成する。

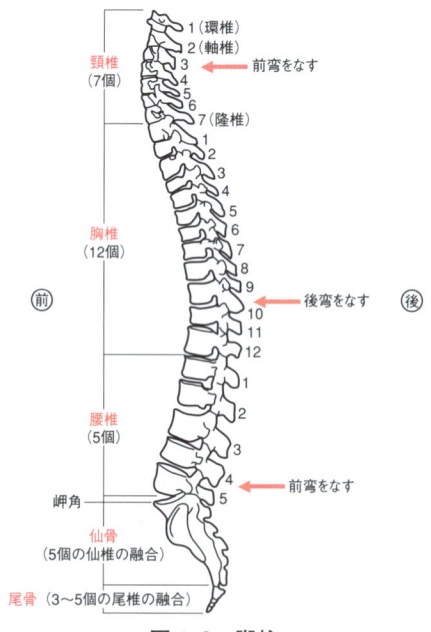

図1-3　脊柱

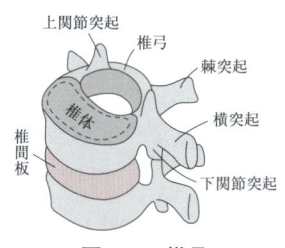

図1-4　椎骨

★ 椎骨は1個の骨からなる。部位によって**椎体**，**椎弓**，**突起**と呼ばれる（図1-4）。

★ 頸椎と腰椎は**前弯**，胸椎と仙椎・尾椎は**後弯**を示す。

> ...motto
> 新生児の脊柱は全体的に後弯を示すが，首がすわる頃に頸椎が，直立歩行が始まる頃に腰椎が前弯してくる。

★ 椎間板は線維性軟骨で上下の**椎体**間にある。

関節

★ 頭蓋骨の回旋運動は**環軸関節**による。
★ 向かい合う骨を結合しているのは**関節包**と**靱帯**である。
★ 関節可動域を計測する際の運動方向の出発点となる肢位を**基本肢位**というが，各関節の基本肢位は **0°** である。
★ 関節可動性が失われた状態でも，最も機能的に良好となる肢位を**良肢位**という（図1-5）。

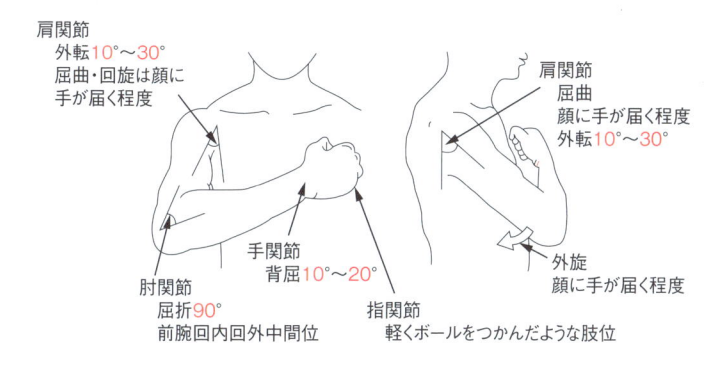

肩関節
外転10°〜30°
屈曲・回旋は顔に手が届く程度

肩関節
屈曲
顔に手が届く程度
外転10°〜30°

手関節
背屈10°〜20°

肘関節
屈折90°
前腕回内回外中間位

指関節
軽くボールをつかんだような肢位

外旋
顔に手が届く程度

図1-5　良肢位の具体例

骨格筋

★ 骨格筋は**横紋筋**で，意識的に動かせる**随意筋**である。

> ...motto
> 心筋は横紋筋だが不随意筋

★骨格筋は**熱を産生**するはたらきがある。
★**アクチン**が**ミオシン**の間に滑り込んで筋が収縮する。

> ...motto
> Ca^{2+}が筋原線維に放出されると細いフィラメントの**アクチン**が太い**ミオシン**の間に滑り込んで収縮が起こる。筋収縮にはATP分解によるエネルギーを使う。

★**三角筋**は上腕を**外転**させ，**大胸筋**は上腕を**内転**させる。
★**大殿筋**は股関節の**伸展**，**腸腰筋**は股関節の**屈曲**にはたらく。
★**大腿四頭筋**は膝関節の**伸展**にはたらく。
★**大腿二頭筋**は股関節の**伸展**や膝関節の**屈曲**にはたらく。

中枢神経系

★**運動性**言語中枢（**ブローカ**中枢）は**前頭葉**，**感覚性**言語中枢（**ウェルニッケ**中枢）は**側頭葉**にある。

> ...motto
> 運動性言語中枢が障害されると，他人の言っていることは分かるが，自分から話すことができなくなる。感覚性言語中枢障害では，話すことは可能だが言葉の意味が理解できない。

ゴロ合わせ 〈言語中枢〉

全	運動	部,	即	考	える
❶	❷	❸	❹	❺	❻

❶前頭葉
❷運動性言語中枢
❸ブローカ中枢
❹側頭葉
❺感覚性言語中枢
❻ウェルニッケ中枢

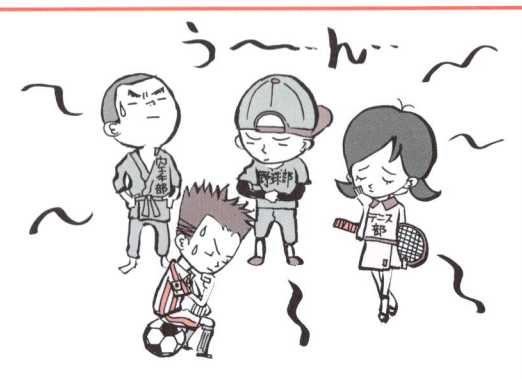

『みんなのゴロ』（医学評論社）より

★ 脳幹に含まれるのは，**中脳**，**橋**，**延髄**である。これに**間脳**（視床，視床下部）を含めることもある。
★ 視床下部は第3脳室下方に位置し，**自律神経**の最高中枢がある。

> …motto
> 視床下部は**ホルモン分泌・代謝・水分出納・睡眠・食欲・体温調節**などの中枢としてはたらく。

★ バイタル中枢（**呼吸**，**心拍数**，**血圧**）は延髄に存在する。
★ 対光反射中枢は**中脳**に存在する。
★ 小脳は**平衡機能**や**随意運動**の調節を司どり，その障害で身体の平衡が保てなくなる。
★ 脳と脊髄は，**硬膜**，**クモ膜**，**軟膜**の三重の髄膜に包まれている。

末梢神経系

★ 脊髄神経は，**頸**神経（**8**対），**胸**神経（**12**対），**腰**神経（**5**対），**仙骨**神経（**5**対），**尾骨**神経（**1**対）の計**31**対ある。
★ 末梢神経の神経伝達物質は，交感神経が**アセチルコリンとノルアドレナリン**，副交感神経が**アセチルコリン**である（図1-6）。
★ **汗腺**の神経支配は交感神経性であるが，節後線維の末端からは**アセチルコリン**が放出される。
★ 運動神経の神経伝達物質は**アセチルコリン**である。
★ 副交感神経の作用で心拍数の**減少**と瞳孔の**縮小**が起こる（表1-1）。
★ 交感神経の作用で末梢血管が**収縮**し副交感神経の作用で**拡張**する。
★ 交感神経の作用で気管支平滑筋が**弛緩**して気道が**拡張**する。
★ 副交感神経の作用で消化管の**蠕動**運動と**消化液**分泌が促進する。

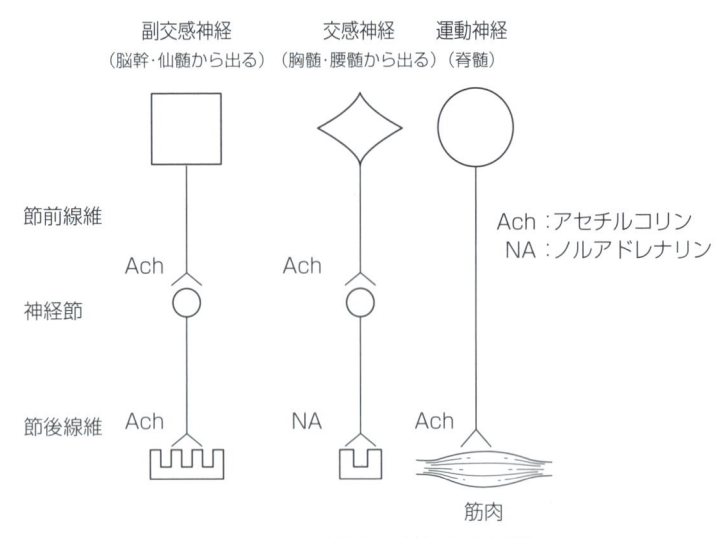

図 1-6　末梢神経の神経伝達物質

表 1-1　交感神経と副交感神経の作用

交感神経 （闘争 or 逃走を考える）	臓器	副交感神経 （安静状態を考える）
散瞳（敵をカッっとにらみつける）	瞳孔	縮瞳（相手をやさしくみつめる）
分泌抑制（泣いている場合じゃない）	涙腺	分泌促進（静かに涙することも）
分泌抑制（ヨダレだらだらじゃ闘えない）	唾液腺	分泌促進（気がゆるんでる証拠だね）
増加（全身の骨格筋に血を送る）	心拍数	減少（リラックス，リラックス）
運動抑制（消化はあとまわし）	胃腸	運動促進（消化は安静時）
収縮（血圧が上がる）	末梢血管	拡張（血圧が下がる）
収縮（鳥肌が立ってくる）	立毛筋	弛緩（鳥肌は立たない）
分泌促進（そりゃ汗も出るでしょう）	汗腺	分泌抑制（安静時はそれほど汗は出ない）
弛緩（おしっこしてる場合じゃない）	膀胱	収縮（排尿は安静時）

視　覚

★ **【視覚の伝導路（図 1-7）】** 視覚情報⇒**網膜**（視細胞）⇒視神経乳頭⇒**視神経**⇒**視交叉**（網膜の内側半の神経線維が交叉）⇒**視索**⇒外側膝状体⇒視放線⇒**後頭葉**（1 次視覚野）

★ 眼に光を当てると**縮瞳**が起こることを**対光反射**という。光を**当てた側**にも**反対側**にも起こる。

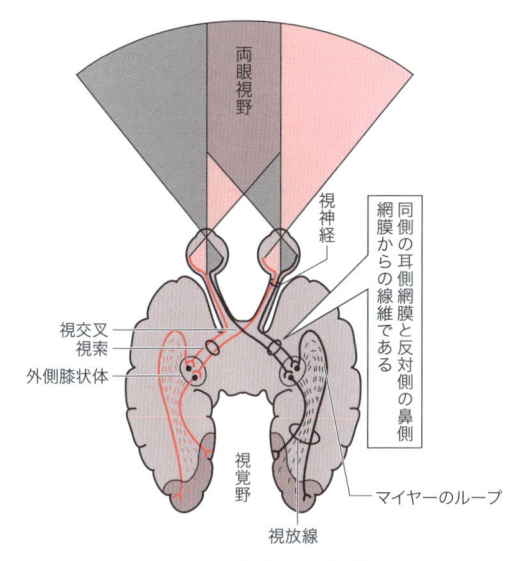

図 1-7　視覚の伝導路

★近くを見る際，**輻輳**（ふくそう）（寄り目）と同時に**縮瞳**が起こる。これを**輻輳反射**という。

★物が眼に入ったときに瞬間的に眼を閉じる反射を**角膜反射**という。

心　臓

★心臓は左右の肺にはさまれ，**中縦隔**に位置する。

★心筋は**左心室**の筋層が最も発達している。

★心筋は**再生能力**がない。

★心筋は左右の**冠状動脈**から栄養を受けている。

★上大静脈が右心房に注ぐ部分に**洞（房）結節**という心筋線維の集まりがある。これは刺激伝導系で最も早く興奮し**ペースメーカー**としての役割をしている。

★刺激伝導系は**洞（房）結節**⇒**房室結節**⇒**ヒス束**⇒**右脚・左脚**⇒**プルキンエ線維**へと伝わる（図1-8）。

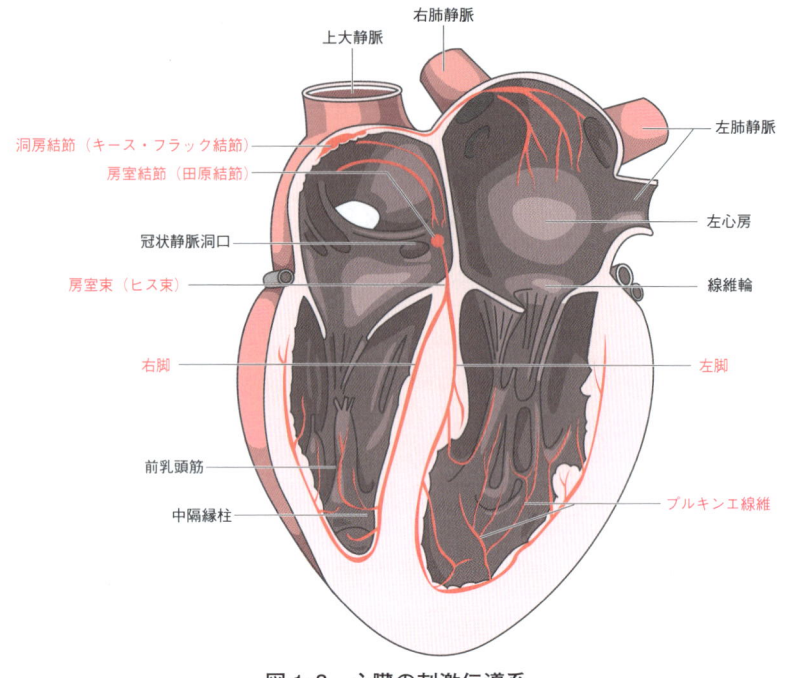

図 1-8　心臓の刺激伝導系

肺循環と体循環

★ 肺循環では，**右心室⇒肺動脈⇒肺⇒肺静脈⇒左心房**の順に血液が流れる（図 1-9）。

…motto
右心室から肺動脈に入った静脈血は肺胞での血液ガス交換作用で酸素を取り入れて動脈血となり，肺静脈を介して左心房に注ぐ。

★ 体循環では，**左心室⇒大動脈⇒全身⇒上・下大静脈⇒右心房**の順に血液が流れる（図 1-9）。

…motto
酸素に富んだ動脈血が左心室から大動脈を通って全身に運ばれる。末梢で酸素と二酸化炭素の交換が行われ，静脈血になって上・下大静脈を通って右心房に帰る。

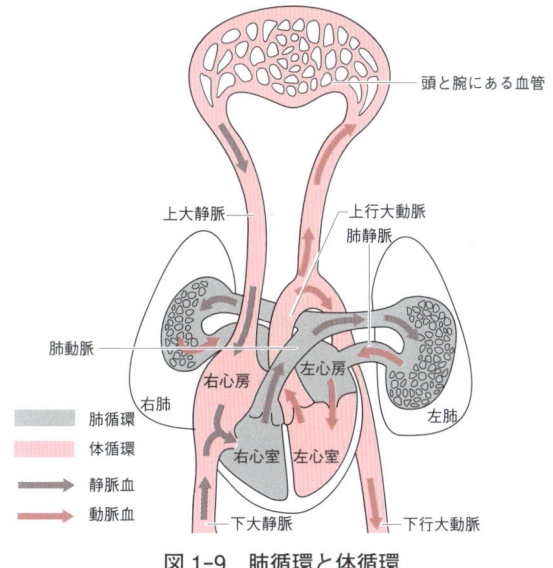

図1-9　肺循環と体循環

リンパ系

★ リンパ系は吸収された**脂肪**の輸送に関与する。

...motto
小腸から吸収される脂肪の大部分は，**カイロミクロン**になってリンパ管に吸収され，**静脈系**に合流する。脂肪を吸収したリンパは白く濁っており，**乳び**と呼ばれる。

★ リンパ系には過剰な**組織液**を回収する働きがある。

...motto
毛細血管に回収されなかった**組織液**を回収して**静脈**（血液循環）に戻す機能がある。

★ リンパの流れは**静脈**と同方向である。
★ 左上半身と下半身のリンパ管は**胸管**に集まり，**左静脈角**に注ぐ。
★ 右上半身のリンパ管は**右リンパ本幹**に集まり，**右静脈角**に注ぐ。
★ リンパ管の壁には多数の**弁**が存在し，リンパの**逆流**を防止している。

血液の成分と機能

★ 血液は**血球**と**血漿**に分かれる。
★ 血球には**赤血球**，**白血球**，**血小板**がある（図1-10）。

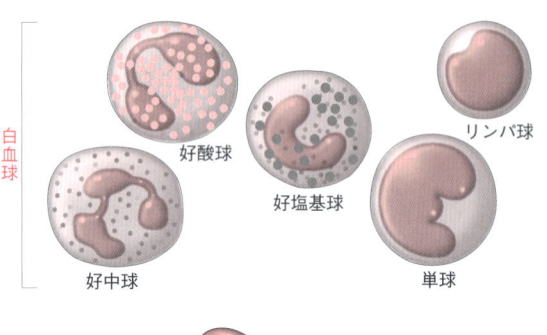

> ...motto
> 白血球は，**単球**（抗原処理，抗原提示），**リンパ球**（Tリンパ球＝細胞性免疫，Bリンパ球＝液性免疫），**顆粒球**（好中球＝貪食，好酸球＝喘息で増加，寄生虫を攻撃，好塩基球＝Ⅰ型アレルギーでヒスタミン放出）

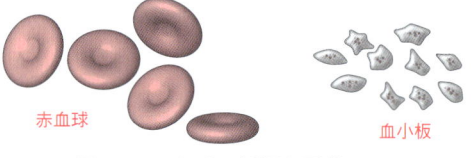

図1-10 血球の種類と形態

★ 血漿成分は**血漿蛋白**，**電解質**，**水**である。

> ...motto
> 血漿蛋白は，**凝固因子**，**アルブミン**，**γ-グロブリン**など。血漿の90％以上は水である。

★ **造血幹細胞**からすべての血球が産生される。
★ **酸素**は赤血球の**ヘモグロビン**と結合して肺から全身へ運搬される。
★ 鉄の摂取不足によって**酸素**運搬量が減少する。
★ 赤血球の寿命は約**120日**である。
★ 腎臓から分泌される**エリスロポエチン**は赤血球の生成を促進する。

> ...motto
> 腎不全ではエリスロポエチンの分泌が減少するため**貧血**になる。

★ 白血球は**生体防御**の働きをもつ。

★ 顆粒球コロニー刺激因子（G-CSF）はサイトカインの一種で，**好中球**を増加させる働きがある。

> ...motto
> 抗癌薬使用時の好中球減少症に G-CSF 製剤を使用する。

止血のメカニズム

★ 【一次止血】血管損傷⇒出血⇒**血小板**による**血栓**形成（血小板凝集）⇒止血

★ 【二次止血】一次止血完了⇒**フィブリン網**と**血球**による血栓形成

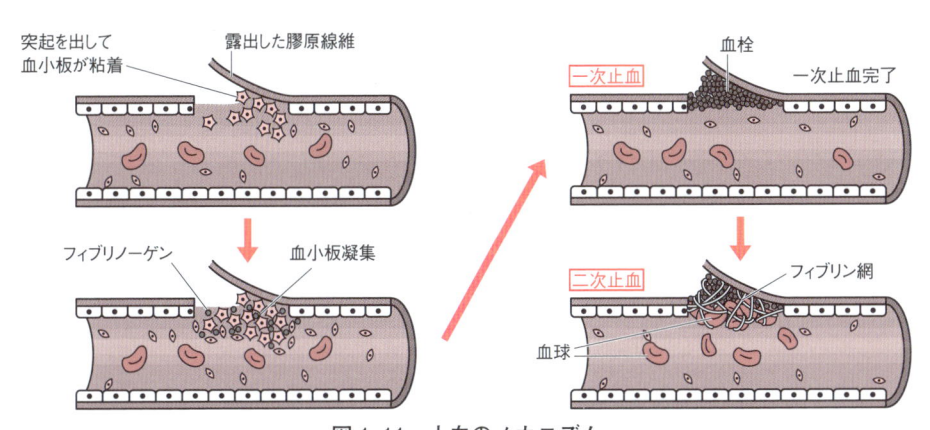

図1-11　止血のメカニズム

★ **フィブリノーゲン**はフィブリンの前駆物質で血液凝固**第Ⅰ因子**である。

★ **カルシウムイオン**は止血機構に関与している。

> ...motto
> Ca^{2+} は血液凝固第Ⅳ因子

★ 第Ⅱ，Ⅶ，Ⅸ，Ⅹ血液凝固因子の合成に**ビタミンK**が必要である。ビタミンKは**納豆**に多く含まれる。

> ...motto
> ビタミンKと抗凝固薬のワーファリンの間に拮抗作用があるのはこのためである。

★ フィブリン（線維素）の溶解現象を**線溶**といい，線溶は**プラスミン**（蛋白分解酵素）が作用して起こる。

> **ゴロ合わせ** 〈ビタミンK依存性凝固因子〉
>
> NA　TO の　国（く　に）
> ❶　❷　　　　❸　❹
> ❶ Ⅶ（7）
> ❷ Ⅹ（10）
> ❸ Ⅸ（9）
> ❹ Ⅱ（2）

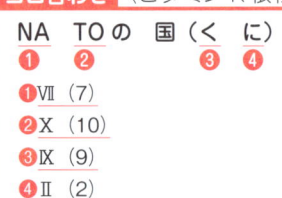

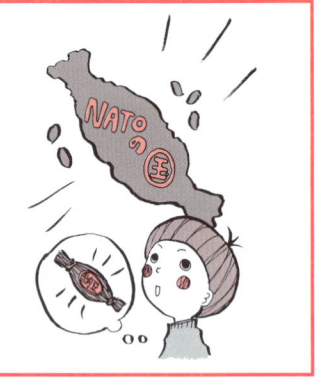

『みんなのゴロ』（医学評論社）より

非特異的生体防御機構

★ 腟は**デーデルライン桿菌**によって酸性になり，病原菌の侵入・繁殖を防いでいる。

★ **マクロファージ**は外から侵入した微生物を取り除く濾過器の役割をしている。

★ **好中球**は貪食能を有する。

…motto
マクロファージは血中では**単球**として存在。異物の**貪食能**と貪食した異物(抗原)の情報をリンパ球に伝える**抗原提示**能をもつ。

特異的生体防御機構

★ T細胞は**胸腺**由来，B細胞は**骨髄**由来で，T細胞は**細胞性免疫**に関わる細胞，B細胞は**液性免疫**に関わる細胞である（図1-12）。

★侵入した抗原に対し，**T 細胞**が直接攻撃する生体防御機構を**細胞性免疫**という。

> ...motto
> ヘルパーT細胞から放出されたサイトカインによって活性化・増殖したキラーT細胞がウイルスなどを攻撃する。

★**抗体**（免疫グロブリン）が主たる役割を担う生体防御機構を**液性免疫**という。

★**形質細胞**はB細胞から分化して抗体（免疫グロブリン：Ig）を産生する。

> ...motto
> マクロファージから抗原提示を受けたヘルパーT細胞がサイトカインを放出してB細胞を活性化。活性化したB細胞が形質細胞になって抗体を産生する。

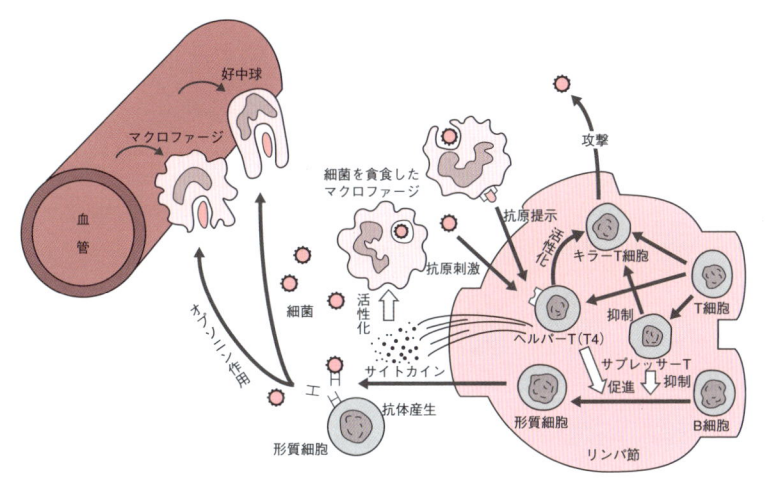

図 1-12　液性免疫と細胞性免疫

★**IgA**は消化管，気管などからの外分泌液中に分泌される。

★免疫グロブリンの中で血中濃度が最も高い抗体は**IgG**である。

★**IgG**は母親から胎児に移行（胎盤通過）するため，出生時に最も高くなるが，その後減少し，生後3～6か月頃に最低値になる。

★**IgM**は感染症の初期に増加する。つまり，免疫グロブリンの中では**IgM**が異物に対して最も早期に産生される。

呼吸器

- ★気管支は右に **3本**，左に **2本** の葉気管支に分かれる。
- ★右肺は **3葉** に分かれ，左肺の **2葉** より呼吸面積が大きい。
- ★右の主気管支は左の主気管支より **太くて短い**。また，分岐角度は右のほうが **小さい**。

> ...motto
> 右主気管支は傾斜が急なので誤嚥が起こりやすい。

- ★胸膜は **2枚の漿膜** から成り，分泌物は摩擦防止に働く（図1-13）。

> ...motto
> 胸膜と胸膜の間を胸膜腔といい，その中は胸水で潤されている。

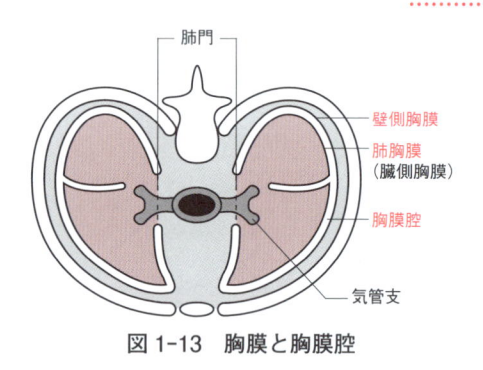

図1-13　胸膜と胸膜腔

（壁側胸膜／肺胸膜（臓側胸膜）／胸膜腔／気管支／肺門）

- ★胸腔内圧は常に **陰圧** に保たれている。

> ...motto
> 大気圧より低い陰圧だから肺が広がる。

- ★横隔膜は **横紋筋** で **随意筋** である。
- ★横隔膜は **横隔神経** の支配を受け，吸気時に **収縮** して **下降** する。
- ★呼吸運動には主として **内・外肋間筋** と **横隔膜** が関与しており，外肋間筋は **吸気** に，内肋間筋は **呼気** に働く。

> ...motto
> 吸気時に横隔膜と外肋間筋が収縮する。呼気は受動的な運動で，横隔膜や外肋間筋の弛緩と肺の弾性収縮力によって起こる。なお，自然な呼気からさらに息をはく場合は，内肋間筋や腹壁の筋が働いて胸郭を狭くする。

ガス交換

★ 外気と肺胞の空気の入れかえを **換気** という。

★ 肺胞と血液との間のガス交換は **拡散** によって行われる。

> ...motto
> 外気から肺胞に入った 酸素 は血中へ，血中の 二酸化炭素 は肺胞へ拡散し，ガス交換が行われる。

★ 換気と肺でのガス交換を **外呼吸**（肺呼吸）という。

★ 組織と毛細血管との間のガス交換を **内呼吸**（組織呼吸）という。

> ...motto
> 血液から組織へ 酸素 が運ばれ，組織から血液へ 二酸化炭素 が運ばれる。

★ 血液中の総ヘモグロビンに対する酸素化ヘモグロビンの割合を **酸素飽和度**（SaO_2）という。

> ...motto
> SaO_2 は動脈血では 95％以上 が正常である。

消化と吸収

★ 唾液中にはデンプンを分解する消化酵素の **プチアリン**（唾液 **アミラーゼ**）が含まれる。

★ 胃の主細胞から **ペプシノーゲン**，壁細胞から **塩酸**，副細胞から **粘液** が分泌される。

> ...motto
> ペプシノーゲンは 蛋白分解，塩酸は 殺菌作用，粘液は胃粘膜を 塩酸から守る 作用がある。塩酸はペプシノーゲンを活性化して ペプシン に変換する。

★ 胃の幽門腺から出る **ガストリン** は消化管ホルモンで，**胃酸** の分泌を **促進** する。

> ...motto
> 十二指腸粘膜から分泌される セクレチン は胃酸の分泌を 抑制 する。

ゴロ合わせ〈胃酸分泌促進物質〉

胃酸 **ガスで** **冷や** **汗**
① ② ③ ④

① 胃酸分泌促進物質
② ガストリン
③ ヒスタミン
④ アセチルコリン

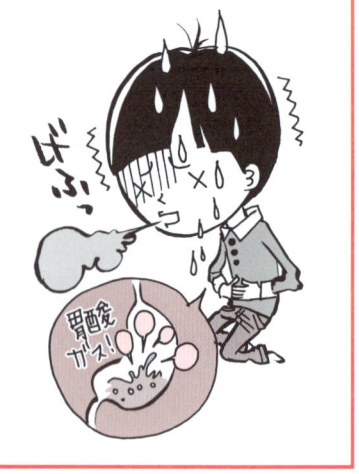

『みんなのゴロ』（医学評論社）より

★ 胆汁酸塩は，乳化作用によって**脂肪**の消化・吸収を助けるもので，消化酵素は含まない。

★ 膵液には**アミラーゼ**（**糖**分解），**リパーゼ**（**脂肪**分解），**トリプシン**が（**蛋白**分解）含まれている。

★ **セクレチン**は**膵液**の分泌を促進し，**胃酸**の分泌を抑制する。

炭水化物・脂肪・蛋白質の代謝

【炭水化物】

★ **多糖類**のデンプンは**唾液アミラーゼ**によって分解される。

★ 唾液アミラーゼによって部分分解されたデンプンは**膵アミラーゼ**によってデキストリンなどの**多糖類**，麦芽糖などの**二糖類**に分解される。

★ 二糖類はグルコース（ブドウ糖）などの**単糖類**に分解されたのち**小腸**で吸収される。

- ★糖質は大部分がエネルギー源として利用されるが，一部肝臓で脂肪に変換される。

> ...motto
> 単糖類は小腸粘膜で吸収され門脈を通って肝臓に運ばれ，その大部分がエネルギーとして利用される。一部は肝臓で脂肪に変換され貯蔵される。

【脂　肪】

- ★脂肪は胆汁酸によって乳化され，分解されやすくなる。
- ★脂肪は膵リパーゼにより分解される。

> ...motto
> 胆汁酸で乳化された脂肪は，膵リパーゼによって脂肪酸，モノグリセリド，グリセロールに分解される。

- ★胆汁酸は脂肪成分と混合して，ミセルとなり消化吸収を助ける。

> ...motto
> 脂肪酸とモノグリセリドは，胆汁酸の作用で吸収されやすい水溶性の分子集合体であるミセルを形成する。

- ★グリセロールとミセルは小腸上皮細胞でカイロミクロンになり，食事由来のトリグリセリド（中性脂肪）を運搬する。

> ...motto
> カイロミクロンはリンパ管を経て肝臓に運ばれる。

- ★コレステロールや中性脂肪は血中で蛋白質と結合して，水溶性のリポ蛋白として存在する。
- ★脂質1 g が体内で代謝されたときに生じるエネルギー量は 9 kcal で，糖質と蛋白質は 4 kcal である。

> **ゴロ合わせ** 〈各栄養素の g 当たりエネルギー量〉
>
> 年（と）下（し　た）急　死
> ❶　❷　❸　❹　❺　❻
>
> ❶糖質
> ❷4 kcal
> ❸4 kcal
> ❹蛋白質
> ❺9 kcal
> ❻脂質

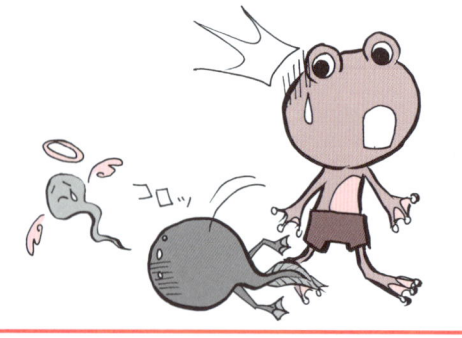

『みんなのゴロ』（医学評論社）より

【蛋白質】

★ 蛋白質はまず胃液中の**ペプシン**によって分解され，さらに膵液中の**トリプシン**によって分解される。

★ 蛋白質は最終的に，**ジペプチド，トリペプチド，アミノ酸**にまで分解される。

> …motto
> 蛋白質は胃でペプシンと胃酸によってポリペプチドに分解される。その後，小腸に入り，膵液中のトリプシンやキモトリプシンによってさらに分解され，最終的に，ジペプチド，トリペプチド，アミノ酸にまで分解されて吸収される。

尿の生成

★ 腎臓は腹腔の後ろにある**後腹膜臓器**（こう）である。

★ 正常では，**ブドウ糖**は糸球体で濾過され，**赤血球，アルブミン**は糸球体で濾過されない。

> …motto
> 水や低分子のブドウ糖，アミノ酸などは糸球体で濾過され（通過し），原尿の中に入る。血球，血漿蛋白のような高分子物質は糸球体の膜を通過できない。

ゴロ合わせ 〈後腹膜臓器〉

呉服屋	中に	におう	スー	ジーの	服
❶	❷	❸	❹	❺	❻

❶後腹膜臓器
❷十二指腸
❸尿管
❹膵臓
❺腎臓
❻副腎

『みんなのゴロ』（医学評論社）より

★ クレアチニンは糸球体で**濾過**され，尿細管で**再吸収されない**（尿として排出される）。

...motto
この性質を利用して，尿中クレアチニン量から腎糸球体の濾過機能を調べる方法が**クレアチニン・クリアランス**である。基準値は**100 ml/分**である。

★ **アルドステロン**は腎臓で**ナトリウム**イオンの再吸収を促進する。

...motto
副腎皮質から分泌されるアルドステロンによってNa^+の**再吸収**とK^+, H^+の**分泌**が促進される。

★ 健康成人の尿量は約 **1,500 ml/日**である。

排尿と排尿障害

★ 排尿は，膀胱内に **200〜300 ml** の尿が貯留⇒**膀胱壁**伸展⇒**尿意**の知覚⇒**排尿中枢**から大脳への伝達⇒**外尿道括約筋**の弛緩の順に起こる。

★ 1日の尿量が **100 ml 以下**を**無尿**，**400 ml 以下**を**乏尿**という。

★ 1日の尿量が **2,500 ml 以上**を**多尿**，1日の排尿回数が **10 回以上**を**頻尿**という。

★ 膀胱に尿が貯留しているのに排尿ができない状態を**尿閉**という。

ホルモンの機能

★ 抗利尿ホルモン（ADH）は**下垂体後葉**から分泌されるホルモンで，**水の再吸収**を促進する働きをもつ。

> ...motto
> ADHは尿量を減少させ血圧を上昇させる働きがある。

★ サイロキシン（T_4）は**甲状腺**から分泌され，物質の**代謝**を促進する。

★ パラソルモンは**副甲状腺**から分泌されるホルモンで，血中**カルシウム**を増加させる。

> ...motto
> パラソルモンは骨吸収を促進して血中Ca濃度を上げる。これに拮抗するのが甲状腺から分泌されるカルシトニンである。

★ アルドステロンは**副腎皮質**から分泌され，**体液**貯留，**ナトリウム**貯留，**カリウム**排泄作用などを有する。

★ アドレナリンは**副腎髄質**から分泌され，**ストレス**負荷により分泌が亢進する。

★ アドレナリン，ノルアドレナリン（カテコールアミン）は**交感神経刺激**と同様の効果を示す。

> ...motto
> アドレナリンは強心作用，血糖上昇作用，代謝亢進作用。ノルアドレナリンは昇圧作用。

★ グルカゴンは膵ランゲルハンス島**α細胞**から分泌され，血糖を**上昇**させ，インスリンは膵ランゲルハンス島**β細胞**から分泌され，血糖を**降下**させる。

★ エストロゲン（卵胞ホルモン）は**卵巣**から分泌され，女性の**第二次性徴**の発現，**子宮内膜**の増殖にはたらく。

ホルモン分泌の調節

★ 血漿浸透圧低下は**抗利尿ホルモン**（ADH）の分泌を抑制する。

> ...motto
> 体内に水分がたまり血漿浸透圧が低下すると，水分を出そうとする（利尿を促す）。

★ **甲状腺ホルモン**（T₃，T₄）が増加すると**甲状腺刺激ホルモン放出ホルモン**（TRH）と**甲状腺刺激ホルモン**（TSH）の分泌が抑制される（図1-14）。

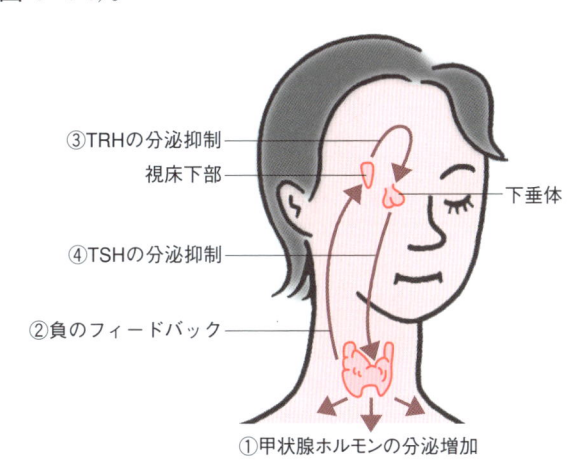

③TRHの分泌抑制
視床下部
下垂体
④TSHの分泌抑制
②負のフィードバック
①甲状腺ホルモンの分泌増加

図1-14　甲状腺ホルモンのネガティブフィードバック機構

★ 血中カルシウム濃度が低下すると**パラソルモン**（PTH）の分泌が促進される。

★ 循環血液量が減少して血圧が下がると**レニン**の分泌が促進される。

> ...motto
> 腎臓から**レニン**が分泌され**アンジオテンシン**を介して血圧上昇にはたらく。

★ コルチゾールの分泌が減少して低血糖になると，**副腎皮質刺激ホルモン**（ACTH）の分泌が刺激される。

> ...motto
> 血糖値を上げる**副腎皮質ホルモン**のコルチゾール分泌が減少すると，その刺激ホルモンの**ACTH**が**増加**する。

人体の構造と機能 ■ 23

生殖器系

★ 腟内の**デーデルライン桿菌**がグリコーゲンを乳酸にかえる。これによって腟内は酸性に保たれ**殺菌作用**が備わる。

★ 精子は**精細管**内で作られる（図 1-15）。

★ **卵胞刺激ホルモン**（FSH）は精子の形成を促す。

> ...motto
> 精細管上皮の精祖細胞から次々と分化・形成され，最終的に精子になる。

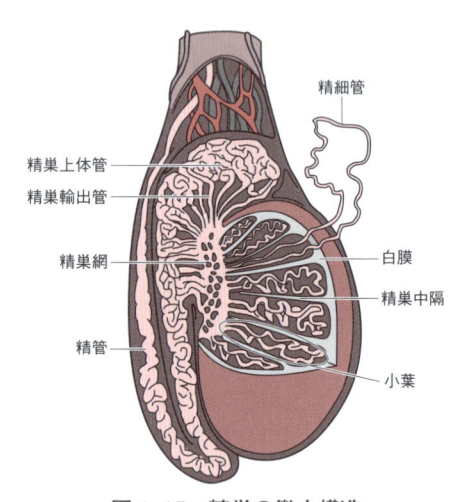

図 1-15　精巣の微小構造

疾病の成り立ちと回復の促進

創傷とその治癒

★治癒形式

①一次性治癒：感染のおそれがない**切創**で，**縫合**により線状の瘢痕を残すのみで治癒する。

②二次性治癒：組織の欠損が大きい**挫滅創**，**銃創**，**咬創**などで，感染のおそれがある場合は，縫合しないで開放創のまま治癒を待つ。

③三次性治癒：二次性治癒の途中で**洗浄**して感染のおそれがなくなってから**縫合**して治癒する。

★創傷治癒のために，ドレッシング材で創傷を**湿潤環境**に保つとよい。

> …motto
> 湿潤環境は肉芽内の線維芽細胞とコラーゲンの増生を促進する。

★**貧血**，**高血糖**，**低アルブミン血症**は創傷治癒を遅延させる。

> …motto
> その他，ステロイド薬や抗癌薬の使用も遅延させる。

循環障害

★**還元ヘモグロビン**の増加によってチアノーゼを生じる。

> …motto
> チアノーゼは，酸素を放出した還元ヘモグロビンが毛細血管血液中に 5 g/dl 以上含まれる状態

★チアノーゼは**口唇**，**皮膚**，**爪床**に生じやすい。

★塞栓のなかで最も多いのは**血栓**である。

★**左心房**に血栓があると**脳塞栓症**を起こすことがある。

> …motto
> 心房細動→左心房に血栓を形成→体循環（動脈系）で脳に運搬→脳塞栓症

★**静脈血栓**によって**肺塞栓症**が起こる。

> …motto
> 大静脈や右心室に血栓形成→肺循環（静脈系）で肺に運搬→肺塞栓症

炎症

★急性炎症の主な徴候は，**発熱**，**発赤**，**腫脹**，**疼痛**である。

ゴロ合わせ　〈炎症の4徴候〉

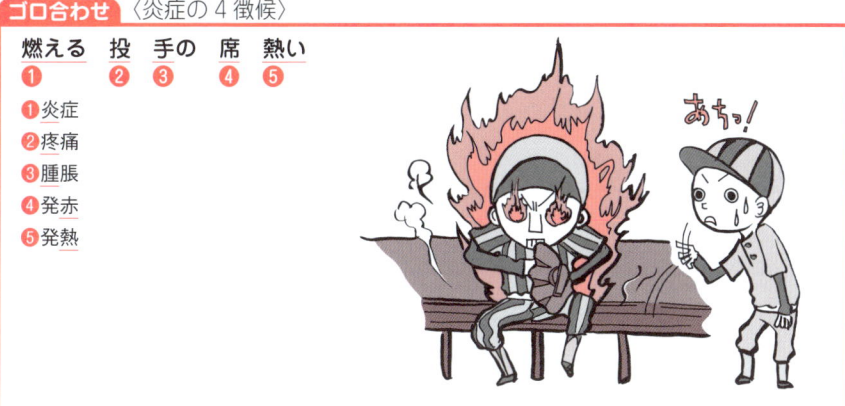

燃える	投	手の	席	熱い
❶	❷	❸	❹	❺

❶炎症
❷疼痛
❸腫脹
❹発赤
❺発熱

『みんなのゴロ』（医学評論社）より

黄疸

★**ビリルビン**が **2** mg/dl を超えると，まず**眼球結膜**が黄染する。

★**溶血性**黄疸，**新生児**黄疸は**間接**（非抱合型）ビリルビン上昇型の黄疸を呈する（図 2-1）。

　…motto
　溶血性黄疸＝ビリルビンの**過剰生成**。新生児黄疸＝ビリルビンの**抱合障害**

★**原発性胆汁性肝硬変**は**直接**（抱合型）ビリルビン上昇型の黄疸を呈する。

　…motto
　原発性胆汁性肝硬変＝**肝内胆管**の障害。閉塞性黄疸＝**肝外胆管**の閉塞

★**胆管癌**，**胆管結石**などの**閉塞性**黄疸は**直接**（抱合型）ビリルビン上昇型の黄疸を呈する。

間接ビリルビンが多すぎたり，グルクロン酸とうまく抱合できなかったりすると，間接ビリルビン上昇型の黄疸になる。

胆汁の排出が阻害されると直接ビリルビン上昇型の黄疸になる。

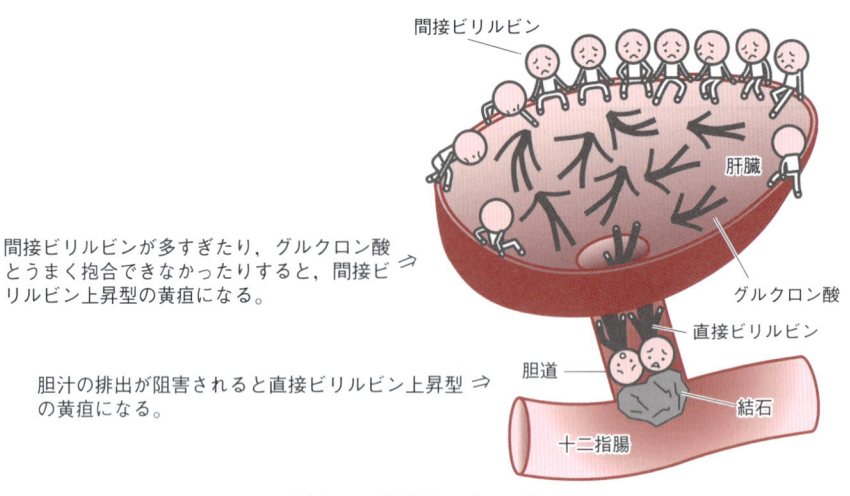

図2-1　黄疸のメカニズム

腫　瘍

★悪性腫瘍の細胞は**核分裂像**が多く，**核/細胞質比**が大きく，**異型性**が強く，**分化度**が低い。

★癌腫は**悪性**の**上皮性**腫瘍で，肉腫は**悪性**の**非上皮性**腫瘍である。

★食道癌の組織型は大部分が**扁平上皮癌**である。

★乳癌，胃癌，大腸癌の組織型は**腺癌**が多い。

★胃癌の**左鎖骨上窩リンパ節**への転移を**ウィルヒョウ**転移という。

★胃癌の**ダグラス窩**への播種性転移を**シュニッツラー**転移という。

★胃癌の**卵巣**転移を**クルッケンベルグ**腫瘍という。

死の三徴候と脳死

★ 死の三徴候は，**呼吸**停止，**心臓**停止，**脳機能**停止（**瞳孔散大**と**対光反射**の消失）である。

...motto
従来は三徴候がほぼ同時に認められたので，これを死の判定に使った。

★ 脳死の判定基準は，**深昏睡**，両側瞳孔径 **4** mm 以上および**瞳孔固定**，**脳幹反射**の消失，**平坦脳波**，**自発呼吸**の消失で，これらが 6 時間継続することが条件である。

...motto
深昏睡は 3-3-9 度方式でⅢ-300。脳幹反射は，対光反射，角膜反射，毛様脊髄反射，眼球頭反射，前庭反射，咽頭反射，咳反射の 7 つ

ゴロ合わせ 〈脳死の判定項目〉

こどもの　新婚，　どこも　下手な　反　抗期
❶　　　　❷　　　❸　　　❹　　　❺　❻

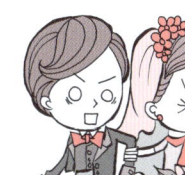

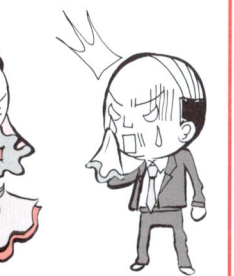

❶ 脳死の判定項目
❷ 深昏睡
❸ 瞳孔固定，瞳孔散大
❹ 平坦脳波
❺ 脳幹反射の消失
❻ 自発呼吸の消失

『みんなのゴロ』（医学評論社）より

微生物の種類と特徴

★ 黄色ブドウ球菌は**エンテロトキシン**を産生し，**皮膚・髪・鼻腔**が感染源になる。

★ 腸管出血性大腸菌の O-157 は**ベロ毒素**を産生する。

...motto
O-157 の症状は腹痛，下痢などであるが，溶血性尿毒症症候群を呈することもある。

★腸炎ビブリオ，サルモネラ，病原性大腸菌，カンピロバクターは**感染型食中毒**の原因菌である。

★レジオネラはグラム陰性桿菌で，**空調設備**や**温泉施設**などから感染して**レジオネラ肺炎**などを引き起こす。

★クラミジアは伝染性結膜炎の**トラコーマ**や性感染症の**性器クラミジア感染症**を発症させる（先進国最多の性感染症）。

…motto
性器クラミジア感染症は女性の**不妊**や**子宮外妊娠**の原因になる。また産道感染により，新生児が**結膜炎・肺炎**になることもある。

★クラミジアは**鳥の排泄物**からヒトへ飛沫感染し，**オウム病**を起こす。

★クラミジアは**クラミジア肺炎**を起こす。

…motto
トラコーマ，性器クラミジア感染症の病原菌は**クラミジア・トラコマチス**，オウム病は**オウム病クラミジア**，クラミジア肺炎は**クラミジア・ニューモニエ**

★ウイルスは自分だけでは増殖できず，他の**生きた細胞内**でのみ増殖できる（図2-2）。

★感冒（風邪症候群）の原因で最も多いのは**ウイルス**である。

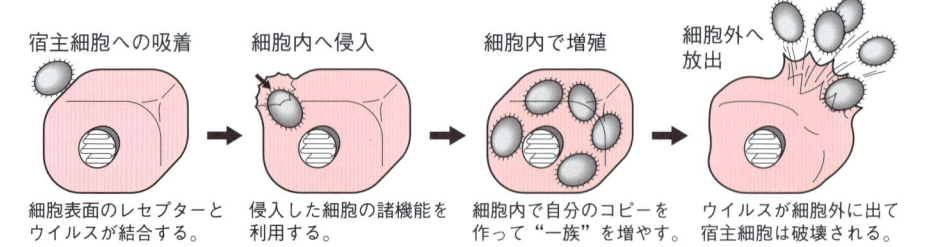

宿主細胞への吸着	細胞内へ侵入	細胞内で増殖	細胞外へ放出
細胞表面のレセプターとウイルスが結合する。	侵入した細胞の諸機能を利用する。	細胞内で自分のコピーを作って"一族"を増やす。	ウイルスが細胞外に出て宿主細胞は破壊される。

図2-2 ウイルスの増殖過程

薬物の作用と副作用

【神経系作用薬】

★ 統合失調症に用いられるクロルプロマジンの連用によって**パーキンソン症候群**が発現することがある。

★ 抗不安薬のジアゼパムの副作用には**失調性歩行**があり，**転倒**に注意する。

> …motto
> ジアゼパムなどのベンゾジアゼピン系抗不安薬の副作用に眠気，ふらつき，めまいなどがあり，これらによって転倒する危険性がある。

★ レボドパ（L-ドーパ）はパーキンソン症候群の治療薬で，**口渇**，**便秘**，**眼球調節麻痺**など抗コリン作動効果による副作用がみられる。

★ アトロピンは，瞳孔の**散大**，平滑筋の**弛緩**，気道分泌液の**分泌低下**などの作用があるが，眼圧上昇作用もあるため**緑内障**には**禁忌**である。

★ モルヒネの副作用に**呼吸抑制**がある。

【循環器系作用薬】

★ ジギタリスは**心筋収縮力**を上げ（強心作用），**心拍数**を下げる。

> …motto
> ジギタリスは房室結節を抑制し心拍数を低下させるため心房細動・粗動による頻脈，発作性上室頻拍に有効

★ ジギタリスの副作用として，高度の**徐脈**，**二段脈**などの循環器症状，**めまい**，**頭痛**などの神経症状，**悪心**，**食欲不振**などの消化器症状がある。

> …motto
> ジギタリスは安全域が非常に狭いため副作用が起こりやすい。いわゆるジギタリス中毒である。

★ β遮断薬のプロプラノロールは**狭心症**，**不整脈**などに有効であるが，気管収縮作用があるため，**気管支喘息**には**禁忌**である。

★フロセミドは**高血圧**治療に用いる**利尿薬**で，Na，Clの再吸収を抑制する働きがある。

> ...motto
> 腎尿細管におけるNaとClの**再吸収**を抑制し，**尿量**を増加させることにより**循環血漿量**を減少させて降圧作用を示す。

★降圧薬のサイアザイド系利尿薬は，**低カリウム**血症，**高尿酸**血症，**高血糖**などを示すことがある。

★カルシウム拮抗薬はカルシウムイオンの細胞内への流入を阻止し，**血管拡張作用**を示す。

★ニトログリセリンは**血管拡張**作用をもち，**狭心症**発作時に使用される。

> ...motto
> ニトログリセリンは**狭心症**に効くが，**心筋梗塞**には効かない。

【抗菌薬・抗ウイルス薬】

★ペニシリン系，セフェム系抗菌薬は**アナフィラキシーショック**を起こすことがある（図2-3）。

> ...motto
> これらの抗菌薬治療の前には**皮内アレルギーテスト**を行う必要がある。

★アミノグリコシド系のストレプトマイシンやカナマイシンの副作用に第**8**脳神経障害（**聴力障害**）がある（図2-4）。

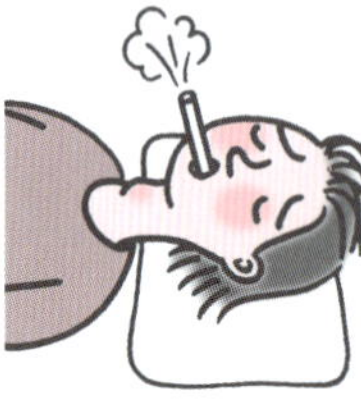

図2-3　アナフィラキシーショック 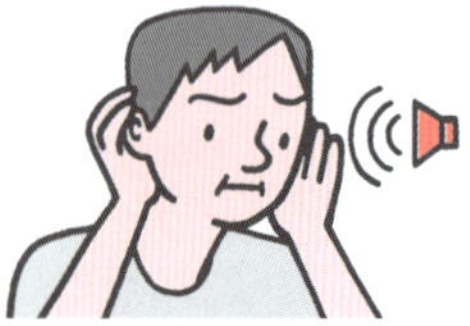　　　　図2-4　聴力障害

★アムホテリシンBは真菌の**細胞膜**を障害する抗真菌薬であるが，副作用の**腎障害**が問題となる。

★アシクロビルは単純**ヘルペス**や**水痘・帯状疱疹**に効果を発揮する**抗ウイルス**薬である。

【抗癌薬】

★抗癌薬は**骨髄抑制**が出現しやすい。

> ...motto
> 骨髄中の**造血**細胞，**粘膜**や**毛根**の細胞などは正常細胞の中でも分裂が盛んなため，増殖抑制効果のある抗癌薬の影響を受けやすい。そのため抗癌薬を使用すると**白血球の減少**や**口内炎**，**脱毛**などの副作用が生じやすくなる。

★アルキル化薬のシクロホスファミドの副作用に**出血性膀胱炎**がある。

★白金製剤のシスプラチンの副作用に**急性尿細管壊死**がある。

★アルカロイドのビンクリスチンの副作用に**末梢神経障害**がある。

【抗血栓薬】

★ワーファリンは活性型**ビタミンK**の量を減少させ，ビタミンK依存性の第**Ⅱ**，**Ⅶ**，**Ⅸ**，**Ⅹ**因子の生合成を阻害することによって抗凝固作用を発揮する。

★**ビタミンK**を多く摂取するとワーファリンの抗凝固作用が**減弱**する。

> ...motto
> **納豆**にはビタミンKが多く含まれているのでワーファリン服用患者は納豆を控える。

★ワーファリンの副作用に**出血**，**悪心・嘔吐**，**皮疹**がある。

★アスピリンは**血小板凝集阻害**作用を有する。

> ...motto
> アスピリンは非ステロイド性消炎鎮痛薬（**NSAIDs**）であるが，本剤は少量で**抗血小板**作用がみられるため，抗血栓薬としても使用される。

健康支援と社会保障制度

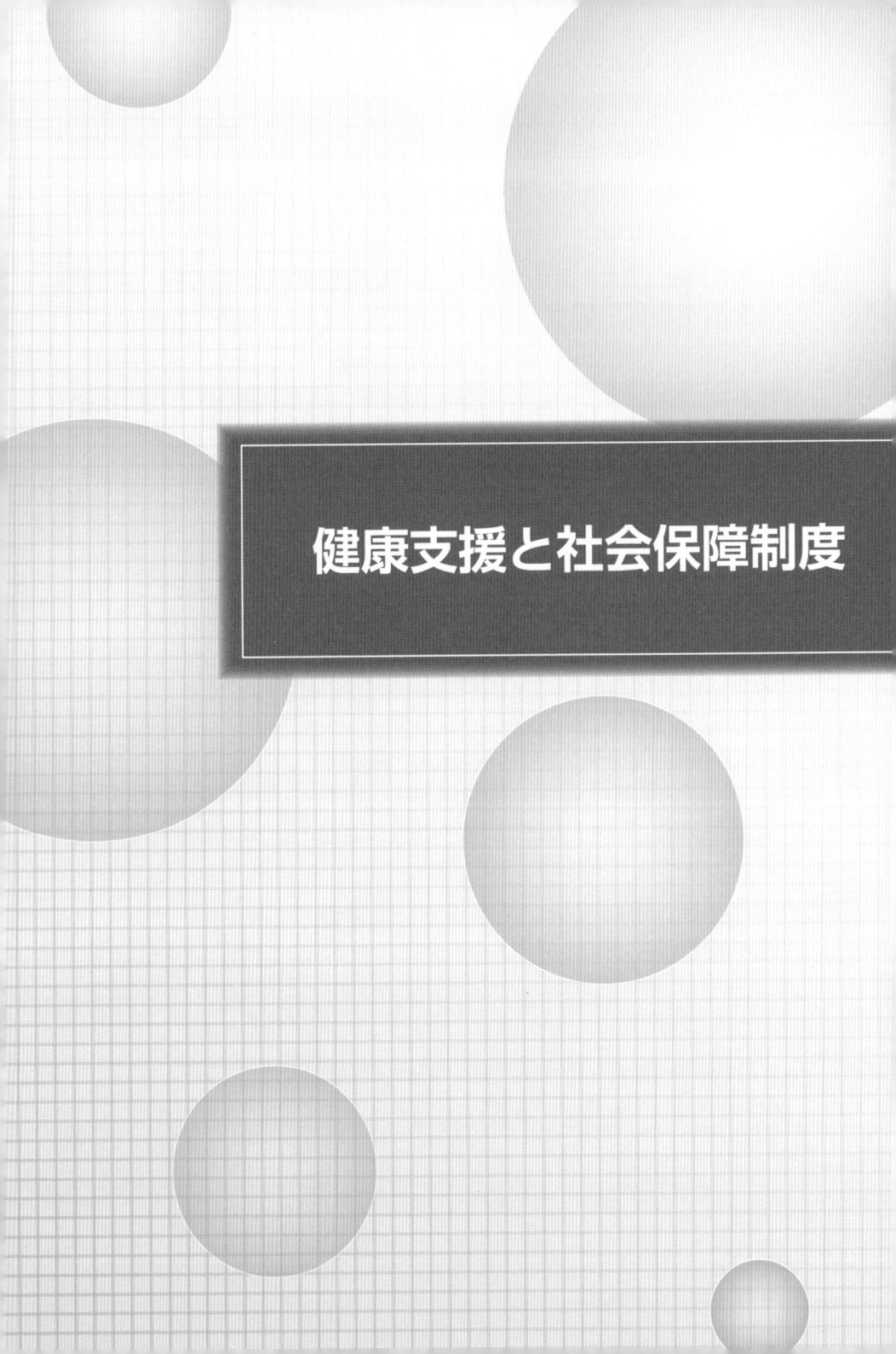

医療保険制度

★ 国民健康保険の保険者は**市町村**（**特別区**を含む），**国民健康保険組合**である（表3-1）。

★ 被用者保険（健康保険）の保険者は，**健康保険組合**（大企業の場合）と**全国健康保険協会**（中小・零細企業の場合）である（表3-1）。

表3-1 医療保険の種類

制度			保険者	被保険者
医療保険	職域保険（被用者保険）	健康保険	協会管掌健康保険（協会けんぽ）	全国健康保険協会	健康保険組合の設立されていない事業所（主に中小企業）の被用者
			組合管掌健康保険	健康保険組合	健康保険組合の設立されている事業所の被用者
		船員保険		全国健康保険協会	船員（一定の船舶に乗り込む者）
		国家公務員共済組合		各共済組合	国家公務員
		地方公務員等共済組合			地方公務員など
		私立学校教職員共済組合			私立学校の教職員
	地域保険	国民健康保険		市区町村	被用者保険の対象者以外の者（農業従事者，自営業者，建築業従事者，医師，小規模事業者の被用者，退職者など）
				国民健康保険組合	
	後期高齢者医療制度*（長寿医療制度）			広域連合（都道府県単位）	75歳以上の者，または65歳以上75歳未満で広域連合から障害認定を受けている者

＊：見直しが検討されている。

★ 被用者保険（健康保険）の保険給付は，**療養**給付，入院時**食事療養**費，**高額**療養費，**訪問看護**療養費，**傷病**手当金，**出産**手当金，**出産育児一時**金，**埋葬**料等である。

…motto
国民健康保険の保険給付も同じだが，**傷病手当金**と**出産手当金**は任意給付である。

★ **健康診断**，**予防接種**，**美容整形**，**正常分娩**は医療保険の給付の対象とならない。

…motto
被保険者，被扶養者の**疾病，負傷，死亡，分娩（正常分娩以外）**に対して給付を行う。

★ 被用者保険（健康保険）・国民健康保険の自己負担割合は本人・家族とも**3割**である。

…motto
7歳未満（就学前）は2割負担。70～74歳は平成26年4月より2割負担（一定以上所得者は3割）。

- ★**75歳以上**は高齢者医療確保法による後期高齢者医療制度の適用を受け**1割**（一定以上所得者は**3割**）。
- ★高齢者医療確保法により，**40歳**以上**75歳**未満を対象とした**特定健康診査**（いわゆるメタボ健診）の実施が各医療保険者に義務づけられた。

> …motto
> 健康診査の結果，生活習慣病のリスクが高いと判断された場合に**特定保健指導**が行われる。

介護保険制度

- ★介護保険の被保険者は第**一号**被保険者（**65歳以上**）と第**二号**被保険者（**40歳以上65歳未満**の**医療保険**の加入者）に分かれる。

> …motto
> 第二号のうちサービスの給付対象となるのは，介護保険で定める**特定16疾病**（表3-2）に罹患している場合のみ

表3-2 介護保険法施行令に定める特定疾病

①がん（医師が一般に認められている医学的知見に基づき回復の見込みがない状態に至ったと判断したものに限る）
②関節リウマチ
③筋萎縮性側索硬化症
④後縦靱帯骨化症
⑤骨折を伴う骨粗鬆症
⑥初老期における認知症
⑦進行性核上性麻痺，大脳皮質基底核変性症およびパーキンソン病
⑧脊髄小脳変性症
⑨脊柱管狭窄症
⑩早老症
⑪多系統萎縮症
⑫糖尿病性神経障害，糖尿病性腎症および糖尿病性網膜症
⑬脳血管疾患
⑭閉塞性動脈硬化症
⑮慢性閉塞性肺疾患
⑯両側の膝関節または股関節に著しい変形を伴う変形性関節症

- ★介護保険の保険者は**市町村**（**特別区**を含む）である。
- ★介護保険の給付を受けるには市町村（特別区を含む）の**介護認定審査会**による**要介護認定**が必要である。

- ★要介護状態区分は**要支援1，2，要介護1〜5の7**段階である。
- ★介護保険の費用は**1割**を利用者が負担する。

> …motto
> 負担率は原則1割であるが，サービスごとに要介護度に応じて保険給付の上限額が決まっており，これを超えた額は利用者が負担する。

- ★介護保険における**予防給付**の対象者は**要支援1**と**要支援2**のみである。

> …motto
> 要支援の者が受けられるのは居宅介護予防サービスと地域密着型介護予防サービスで，施設サービスによる給付は受けられない。

- ★**介護老人保健施設**は，要介護者が入所し，必要な**医療**や**機能訓練，日常生活の援助**を受ける施設である。
- ★認知症対応型共同生活介護（**グループホーム**）は介護保険制度における**地域密着型**サービスで，**入居者が中心**となり掃除や洗濯などを行い，家族・知人の来訪は自由である。

生活保護法と施策

- ★保護の種類は，**生活**扶助，**教育**扶助，**住宅**扶助，**医療**扶助，**介護**扶助，**出産**扶助，**生業**扶助，**葬祭**扶助の8つ。

> …motto
> 医療扶助と介護扶助は現物給付，それ以外は金銭給付が原則。教育扶助は義務教育に限る。

| ゴロ合わせ | 〈生活保護法の8つの扶助〉 |

驚	異の	活	魚と	海	草を	たく	さん	保護
❶	❷	❸	❹	❺	❻	❼	❽	❾

❶教育扶助
❷医療扶助
❸生活扶助
❹生業扶助
❺介護扶助
❻葬祭扶助
❼住宅扶助
❽出産扶助
❾生活保護法

『みんなのゴロ』（医学評論社）より

★生活保護法に規定されている保護施設は，**更生**施設，**救護**施設，**授産**施設，**医療保護**施設，**宿所提供**施設である。

...motto
更生施設：**養護・生活指導**を要する人への生活扶助
救護施設：**心身**に著しい**障害**がある人への生活扶助
授産施設：就業能力の低い人への**就労・技能修得**機会の提供

★平成23年福祉行政報告例における生活保護開始の理由で最も多いのは**働きによる収入の減少・喪失**である。

障害者（児）にかかわる法と施策

【障害者基本法】

★障害者基本法における障害者は，**身体**障害，**知的**障害，**精神**障害（**発達**障害を含む），その他の**心身の機能**の障害がある者である。

★障害者基本法には**ノーマライゼーション**の理念がうたわれている。

★障害者基本法で，公共施設の**バリアフリー化**の計画的推進が明記されている。

【障害者総合支援法（旧障害者自立支援法）】

★障害者総合支援法は，障害者の**社会参加**と地域社会での**共生**を目的にしている。

★障害者総合支援法では，障害者の範囲に**難病**を追加している。

★利用料は障害者の負担能に応じた**応能負担**である。

【身体障害者福祉法】

★身体障害は，**視覚**障害，**聴覚・平衡機能**障害，**音声・言語機能**障害，**肢体不自由**，**内部**障害（腎不全など）・**免疫機能**障害の5つ。

★身体障害者福祉法に基づいて，**身体障害者手帳**が交付される。

> …motto
> 身体障害者の申請を受けて，**都道府県知事**が交付する。

【知的障害者福祉法】

★知的障害者は**都道府県知事**から**療育手帳**を交付される。

> …motto
> 本法律に療育手帳についての規定はない。各**自治体**独自の**施策**である。

【精神保健及び精神障害者福祉に関する法律（精神保健福祉法）】

★この法律による精神障害者は，**統合失調症**，精神作用物質による急性中毒またはその依存症（**麻薬中毒**や**覚醒剤中毒**），**知的障害**，**精神病質**その他の**精神疾患**である。

★精神保健福祉法に基づいて**精神障害者保健福祉手帳**が**都道府県知事**により交付される。

★医療保護入院では**家族等の同意**が必要である（表3-3）。

★**措置入院**の決定には，精神保健指定医**2人**の診察が必要である。

★措置入院患者は**自傷他害**のおそれが**なくなったら**直ちに退院できる。

★応急入院では本人および家族等の同意が**得られなくても**入院させることができる。

表 3-3　精神保健福祉法における入院形態

入院形態	権限者	必要条件	入院患者数の割合（平成22年）
任意入院	精神科病院管理者	・患者本人の同意に基づく入院 ・自らの申し出による退院（精神保健指定医が必要としたときは72時間以内に限り入院を継続）	56.4%
医療保護入院	精神科病院管理者	・家族等*の同意（本人の同意がなくてもOK） ・精神保健指定医の診察（1人）	42.5%
措置入院	都道府県知事	・本人・家族等*の同意がなくてもOK ・自傷他害のおそれがある場合 ・精神保健指定医の診察（2人以上）	0.5%
緊急措置入院	都道府県知事	・本人・家族等*の同意がなくてもOK ・自傷他害のおそれが著しい場合 ・精神保健指定医の診察（1人） ・72時間以内に限り入院可	──
応急入院	精神科病院管理者	・急を要し家族等*の同意が得られない場合 ・精神保健指定医の診察（1人） ・72時間以内に限り入院可	──

＊：配偶者，親権者，扶養義務者，後見人または保佐人

児童にかかわる法と施策

【児童福祉法】

★ 児童福祉法は満 **18歳未満** のすべての児童および **妊産婦** を対象とする。

★ 児童福祉施設（図3-1）には，**乳児院，保育所，児童養護施設，児童厚生施設，障害児入所施設**（医療型と福祉型），**児童発達支援センター**（医療型と福祉型），**助産施設，母子生活支援施設** などがある。

…motto
乳児院：養護を必要とする **2歳未満** の乳幼児が入所
児童養護施設：養護を必要とする児童（乳児を除く），**虐待** されている児童が入所
児童厚生施設：**遊び** を与えて健全育成を図る。**児童遊園，児童館** などがある。
助産施設：**経済的** 理由によって入院助産が受けられない **妊産婦** が入所

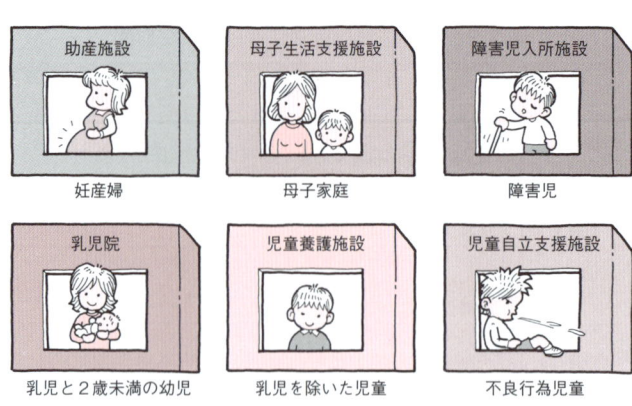

助産施設	母子生活支援施設	障害児入所施設
妊産婦	母子家庭	障害児
乳児院	児童養護施設	児童自立支援施設
乳児と2歳未満の幼児	乳児を除いた児童	不良行為児童

図 3-1 主な児童福祉施設と対象者

★ 児童相談所は**都道府県**または**指定都市**には必ず設置しなければならない。

★ 児童相談所の相談業務には，**養護**相談，**障害**相談，**非行**相談，**育成**相談などがある。

★ 児童相談所には**児童福祉司**を置くことが義務付けられている。

【児童虐待の防止等に関する法律】

★ 児童虐待の種類には**身体的**虐待，**心理的**虐待，**性的**虐待，養育**放棄（ネグレクト）**がある。

★ 親の虐待によって負傷した児童を発見した場合は，**福祉事務所**か**児童相談所**に通告する義務がある。

高齢者虐待防止法と DV 防止法

【高齢者虐待防止法】

★ 高齢者虐待の種類には**身体的**虐待，**心理的**虐待，**性的**虐待，**経済的**虐待，介護・世話の**放棄・放任（ネグレクト）**がある。

★ 虐待は**身体的**虐待が最多。次いで**心理的**虐待，**経済的**虐待と続く（平成 24 年度高齢者虐待防止法に基づく対応状況等に関する調査結果）。

★ 被虐待者の性別は**女性**が多く，被虐待者の要介護度は**要介護2**が最も多い（平成24年）。

> ...motto
> 高齢者の虐待では，**息子**による虐待が最多（平成24年）

【DV防止法】

★ 医療関係者がDV被害者を発見したときは，被害者本人の意思を尊重した上で，**配偶者暴力相談支援センター**または**警察署**へ通報できる。

健康と環境

★ 環境基本法で環境基準が規定されているのは**大気，水質，土壌，騒音**である。

> ...motto
> 環境基本法に基づくもの以外には，**ダイオキシン**類の環境中濃度の基準が，ダイオキシン類対策特別措置法に基づき設定されている。

★ 内分泌かく乱化学物質の**ダイオキシン**には**発癌**性，**催奇形**性がある。

> ...motto
> ダイオキシンは廃棄物の**焼却**で発生する。

★ 生態学的環境は，**細菌，リケッチア，寄生虫，ウイルス，プリオン蛋白，動植物**など（図3-2）。

★ 物理的環境は，**温熱，騒音，振動，気圧，放射線，紫外線**など（図3-2）。

★ 化学的環境は，**粒子，粉塵，煙，スモッグ，アスベスト，医薬品**など（図3-2）。

★ アスベストの吸入で**じん肺，胸膜中皮腫，肺癌**になる危険性がある。

★ 牛海綿状脳症（BSE）の**プリオン蛋白**が人に感染して**クロイツフェルト・ヤコブ病**を発症する。

> ...motto
> 牛の食肉処理の際に除去・焼却が義務化されている部位は，**扁桃，脊髄，脊柱，頭部**（舌・頬肉を除く），**回腸遠位部**である。

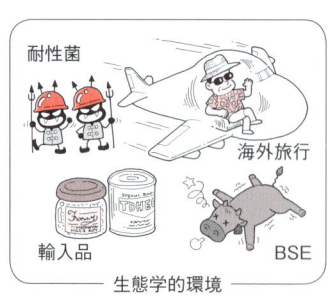

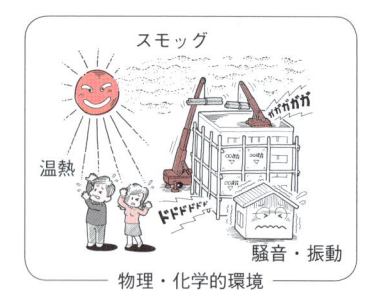

図 3-2　生態学的環境と物理・化学的環境

人口静態

【人口】

★日本の平成24年（2012年）10月1日現在の全国総人口は **1億2,751万5千人** である。

...motto
男6,202万9千人，女6,548万6千人。前年から**減少**した。平成60年には**1億人を割る**と推計されている。

★人口ピラミッドは第1次，第2次ベビーブームを反映した **2つの膨らみ** をもつ型である。

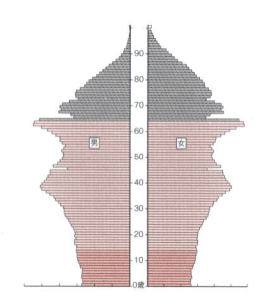

★年少人口は **0～14歳** の人口のことで，平成24年は **13.0%** である。
★生産年齢人口は **15～64歳** の人口のことで，平成24年は **62.9%** である。
★老年人口は **65歳以上** の人口のことで，平成24年は **24.1%** である。
★年少人口と生産年齢人口は **減少**，老年人口は **増加** している。

- ★**従属人口**は 14 歳以下の年少人口と 65 歳以上の老年人口を合わせたもので，平成 24 年の**従属人口指数**は **59.0** である。

> ...motto
> 従属人口は生産年齢人口が扶養している人たちと捉えることができるが，年々**増加**しており，平成 62 年には従属人口指数が 94.1 になると推計されている。

【世帯】

- ★平成 24 年の世帯総数は **4,817 万**世帯＊，1 世帯当たりの平均世帯人員は **2.57 人**＊で**減少**傾向である。
- ★**核家族**世帯は約 **6 割**（平成 24 年は 60.2％）で，そのうち夫婦と未婚の子のみの世帯が最も多い（30.5％）。
- ★65 歳以上の高齢者がいる世帯は全世帯の **4 割**を超えている。

> ...motto
> 平成 24 年は 43.4％で**増加**傾向である。

- ★65 歳以上の者のいる世帯では**夫婦のみ世帯**が最多で，平成 24 年で 30.3％（**増加**傾向）。
- ★65 歳以上の者のいる世帯の中の**単独世帯**は平成 24 年で **23.3％**である。

> ...motto
> 単独世帯はこの 30 年間では**増加**傾向だが，近年は横ばい

＊：福島県を除く

人口動態

【出生】

- ★平成 24 年の年間出生数は約 **104 万人**で，人口千対の出生率は **8.2**。
- ★合計特殊出生率は **15～49 歳**までの女子の年齢別出生率の合計で，平成 24 年は **1.41**。

> ...motto
> 合計特殊出生率は**低下**傾向であるが，近年は微増

★ 母の年齢別出生率を女児だけについて合計した**総再生産**率（平成23年 **0.68**）と，これにさらに母親世代の死亡を見込んだ**純再生産**率（平成23年 **0.67**）は減少傾向である。

> ...motto
> 両方とも近年は微増。純再生産率が**1**以上，合計特殊出生率が**2.1**以上なら将来人口は増加する。

【死亡】

★ 平成24年の死亡数は **125万6千人**で，人口1,000対の粗死亡率は **10.0**。

> ...motto
> 粗死亡率は人口の高齢化の影響により緩やかな**上昇**傾向である。

★ 平成23年の年齢調整死亡率は男 **5.5**，女 **2.9** で，**減少**傾向である。

★ 平成23年の年齢階級別死亡率は **10〜14歳** が12.4と最も低く，次いで **5〜9歳** の13.8である。

> ...motto
> **小学生**，**中学生**の頃が低く，以降は加齢とともに上昇する。

【死因】

★ 平成24年の死因順位は，①**悪性新生物**，②**心疾患**，③**肺炎**である。

★ 平成23年の年齢階級別死因順位（表3-4）をみると，乳児（0歳）は**先天奇形・変形及び染色体異常**が第1位。

★ 幼児（1〜4歳）と学童・思春期（5〜19歳）は**不慮の事故**が第1位。

★ 青年期（20〜39歳）では**自殺**が第1位。

★ 40〜80歳代では**悪性新生物**が第1位。

★ 90歳代では**心疾患**が第1位。

★ 部位別の悪性新生物死亡数では**気管，気管支及び肺**が第1位である。

> ...motto
> 肺癌は男の**1**位，女の**2**位で，合わせると**1**位になる。女の1位は**大腸**癌。男女別順位はp.48のゴロ合わせで覚えよう。

★ 自殺死亡率は男の **50歳代**，男女の **80歳以上** で高率となっている。

★ 平成24年の自殺の動機は**健康問題**が最も多い。

表 3-4　年齢階級別死因順位（上位 3 位）　　（平成 23 年）

年齢階級	第 1 位	第 2 位	第 3 位
0 歳	先天奇形，変形及び染色体異常	周産期に特異的な呼吸障害等	不慮の事故
1～4 歳	不慮の事故	先天奇形，変形及び染色体異常	悪性新生物
5～9 歳	不慮の事故	悪性新生物	その他の新生物
10～14 歳	不慮の事故	悪性新生物	自　殺
15～19 歳	不慮の事故	自　殺	悪性新生物
20～34 歳	自　殺	不慮の事故	悪性新生物
35～39 歳	自　殺	悪性新生物	不慮の事故
40～44 歳	悪性新生物	自　殺	不慮の事故
45～49 歳	悪性新生物	自　殺	心疾患
50～54 歳	悪性新生物	心疾患	自　殺
55～79 歳	悪性新生物	心疾患	脳血管疾患
80～89 歳	悪性新生物	心疾患	肺　炎
90～94 歳	心疾患	肺　炎	悪性新生物
95～99 歳	心疾患	老　衰	肺　炎
100 歳以上	老　衰	心疾患	肺　炎

【母子に関する死亡】

★ 乳児死亡は生後 **1 年未満** の死亡のこと。平成 23 年の乳児死亡率（出生 1,000 対）は **2.3**。日本は世界的にも有数の低率国である。

★ 妊産婦死亡は **妊婦** および分娩後 **42 日** 未満の **産婦** の死亡のこと。平成 23 年の妊産婦死亡率（出産 10 万対）は **3.8**。

★ 周産期死亡は妊娠 **22 週** 以後の **死産** と生後 1 週未満の **早期新生児死亡** を合わせたもの。平成 23 年の周産期死亡率（出産 1,000 対）は **4.1**。

★ 死産は妊娠 **12 週** 以後の死児の出産をいい，自然死産と人工死産がある。平成 22 年の死産率（出産 1,000 対）は **23.9**。

【平均寿命】

★ 平成 24 年の平均寿命は男 **79.94 年**，女 **86.41 年** である。

> **ゴロ合わせ** 〈男性の悪性新生物死亡数の部位別順位（平成23年）〉
>
> 旦那も　入（は　い）る　大きな　カ　ステラ
> ❶　　　 ❷　❸　　 ❹　　 ❺　❻
>
> ❶男性
> ❷肺（1位）
> ❸胃（2位）
> ❹大腸（3位）
> ❺肝（4位）
> ❻膵（5位）

『みんなのゴロ』（医学評論社）より

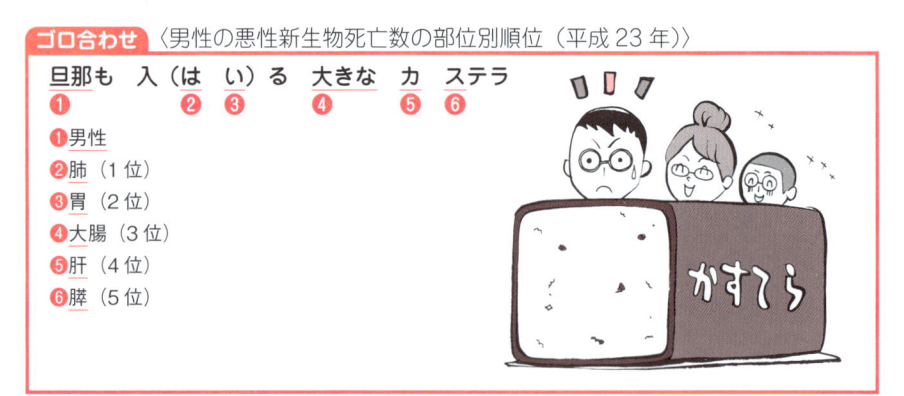

> **ゴロ合わせ** 〈女性の悪性新生物死亡数の部位別順位（平成23年）〉
>
> 女性の　隊長　ハ　イカラ　ベース　ボール
> ❶　　　 ❷　 ❸　❹　　 ❺　　 ❻
>
> ❶女性
> ❷大腸（1位）
> ❸肺（2位）
> ❹胃（3位）
> ❺膵（4位）
> ❻乳房（5位）

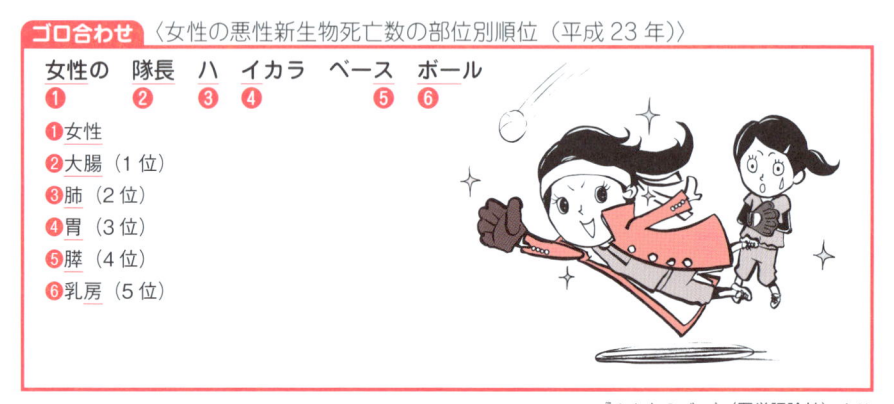

『みんなのゴロ』（医学評論社）より

健康状態と受療状況

【自覚症状の状況】

★ 有訴者は病気やけがなどで**自覚症状**のある者。人口1,000対の有訴者率は **322.2**（平成22年）。

★ 有訴者率は年齢が高くなるにしたがって上昇し，65歳以上では国民の**半数近く**が有訴者である。

★ 自覚症状は，男は①**腰痛**，②**肩こり**，③**鼻がつまる・鼻汁が出る**，女は①**肩こり**，②**腰痛**，③**手足の関節が痛む**の順である。

> ...motto
> 男女合わせると，腰痛，肩こり，鼻がつまる・鼻汁が出るの順(図 3-3)。なお，左記の①～③は 65 歳以上の高齢者も全年齢の総数も同じ順位である。

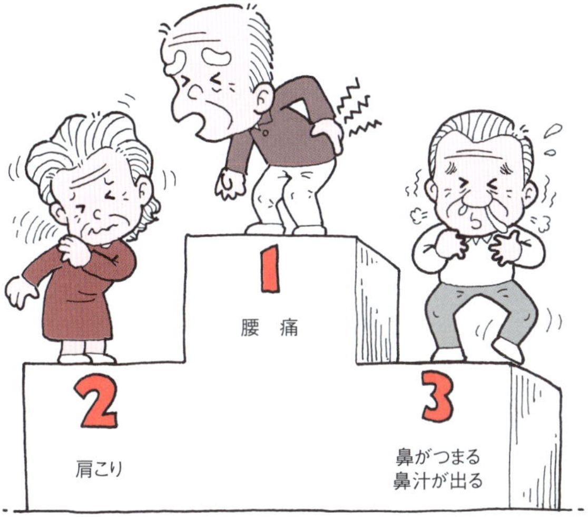

図 3-3　有訴者の自覚症状（男女合わせた順位）

【通院者の状況】

★ 通院者率は傷病で**通院**している者の人口 1,000 対の割合。平成 22 年は**370.0**。

★ 通院者率は年齢が高くなるにしたがい上昇し，65 歳以上では**7 割近く**の者が通院している。

★ 通院者の傷病で最も多いのは**高血圧**である。

【受療状況】

★ 平成 23 年の受療率（人口 10 万対）は，入院**1,068**，外来**5,784**である。

> ...motto
> 調査日に人口の約 **1.1%** が入院し，約 **5.8%** が外来を受診していることを示している。

★ 年齢階級別受療率は，入院では **10〜14歳** が最も低く，**90歳以上** が最も高い。外来では **15〜19歳** が最も低く，**80〜84歳** が最も高い。

★ 傷病分類別にみた入院受療率を全年齢でみると **精神及び行動の障害** が最も高く，外来受療率は **消化器系の疾患** が最も高い。

> ...motto
> 入院の2位は循環器系の疾患，外来の2位は筋骨格系及び結合組織の疾患。外来1位の消化器系疾患には **歯及び歯の支持組織の疾患** も含まれる。

【有病率と罹患率】

★ 有病率は，ある時点で患者がどれだけ **存在している** のかを表す。

★ 罹患率は，一定期間内にどれだけの患者が **発生した** のかを表す。

感染症法

★ 感染症法で定める1類感染症は，**エボラ出血熱，クリミア・コンゴ出血熱，痘そう，ペスト，マールブルグ病，ラッサ熱，南米出血熱** の7つ（表3-5）。

> ...motto
> 1類は感染力，罹患した場合の重篤性からみて危険性が **極めて高い感染症**

★ 感染症法で定める2類感染症は，**急性灰白髄炎（ポリオ），ジフテリア，重症急性呼吸器症候群（SARS），結核，鳥インフルエンザ（H5N1）** の5つ（表3-5）。

> ...motto
> 2類は感染力，罹患した場合の重篤性からみて危険性が **高い感染症**

★ 感染症法で定める3類感染症は，**腸管出血性大腸菌感染症，コレラ，細菌性赤痢，腸チフス，パラチフス** の5つ（表3-5）。

> ...motto
> 3類は1類や2類ほど危険ではないが，**特定の職業** への就業によって **集団発生** を起こしうる感染症

★ 2014年に西アフリカにおいて **エボラ出血熱** が流行した。

★エボラ出血熱の感染経路は**接触感染**である。

> ...motto
> コウモリなどの動物が自然宿主といわれているが，ヒトーヒト感染では，感染した人の血液や体液に直接触れて感染する。

表3-5 感染症法に基づく感染症分類

平成26（2014）年7月現在

感染症類型			
感染症類型	1類感染症（危険性が極めて高い）	エボラ出血熱，クリミア・コンゴ出血熱，痘そう，ペスト，マールブルグ病，ラッサ熱，南米出血熱	患者，疑似症患者，無症状病原体保有者を直ちに都道府県知事に届出。
	2類感染症（危険性が高い）	結核，急性灰白髄炎（ポリオ），ジフテリア，重症急性呼吸器症候群（病原体がSARSコロナウイルスであるものに限る），鳥インフルエンザ（H5N1）	患者，無症状病原体保有者，結核とSARSの疑似症患者を直ちに都道府県知事に届出。
	3類感染症（特定の職業への就業により集団発生を生じ得る）	腸管出血性大腸菌感染症，コレラ，細菌性赤痢，腸チフス，パラチフス	患者，無症状病原体保有者を直ちに都道府県知事に届出。就業制限等の措置が必要。
	4類感染症（動物，飲食物を介して人に感染。人から人への伝染はない。消毒などの措置が必要）	E型肝炎，A型肝炎，黄熱，Q熱，狂犬病，マラリア，オウム病，回帰熱，炭疽，ツツガムシ病，デング熱，日本脳炎，Bウイルス病，発疹チフス，野兎病，ボツリヌス症，鳥インフルエンザ（H5N1以外），ウエストナイル熱，チクングニア熱など43疾病	患者，無症状病原体保有者を直ちに都道府県知事に届出。
	5類感染症（国が発生動向調査を行い，その結果に基づいて情報を公開していくことにより発生・拡大を防止）	［全数把握疾患］アメーバ赤痢，ウイルス性肝炎（A型およびE型を除く），後天性免疫不全症候群，梅毒，破傷風，バンコマイシン耐性黄色ブドウ球菌感染症，侵襲性髄膜炎菌感染症，風疹，麻疹，水痘（入院を要するもの）など22疾患 ［定点把握疾患］インフルエンザ（鳥インフルエンザおよび新型インフルエンザ等感染症を除く），水痘，突発性発疹，百日咳，マイコプラズマ肺炎，淋菌感染症，MRSA感染症など26疾患	全数把握疾患では診断したすべての医師が7日以内に都道府県知事に届出。定点把握疾患では指定された医療機関のみが翌週月曜日または翌月初めに届出。
新型インフルエンザ等感染症	国民の生命・健康に重大な影響を与えるおそれがあると認められるもの	新型インフルエンザ（新たに人から人に伝染することになったインフルエンザ） 再興型インフルエンザ（かつて世界的に流行していたが，その後長期間なりを潜めていたインフルエンザが再興したもの）	患者，無症状病原体保有者を直ちに都道府県知事に届出。
指定感染症	既知の感染症で1〜3類に準じた対応が必要なもの。政令で1年間に限定して指定	鳥インフルエンザ（H7N9） 中東呼吸器症候群（病原体がベータコロナウイルス属MERSコロナウイルスであるものに限る）	
新感染症	既知のものと異なり，危険性が極めて高い。1類と同様の取扱い。政令で指定		患者，疑似症患者，無症状病原体保有者を直ちに都道府県知事に届出。

健康支援と社会保障制度 ■51

予防接種

★**麻疹**は定期予防接種の A 類疾病である（表 3-6）。

★DPT-IPV は**ジフテリア・百日咳・破傷風・ポリオ**の四種混合ワクチンである。

★ポリオワクチンは**不活化**ワクチンであり，**皮下注**で接種する（表 3-7）。

★日本脳炎ワクチン，インフルエンザワクチンは**不活化**ワクチンである。

★麻疹・風疹混合ワクチンは **2 回**接種が推進されている。

> ...motto
> 麻疹・風疹混合ワクチンの接種対象年齢は，1 期が生後 1 歳～2 歳未満，2 期が 5 歳～7 歳未満で小学校入学まで。

表 3-6　予防接種法による分類

定期 A 類疾病	DPT-IPV（ジフテリア・百日咳・破傷風・ポリオ）の四種混合，麻疹・風疹の二種混合，日本脳炎，結核，Hib，肺炎球菌（小児），ヒトパピローマウイルス，水痘
定期 B 類疾病	インフルエンザ（65 歳以上の者全員，および 60～64 歳で心臓・腎臓・呼吸器障害または HIV による免疫低下の者が対象），肺炎球菌（成人）
任意接種	上記以外のインフルエンザ，流行性耳下腺炎（ムンプス），A 型・B 型肝炎，ロタウイルスなど

表 3-7　ワクチンの種類

生ワクチン	生きた弱毒の病原体を接種させ，その病気にかかった状態に近い免疫を獲得させるので，効果は高い。	麻疹，風疹，ムンプス，BCG，水痘
不活化ワクチン	病原体を殺し，免疫を作るのに必要な成分のみ抽出して毒性をなくしたもので，効き目が弱く追加接種が必要	ポリオ，百日咳，日本脳炎，インフルエンザ，A 型・B 型肝炎，コレラ
	細菌が出す毒素の毒性をなくしたもの（トキソイド）	ジフテリア，破傷風

医療廃棄物

★ 感染性一般廃棄物：医療機関から排出される一般廃棄物のうち，**感染性病原体**を含む，または付着しているおそれのあるもの。**包帯，脱脂綿，ガーゼ，紙くず，臓器，組織**など。

★ 感染性産業廃棄物：医療機関から排出される産業廃棄物のうち，**感染性病原体**を含む，または付着しているおそれのあるもの。**血液，アルコール，レントゲン定着液，注射針，アンプル**など。

保健所と市町村保健センター

★ 保健所は地域保健の専門的・技術的拠点として機能する衛生行政機関であり，設置主体は**都道府県，指定都市，中核市，東京23区，政令市**（図3-8）。

★ 市町村保健センターは対人サービスを主とし，地域住民に密着した健康相談・健康教育・健康診査・家庭訪問指導などの保健活動を行う。設置主体は**市町村**（図3-8）。

表3-8 市町村保健センターと保健所の主な業務

	市町村保健センター（市町村）*	保健所（都道府県型）
主な業務	住民に身近なサービスを提供 母子保健（母子健康手帳の交付，両（母）親学級，妊産婦・新生児訪問指導，妊産婦健診，乳幼児健診，未熟児訪問指導，養育医療） 成人・高齢者保健（健康づくり，健康教育，健康相談，健康診査） 精神保健福祉（一般相談，社会復帰施設や在宅サービス（ホームヘルパー，ショートステイ）の利用についての相談）	広域的・専門的・技術的なサービスを提供 母子保健（障害児療育指導，小児慢性特定疾患対策） 精神保健福祉（専門相談） 難病対策 感染症対策（結核，HIV・エイズ，その他感染症） その他（食品衛生，環境衛生，薬事等監視指導，調査研究，市町村支援）

*：実際の業務にあたっては，保健センターでこれらすべての業務を担っているところや，市役所（町村役場）内の保健福祉部門と業務を分担しているところなど，様々な形態がとられている。

母子保健

【母子保健法】

★ **母子健康手帳**は母子保健法で規定され**妊娠の届出**により交付される（表3-9）。

> …motto
> 妊婦は妊娠前半と後半の2回，一般健診と検査。乳児健診は3〜6か月，9〜11か月の2回。幼児健診は1歳6か月と3歳。

★ 母子保健法に**妊婦**と**乳幼児**の**健康診査**が規定されている。

★ 母子保健法に**低出生体重児**の届出についての規定がある。

> …motto
> 2,500 g 未満の児を出産したら速やかに市町村に届け出る。

★ **未熟児養育医療**は母子保健法に基づき行われている。

> …motto
> 市町村は低出生体重児のうち，2,000 g 以下の児や他のリスクをもつ児に対し，養育に必要な医療給付を行う。

表 3-9 母子保健法の主な項目

- 知識の普及（指導・助言によって母子保健の知識を普及させる＝都道府県・市町村の役目）
- 妊娠の届出（速やかに届け出る＝特に届出期限は定めていない）
- 母子健康手帳（交付には妊娠の届出が必要）
- 妊産婦および乳幼児の健康診査・保健指導・訪問指導
- 市町村母子保健事業（母子健康センターの設置など）
- 低出生体重児の届出（2,500 g 未満の場合速やかに届け出る）
- 養育医療（出生時体重 2,000 g 以下の未熟児および生活力が弱く一定の症状を示す児に対する医療の給付）
- 未熟児の訪問指導

【母体保護法】

★ 母体保護法に**人工妊娠中絶**についての規定がある。中絶可能期限は妊娠**22週未満**。

> …motto
> 人工妊娠中絶は指定医のみが行える。

- ★ 法律で人工妊娠中絶が認められるのは，**身体**的・**経済**的問題で母体に**危険**が及ぶ場合，**強姦**による妊娠である。

  > ...motto
  > 胎児異常を理由に中絶することはできない。

- ★ 受胎調節実地指導員は**医師**および都道府県知事の認定する講習を修了した**助産師**，**保健師**，**看護師**である。

学校保健

- ★ インフルエンザは**発症から 5 日**経過し，**解熱後 2 日**経過するまで学校への出席は停止とする。

  > ...motto
  > 幼児は発症から 5 日経過し，解熱後 3 日経過するまで幼稚園（保育園）への出席は停止とする。

- ★ 麻疹は**解熱後 3 日**を経過するまで学校への出席は停止とする。
- ★ 風疹は**発疹が消失**するまで学校への出席は停止とする。
- ★ 水痘は発疹がすべて**痂皮**になるまで学校への出席は停止とする。
- ★ 流行性耳下腺炎は耳下腺，顎下腺または舌下腺の**腫脹**が出た後 **5 日**を経過し，かつ**全身状態が良好**になるまで学校への出席は停止とする。

産業保健

- ★ トータル・ヘルスプロモーション（THP）における健康づくりとして，必要に応じて**保健指導**，**運動指導**，**メンタルヘルスケア**，**栄養指導**が行われる。

  > ...motto
  > THP は全労働者を対象にした心身両面にわたる総合的な健康づくりのこと。産業医による健康測定と健康づくりに関する全般的な指導が行われ，必要に応じて各担当者により，保健指導，運動指導，メンタルヘルスケア，栄養指導が実施される。

★**作業環境**管理（分煙対策などの作業環境の改善），**作業**管理（防塵マスクの着用などの作業方法の改善），**健康**管理（健康診断などの健康状態の把握）を労働衛生の3管理という（図3-4）。

...motto
作業管理とは，**作業方法**の改善や**保護具**の導入，**労働時間**・**作業内容**の適正化などによって労働負担の軽減を図る保健活動のこと。

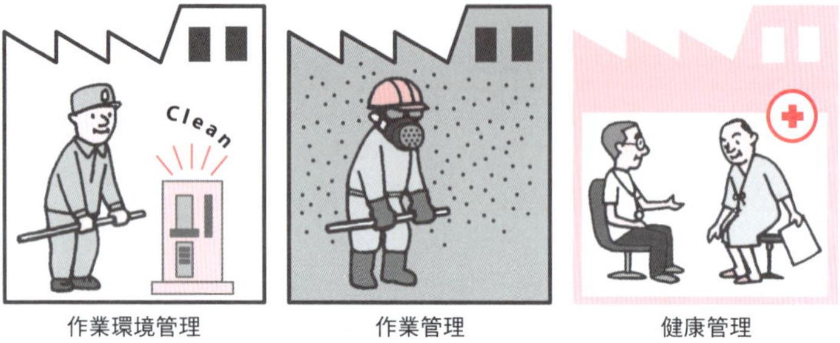

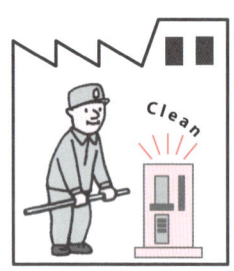

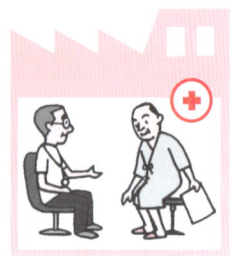

作業環境管理　　作業管理　　健康管理

図3-4　労働衛生の3管理

保健師助産師看護師法

★次の**欠格事由**のいずれかに該当する者には免許を与えないことがある。

- **罰金以上**の刑に処せられた者
- 業務に関し**犯罪**または**不正な行為**があった者
- **心身の障害**により業務を適正に行うことができない者として厚生労働省令で定める者
- **麻薬**，**大麻**または**あへん**の中毒者

★看護師，准看護師，助産師は**業務独占**および**名称独占**で，保健師，介護福祉士は**名称独占**である。

...motto
業務独占は資格をもっている者だけがその**業務を行える**。名称独占は，資格がなくてもその業務に従事することはできるが，資格取得者のみその**名称を名乗る**ことができる。

- ★ 保健師，看護師，准看護師は業務上知り得た人の**秘密**を漏らしてはならない。この守秘義務は**退職後**も継続する。

  > ...motto
  > 助産師の守秘義務は**刑法**に規定されている。

- ★ 保健師，助産師，看護師，准看護師の業務従事者届は**2年ごと**に行わなければならない。

  > ...motto
  > **2年ごと**の12月31日現在における氏名，住所，その他省令で定める事項を，就業地の**都道府県知事**に届け出る。

医療法

- ★ **病院**とは**20床以上**のベッド数をもつ医療施設である。
- ★ **診療所**とは**0〜19床**までのベッド数をもつ医療施設である。
- ★ **一般病床**での看護職員配置基準は患者**3人**に看護職員**1人**以上。
- ★ **療養病床**での看護職員配置基準は患者**4人**に看護職員**1人**以上。
- ★ **結核病床**での看護職員配置基準は患者**4人**に看護職員**1人**以上。
- ★ **看護記録**の保存期間は医療法により**2年間**と決まっている。

  > ...motto
  > 医師が記載する診療録（カルテ）の保存期間は**医師法**により**5年間**である。

労働基準法

【本人が申請することによって成立する規定】

- ★ 妊婦は産前**6週間**（多胎は**14週間**）の休業を請求・取得できる。
- ★ 本人の申請があれば妊産婦に**時間外労働，休日労働**をさせてはいけない。
- ★ 生後**1年**に達しない乳児を育てる女性は，休憩時間のほか，1日**2回**少なくとも**30分**ずつ育児時間を請求・取得できる。

【本人の申請がなくても事業主の義務として規定】

★産後 **8 週間**（単胎・多胎とも）を経過しない女性を就業させてはならない。

> ...motto
> 本人が希望した場合，医師が支障がないと認めた業務については産後 6 週を経過すれば就業させてもよい。

★事業主は**妊娠中**および**産後 1 年未満**の女性を**危険有害**業務に就かせてはならない。

> ...motto
> 危険有害業務とは，**重量物**を取り扱う業務，**有毒ガス**を発散する場所での業務など。

基礎看護学

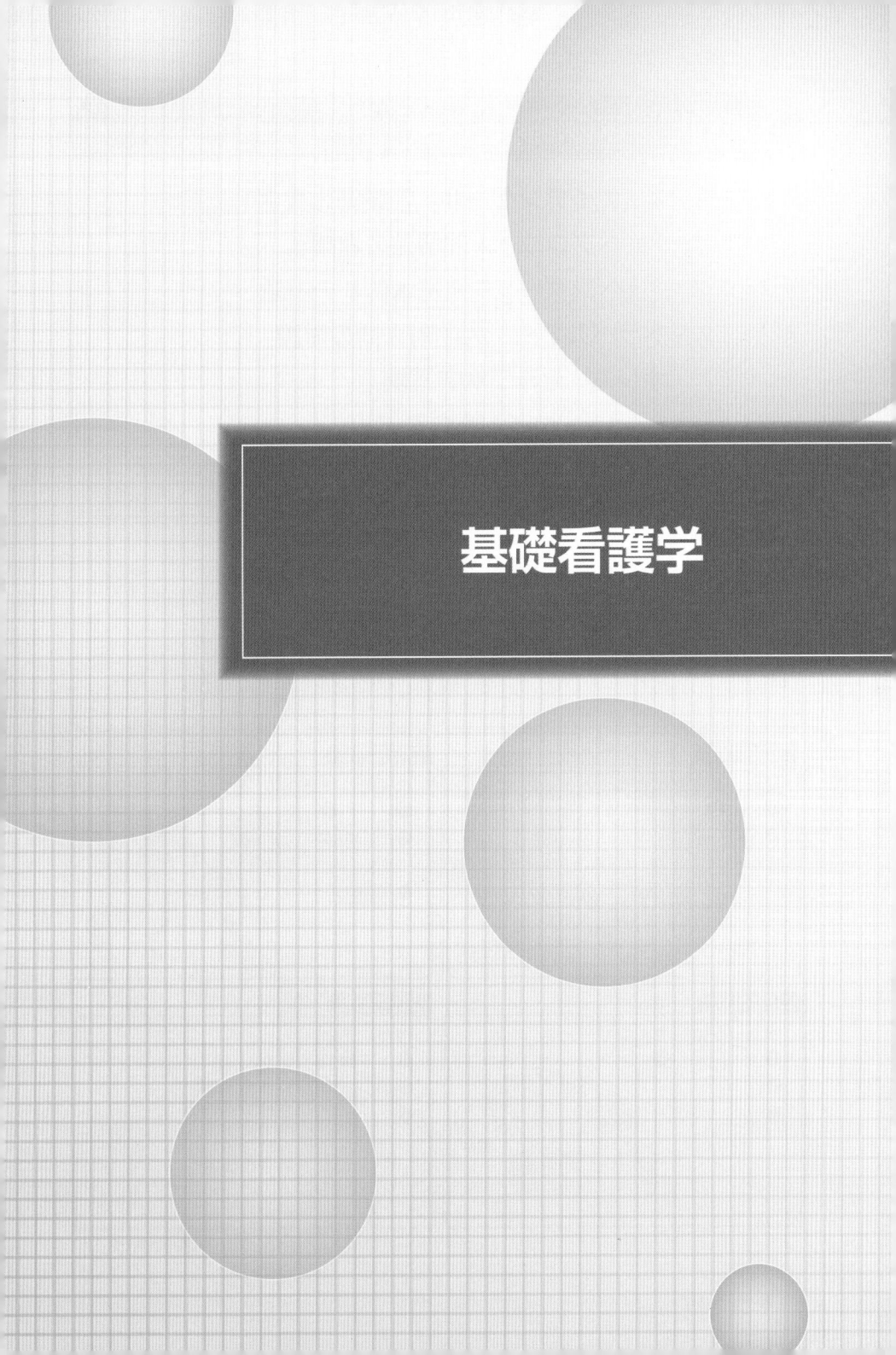

代表的理論家の理論と著書

★フローレンス・**ナイチンゲール**…**看護覚え書き**
★ヒルデガード・**ペプロウ**…**人間関係の看護論**
★ヴァージニア・**ヘンダーソン**…**基本的ニード論**
★ジョイス・**トラベルビー**…**人間対人間の看護**
★ドロセア・**オレム**…**セルフケア理論**
★シスター・カリスタ・**ロイ**…**適応モデル**

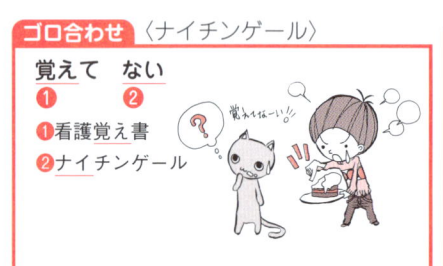

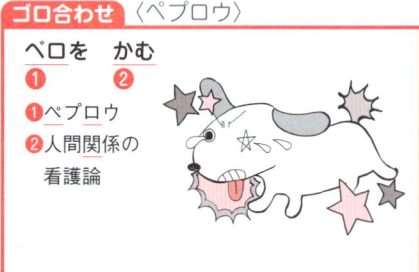

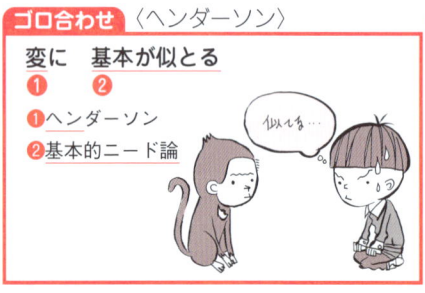

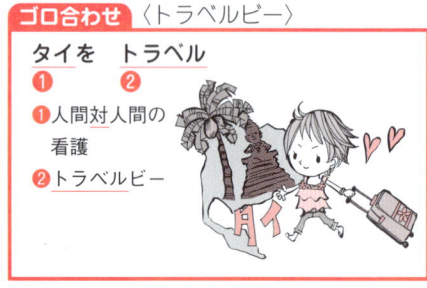

ゴロ合わせ〈ナイチンゲール〉
覚えて ない
① ②
①看護覚え書
②ナイチンゲール

ゴロ合わせ〈ペプロウ〉
ベロを かむ
① ②
①ペプロウ
②人間関係の看護論

ゴロ合わせ〈ヘンダーソン〉
変に 基本が似とる
① ②
①ヘンダーソン
②基本的ニード論

ゴロ合わせ〈トラベルビー〉
タイを トラベル
① ②
①人間対人間の看護
②トラベルビー

ゴロ合わせ〈オレム〉
オムレツは セルフサービス
① ②
①オレム
②セルフケア理論

ゴロ合わせ〈ロイ〉
敵が 多い
① ②
①適応モデル
②ロイ

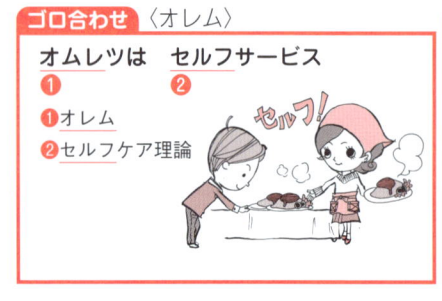

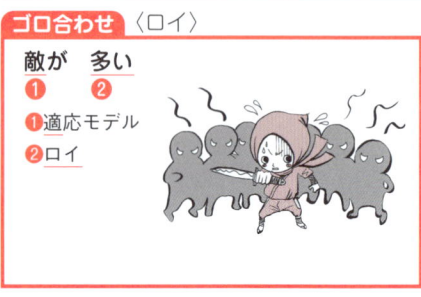

『みんなのゴロ』（医学評論社）より

マズローの基本的欲求階層論

★マズローの基本的欲求階層論で最も低次の欲求は**生理的欲求**である（図4-1）。

> ...motto
> マズローは，生理的欲求はほかの欲求に対して優先性をもち，生理的欲求が満たされてのち，高い階層の欲求に向かっていける，としている。

★マズローの基本的欲求階層論では生理的欲求の次に**安全と安定の欲求**が位置づけられる。

★マズローの基本的欲求階層論で最上位の欲求は**自己実現の欲求**である。

★自分の可能性を最高に発揮したいと願う社会的欲求は**自己実現**である。

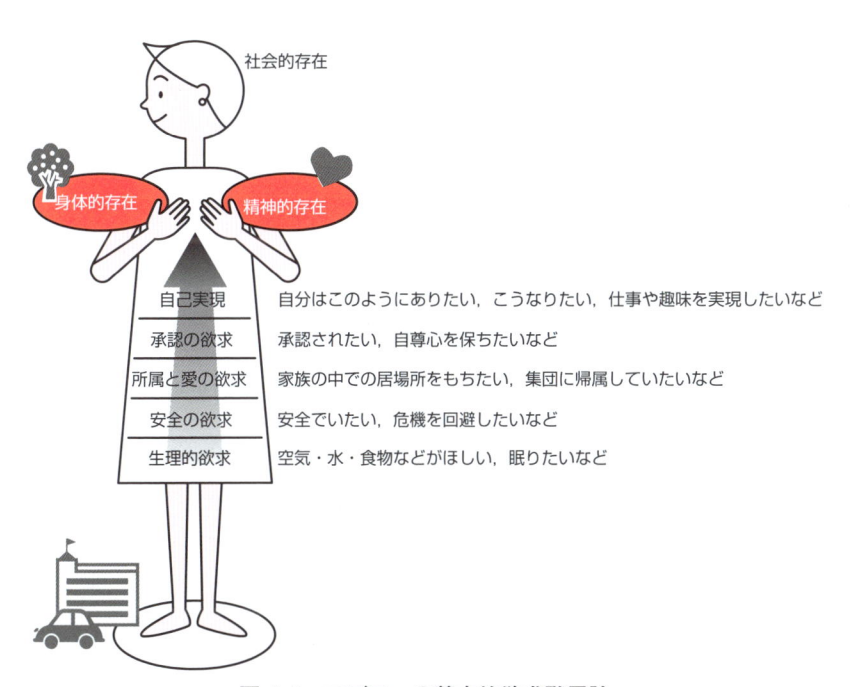

自己実現	自分はこのようにありたい，こうなりたい，仕事や趣味を実現したいなど
承認の欲求	承認されたい，自尊心を保ちたいなど
所属と愛の欲求	家族の中での居場所をもちたい，集団に帰属していたいなど
安全の欲求	安全でいたい，危機を回避したいなど
生理的欲求	空気・水・食物などがほしい，眠りたいなど

図4-1 マズローの基本的欲求階層論

看護倫理

表 4-1 「看護者の倫理綱領」の 15 の条文

①生命や人権を尊重すること	⑧自己研鑽に努めること
②人々へ平等に看護を提供すること	⑨他の保健医療福祉関係者と協働すること
③人々と信頼関係を築くこと	⑩看護の質を高く保つこと
④人々の知る権利，自己決定の権利を守ること	⑪看護の知識・技術を創造し開発に努めること
⑤人々の個人情報を保護し守秘義務を守ること	⑫自らの心身の健康を保つこと
⑥人々の安全を確保すること	⑬品行を高く維持すること
⑦自らの看護に責任をもつこと	⑭自然や社会の環境保護に取り組むこと
	⑮社会づくりに貢献すること

看護過程

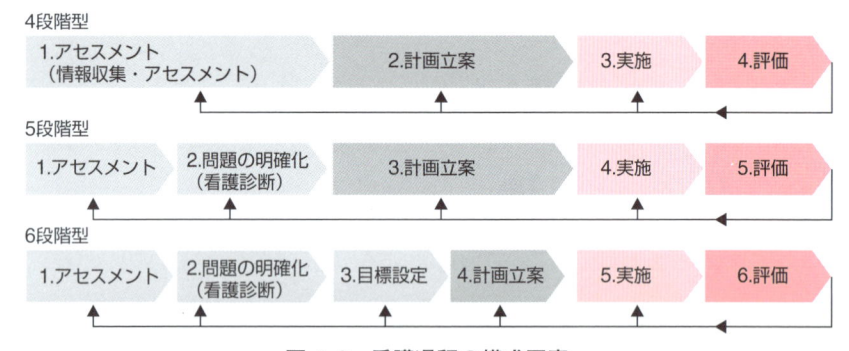

4段階型
1. アセスメント（情報収集・アセスメント） → 2. 計画立案 → 3. 実施 → 4. 評価

5段階型
1. アセスメント → 2. 問題の明確化（看護診断） → 3. 計画立案 → 4. 実施 → 5. 評価

6段階型
1. アセスメント → 2. 問題の明確化（看護診断） → 3. 目標設定 → 4. 計画立案 → 5. 実施 → 6. 評価

図 4-2 看護過程の構成要素

★ 腹部が痛いという患者の訴えは**主観的**情報である。

★ ドレーン刺入部の発赤という看護師の観察結果は**客観的**情報である。

...motto
情報には主観的なものと客観的なものがある。主観的情報は患者の自覚症状，感情，考え方などで，客観的情報は身体検査所見，測定所見などである。

★ 看護過程において，複数の看護問題には**優先順位**をつける。

感染予防

★ あらゆる患者の**血液**，汗を除くすべての**体液・分泌物・排泄物**，**粘膜**，**損傷した皮膚**には感染性があるとみなして取り扱うのが，**スタンダードプリコーション**の考え方である。

★ **細菌芽胞**は消毒薬に対して強い抵抗性を示す。

★ 細菌芽胞は **121℃**，**20 分間**の高圧蒸気滅菌で死滅する。

★ 高圧蒸気滅菌では**オートクレーブ**を使用し，**手術器具**，**繊維製品**，**ガラス**，**金属**などに広く用いられる。

★ **エチレンオキサイドガス**は，内視鏡，注射器，ゴム製品，プラスチック製品などの滅菌に用いられる。

★ 手指の消毒に適している消毒薬として，**ポビドンヨード**，**クロルヘキシジン**，**エタノール**がある（表 4-2）。

★ **2％グルタールアルデヒド液**は**B 型肝炎**ウイルスで汚染された手術器具の消毒に用いられる（表 4-2）。

...motto
その他，ホルムアルデヒドガス，エチレンオキサイドガスも使用される。

★ **B 型肝炎**患者の血液が付着した床頭台の消毒に適切なのは**次亜塩素酸ナトリウム**である（表 4-2）。

表 4-2　消毒薬の適応一覧

	消毒薬	一般細菌	MRSA	緑膿菌	結核菌	芽胞	真菌	脂質を含まない小型サイズ	脂質を含む中間サイズ	HIV	HBV	器具 金属	器具 非金属	人体 手指・皮膚	人体 粘膜	環境
高度	グルタラール（ステリハイド®）	●	●	●	●	●	●	●	●	●	●	○	○	×	×	△
中等度	次亜塩素酸ナトリウム（テキサント®）	●	●	●	▲	▲	●	●	●	●	●	×	○	△	△	○
中等度	エタノール（消毒用エタノール®）	●	●	●	●	×	●	▲	●	●	×	○	○	●	×	×
中等度	ポビドンヨード（イソジン®）	●	●	●	●	▲	●	▲	●	●	●	×	×	●	●	×
中等度	クレゾール（クレゾール®石けん液）	●	●	●	●	×	●	▲	▲	×	×	○	○	●	×	○
低度	グルコン酸クロルヘキシジン（ヒビテン®）	●	▲	▲	×	×	▲	×	▲	×	×	○	○	●	×	×
低度	塩化ベンザルコニウム（オスバン®）	●	▲	▲	×	×	▲	×	▲	×	×	○	○	●	●	○
低度	塩化ベンゼトニウム（ハイアミン®）	●	▲	▲	×	×	▲	×	▲	×	×	○	○	●	●	○

●：有効　▲：十分な効果が得られないことがある　×：無効　○：使用可　△：注意して使用　×：使用不可

★ **普通石けん**と**逆性石けん**を共用すると消毒力と洗浄力が**低下**する。

★ **導尿**時，**気管内吸引**時は無菌操作を必要とする。

> ...motto
> 尿管や膀胱は無菌なので尿路感染を起こさないようにする。気管内吸引では気管切開チューブの装着で感染しやすくなっている。

★ 消毒液の付いた綿球の受け渡し方法は，渡す側も受け取る側も鑷子，鉗子の先端を**下に向けて**，受け取る側の鑷子，鉗子が渡す側よりも**下になる**ようにする（図4-3）。

> ...motto
> 鑷子，鉗子の先端を上に向けると，液体が不潔部分と清潔部分を行き来する可能性があり，先端まで汚染することになるからである。滅菌物の受け渡しは，受け取る側がすでに処置などで汚染しているので，渡す側の鑷子が上に，受け取って処置する側の鑷子が下になるように扱う。

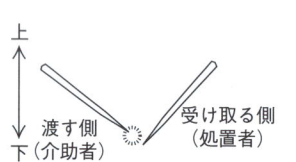

図4-3　綿球の受け渡し方

★ 滅菌ゴム手袋の装着は図4-4のように，手袋の**折り返し部分**は素手でさわるため**不潔部分**として扱う。

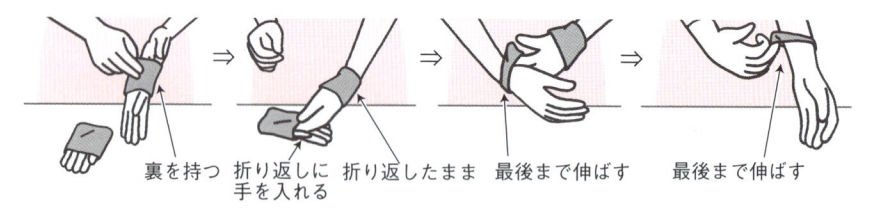

図4-4　滅菌ゴム手袋の装着

体　位

★ 腹水貯留時に**ファウラー位**にすると，横隔膜が下降し**呼吸が楽**になる。

★ 心不全時に**起坐位**にすると，**静脈還流量**を減少し心臓への負担が軽くなる。

★ 悪心・嘔吐時に**側臥位**にするのは，吐物を**誤嚥**させないためである。
★ ショック時に**トレンデレンブルグ位**にすると，**脳の血流量**が増える。

> **…motto**
> この体位は骨盤高位のことで**ショック体位**ともいう。骨盤腔内臓器の手術や**婦人科手術**で用いられる。また，**ショック**などの循環器系障害時にはこの体位で応急処置を図る。

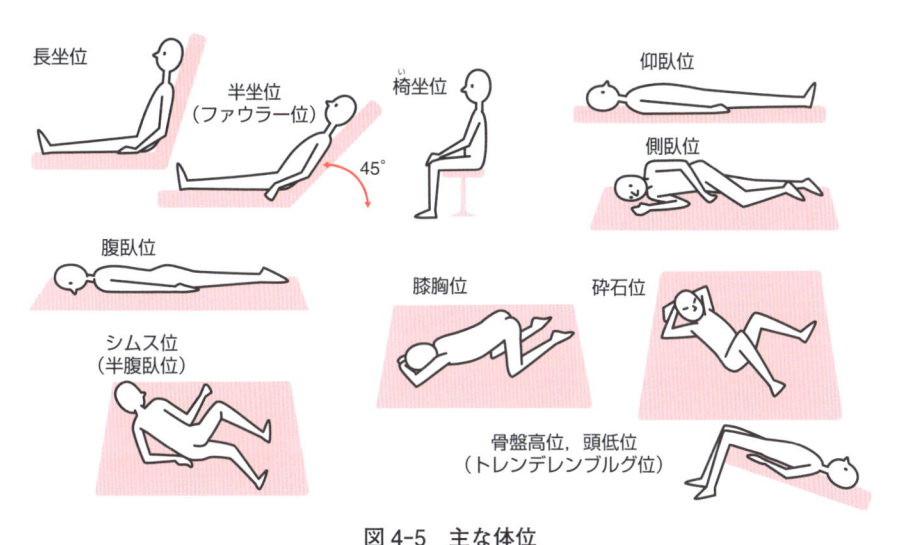

長坐位　半坐位（ファウラー位）　椅坐位　仰臥位　側臥位　腹臥位　膝胸位　砕石位　シムス位（半腹臥位）　骨盤高位，頭低位（トレンデレンブルグ位）

図4-5　主な体位

ボディメカニクスと体位変換

★ 身体の支持基底面は**広い**ほうが安定する。
★ 重心線は**支持基底面内**を通過するほうが安定する。
★ 看護者は身体のバランスを保つため患者の体をできるだけ自分の近くに**引き寄せる**。
★ ベッド上で患者を移動させる場合，看護師は**膝を曲げて重心を低く**して実施する。
★ ベッド上で患者を移動させる場合，患者の身体は持ち上げるよりも**水**

基礎看護学 ■ 65

平に引くほうが労力が少ない。
- ★ベッド上で患者を仰臥位から側臥位にする場合，看護師は患者を**手前に**回転させる。
- ★看護師1人で患者をベッドの上方へ移動させるとき，患者の**膝関節**を**屈曲**させると患者とシーツの摩擦抵抗を小さくすることができる。

> …motto
> 膝関節を曲げ，両腕を体の上に置くと患者の**重心がまとまり**移動させやすくなる。

環境の調整

- ★病室の温度は，夏は **22±2℃**，冬は **19±2℃** にする。
- ★病室の湿度は，夏は **45〜65%**，冬は **40〜60%** にする。
- ★寝床気候の温度は **30〜34℃**，湿度は **40〜50%** にする。
- ★昼間の病室の採光は **100〜200 ルクス** にする。
- ★2人以上の病室は，ベッドの間隔を **1.2〜1.8ｍ** あけるのが望ましい。

食事・栄養状態

- ★BMI（体格指数）の計算式は，**BMI＝体重（kg）÷身長（m）^{2}** である。
- ★普通体重は，BMIで **18.5以上25未満** である（理想は **22**）（表4-3）。

表4-3　BMI値の評価・判定

BMI値	18.5 未満	18.5 以上 25 未満（※理想は 22）	25 以上
評価・判定	低体重	普通体重	肥満

←エネルギー摂取不足　　　　　　　　　　　エネルギー過剰摂取→

- ★平成23年（2011年）国民健康・栄養調査によると，**肥満者**（BMI≧25）の割合は，男性 **30.3%**，女性 **21.5%** である。

- ★ 平成23年（2011年）国民健康・栄養調査によると，**肥満者**（BMI≧25）の割合が最も高いのは男性 **40〜49歳**，女性 **70歳以上** である。
- ★ 平成23年（2011年）国民健康・栄養調査によると，**やせ**（BMI＜18.5）の割合が最も高いのは男女とも **20〜29歳** である。
- ★ 国民健康・栄養調査で長らく不足している主なミネラルは**カルシウム**と**鉄**（女性）である。
- ★ 脂肪エネルギー比率は，総カロリーの **20％以上30％未満**（1〜29歳），または **20％以上25％未満**（30歳以上）である。
- ★ 食塩の目標量は，男性 **9.0g未満/日**（12歳以上），女性 **7.5g未満/日**（10歳以上）

> ...motto
> 現状の食塩摂取量は男性 11.4g/日，女性 9.6g/日で過剰である（平成23年）。

経管栄養法

- ★ 胃チューブ挿入時，誤嚥や逆流を防ぐため，体位は**半坐位〜坐位**にする（図4-6）。
- ★ 胃チューブは鼻孔から **50〜55cm** 挿入する。

> ...motto
> **鼻孔**から胃の**噴門**まで約 **45cm** なのでチューブはそれより5〜10cm長く，つまり50〜55cm入れるのが一般的とされている。

- ★ **小児**の経管栄養で経鼻胃管挿入の長さの目安は**眉間**から**剣状突起**までである。
- ★ 経鼻胃管で経管栄養法を行う際の胃チューブの挿入確認は，チューブから**胃内容物を吸引**して行う。

> ...motto
> この他の方法として，注射器で空気を5〜10mL注入し，聴診器で胃内の**空気音を聴取**する方法がある。また，確実な方法として**エックス線写真**で位置を確認する。

基礎看護学 ■ 67

★注入液の温度は **37〜40℃**にする。

> ...motto
> 熱すぎると胃粘膜に炎症を起こさせる。冷たすぎると下痢などの原因となる。

★注入速度は **100 ml/30 分**を目安にする。

★注入後は管の中に食物が残って腐敗しないように**白湯**や**番茶**を通す。

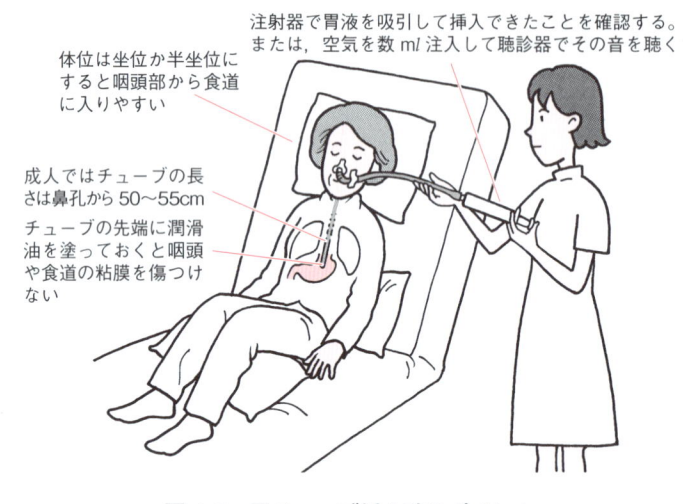

体位は坐位か半坐位にすると咽頭部から食道に入りやすい

成人ではチューブの長さは鼻孔から 50〜55cm

チューブの先端に潤滑油を塗っておくと咽頭や食道の粘膜を傷つけない

注射器で胃液を吸引して挿入できたことを確認する。または、空気を数 ml 注入して聴診器でその音を聴く

図 4-6　胃チューブ挿入時のポイント

導尿・膀胱留置カテーテル

★自然排尿が困難な場合や検査などのために行う**一時的導尿**と，尿閉・尿失禁の処置や時間尿量測定などに行う**持続的導尿（膀胱留置カテーテル）**がある。

★成人女性の一時的導尿ではカテーテルは外尿道口から **5〜7 cm** 挿入。

★成人男性に一時的な導尿をする際，挿入するカテーテルの長さは **18〜20 cm** にする。

> ...motto
> 仰臥位・下肢伸展の状態から **90 度**の角度で陰茎を上げて挿入する（図 4-7）。

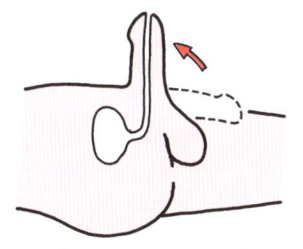

図 4-7　男性の導尿時のポイント

★ 膀胱留置カテーテルを挿入し尿が流れてきたら，**2～3 cm** さらに挿入してからバルーンに**滅菌蒸留水**を全量流し込む。

> …motto
> 尿道の長さより2～3 cm長く挿入すれば，バルーンの膨らみによる**尿道損傷**を**予防**でき，確実に膀胱内に挿入できる。

★ 膀胱留置カテーテルの蓄尿バッグは膀胱の位置より**低く**保つ。

浣腸

★ 浣腸には**グリセリン浣腸**と**高圧浣腸（石けん浣腸）**がある（図4-8）。

> …motto
> グリセリン浣腸は**直腸膨大部**までの便排出を目的とし，さらに**深部**の便排出は高圧浣腸を実施する。

★ 浣腸を行うときは**左側臥位**で行う。

> …motto
> 直腸，S状結腸，下行結腸は身体の**左側**に位置するので浣腸液がスムーズに流れる。

★ 成人の浣腸では直腸管は **6～7 cm** 挿入する。
★ 成人の浣腸では液の温度は **40～41℃** とする。
★ 高圧浣腸ではイリゲータの高さは肛門から液面までを **50 cm** 以内にする。
★ **頭蓋内圧亢進**症状のある患者には浣腸は実施しない。

> …motto
> 浣腸の**努責**によりさらに内圧が亢進するため禁忌。

基礎看護学 ■ 69

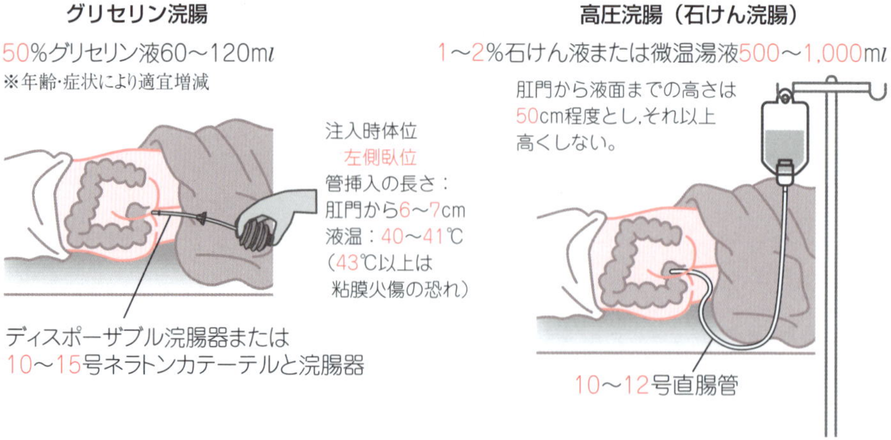

グリセリン浣腸
50%グリセリン液60〜120ml
※年齢・症状により適宜増減

注入時体位
左側臥位
管挿入の長さ：
肛門から6〜7cm
液温：40〜41℃
（43℃以上は
粘膜火傷の恐れ）

ディスポーザブル浣腸器または
10〜15号ネラトンカテーテルと浣腸器

高圧浣腸（石けん浣腸）
1〜2%石けん液または微温湯液500〜1,000ml

肛門から液面までの高さは
50cm程度とし，それ以上
高くしない。

10〜12号直腸管

図 4-8　グリセリン浣腸と高圧浣腸

移動・移送の援助

★ 車いすに移乗する前に**フットレスト**（足のせ台）を**上げる**。

★ 下り坂を車いすで降りるときは**後ろ向き**にして支えながら降りる。

★ 車いすで段差を越えるときは後輪を支点とし**前輪を浮かせる**。

…motto
ティッピングレバーを踏んで前輪を浮かせる。

★ 片麻痺患者を車いすからベッドに移動する場合，これから移る側に患者の**健側**がくるようにする。

★ 平地でのストレッチャーによる患者の移送は，患者の足側と介助者2人が**前向き**になるようにする（図4-9）。

★ 上り坂をストレッチャーによって移送するときは，患者の**頭部側**を先行させる（図4-9）。

…motto
斜面を移送する場合，対象者の**頭**が常に**高くなる**ようにする。

★ 片麻痺のある人は**麻痺側**に転倒しやすいので，介助者は**麻痺側**に付き添う。

平地は足側から進む　　　下りは足から進む

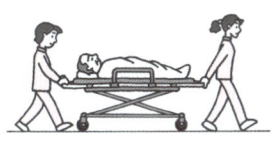

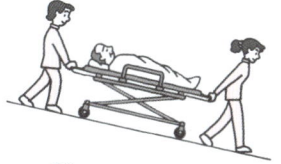

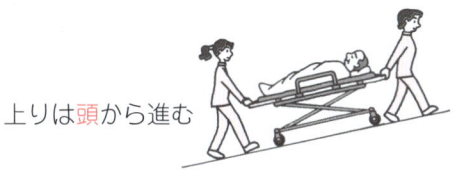

上りは頭から進む

図4-9　ストレッチャーでの移送

休息・睡眠

★サーカディアンリズムの周期は約 **24 時間**である。

★入眠時には**ノンレム睡眠**がみられる。

★睡眠周期は約 **90 分**である（図4-10）。

…motto
入眠するとノンレム睡眠が始まり，徐々に深い眠りに入る。入眠後約90分で最初のレム睡眠が出現する。これを睡眠周期と呼び，一晩に3～5回訪れる。レム睡眠の持続時間は10～30分ぐらい。

★レム*睡眠時は，**夢を見ている**ことが多い。

★**レム睡眠**では骨格筋は**弛緩**する。

＊：レム（REM）はrapid eye movement（急速眼球運動）のこと。

…motto
レム睡眠では，身体は休息状態であるが脳は覚醒状態に近いため，夢を見ることが多い。また，眼球を動かす外眼筋以外の骨格筋は弛緩する。

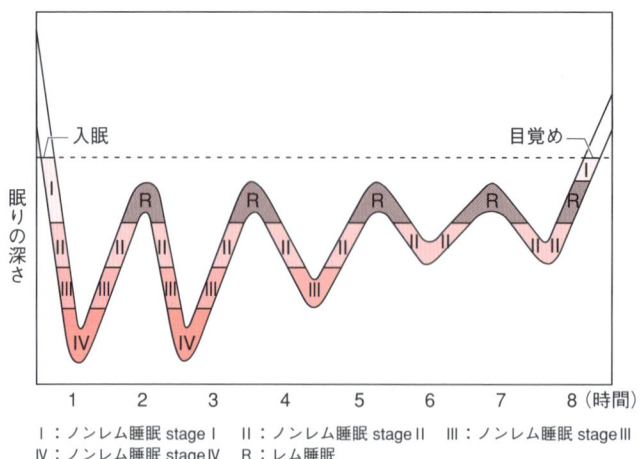

図4-10　標準的な睡眠のパターン

Ⅰ：ノンレム睡眠 stageⅠ　Ⅱ：ノンレム睡眠 stageⅡ　Ⅲ：ノンレム睡眠 stageⅢ
Ⅳ：ノンレム睡眠 stageⅣ　R：レム睡眠

清潔の援助

★ 清潔法のうち入浴は患者の**エネルギー消費量**が最も多い。

★ 入浴は**食事直後**や**空腹時**を避ける。

…motto
食後すぐの入浴は消化管の**血流量**が**減少**し消化作用が悪くなる。また，空腹時の入浴は**胃液分泌**が盛んになり胃粘膜への**負担**が増える。

★ 脱衣所と浴室の**室温差**は**小さく**する。
★ 脱衣所の温度は**24±2℃**がよい。

…motto
浴室と脱衣所に大きな温度差があると**血圧**の急激な**変動**をもたらす。

★ 女性の陰部洗浄時は**尿道口**から**肛門**の方向へと拭く。

…motto
尿路**感染**や性器への**感染**を防ぐため，前から後ろ（**尿道口**から**肛門**）に向けて拭く。

★ ドライシャンプーには一般的に**50%エタノール**を用いる。

★ 長期臥床中の高齢者の**口腔ケア**では，片麻痺がある場合は**麻痺側を上**にする。

衣生活の援助

★ 病衣は汗，排泄物，血液などの**汚れが目立つ色**がよい。

★ 同一体位で臥床中の患者には**前開き**の寝衣を用いると着替えやすい。

★ 片麻痺患者の寝衣交換は，**健側**から**脱**がして**麻痺側**から**着**せる。

> …motto
> 衣服を脱ぐときには健側の**関節可動**を十分に活用して，**先に健側**を脱ぎ，残った衣服を麻痺側に寄せて取る。着る際には**麻痺側を先**に通してから，健側を着る。

★ 片麻痺患者の寝衣交換の際，**関節を保持**して無理な力を加えない。

★ 前腕静脈持続点滴中の患者に衣類を着せるとき，輸液ボトルを**肩口から通す**（図4-11）。

> …motto
> 着衣時は**ボトル**を腕よりも**先**に肩口から袖に入れる。脱ぐときは点滴をしていないほうの腕から脱がせる。

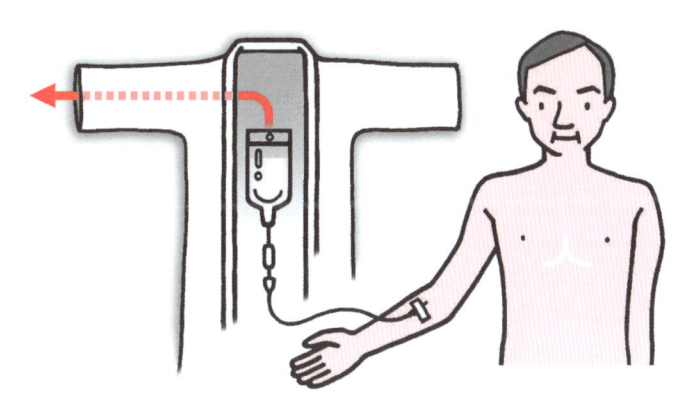

図4-11　点滴中の患者の寝衣交換

呼吸の観察

★ 成人の呼吸数の基準値は**15～20回/分**である。

★ 成人の1回換気量は約**500 mL**である。

★頻呼吸は呼吸数が **24 回/分以上**である。〈例〉**発熱時，興奮時**

★徐呼吸は呼吸数が **12 回/分以下**である。〈例〉**頭蓋内圧亢進時，麻酔時**

★過呼吸は呼吸数は変わらないが，**深さ（1 回換気量）が増えた**呼吸である。〈例〉**過換気症候群**

★多呼吸は**呼吸数も深さ（1 回換気量）も増えた**呼吸である。〈例〉**過換気症候群**

★少呼吸は**呼吸数が減り，深さ（1 回換気量）も浅くなる**呼吸である。〈例〉**麻痺，死亡直前**

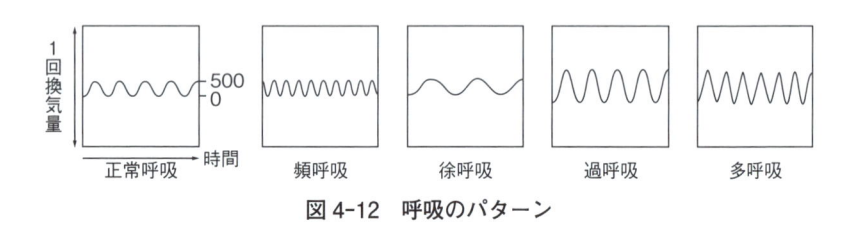

図 4-12　呼吸のパターン

★チェーンストークス呼吸は，**浅い呼吸**からしだいに**深い呼吸**となり，再び**浅く**なって，20〜30 秒の**無呼吸期**に移行するという周期を，比較的規則的に繰り返す呼吸である。〈例〉**脳出血，麻薬中毒**

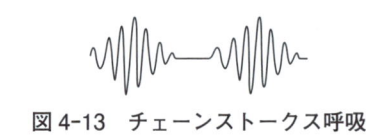

図 4-13　チェーンストークス呼吸

★ビオー呼吸は，**深さが不定の呼吸**と**無呼吸**を交互に繰り返すが，そのパターンは**不規則**な呼吸である。〈例〉**脳炎，脳外傷**

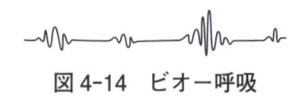

図 4-14　ビオー呼吸

★ クスマウル呼吸は，規則的な**深くて大きな呼吸**である。〈例〉**糖尿病性昏睡，尿毒症**

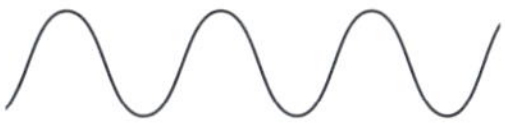

図 4-15 クスマウル呼吸

★ 呼吸を楽にする呼吸法に**起坐呼吸**がある。

> ...motto
> 上体を起こすと，心臓への**血液還流量が減少**して呼吸困難が緩和される。

呼吸音の聴取

★ 聴診器の**ベル型**は**心音**などの**低調の音**を聴くのに適しており，皮膚に軽く当てて用いる。

★ 聴診器の**膜型**は**呼吸音**や**腸蠕動音**などの**高調の音**を聴くのに適しており，皮膚にしっかり密着させて用いる。

★ 呼吸音の聴診で**粗い断続性副雑音**が聴取されたときには，**気道での分泌物貯留**が考えられる（表 4-4）。

表 4-4 異常呼吸音

異常呼吸音	原因	聞こえ方（例）
細かい断続性副雑音（捻髪音）	末梢肺胞の線維化・肥厚	バリバリ，パチパチ，チリチリ 開きにくい肺胞が開くときの音
粗い断続性副雑音（水泡音）	肺炎・肺水腫などで気道内に水分が貯留	ボコボコ 気泡が破裂したような水泡の音
低調性連続性副雑音（いびき音，類鼾音，グー音）	誤嚥や腫瘍，気管支喘息などによる気道の狭窄。高調のほうが狭窄が進行している。	ウーウー，ボーボー
高調性連続性副雑音（笛音，笛声音，ヒュー音）		ヒューヒュー
胸膜摩擦音（握雪音）	胸膜炎などで臓側胸膜と壁側胸膜が摩擦	ギュッギュッ，キューキュー

※異常呼吸音の総称を rale（ラーレ）というため，「ラ音」という和製英語・俗語が使われることがある。

循環の観察

【脈拍】

★成人の脈拍数の基準値は **60〜80 回/分** である。

★頻脈は脈拍数が **100 回/分以上** である。〈例〉**心疾患，甲状腺機能亢進症，興奮時**

★徐脈は脈拍数が **60 回/分以下** である。〈例〉**心疾患，脳圧亢進時，ジギタリス中毒**

★脈拍測定は，一般には **橈骨動脈** で 1 分間の脈拍数，リズム，緊張度などを観察する。

★脈拍測定は，**橈骨動脈** の走行に沿って，**示指・中指・薬指** の指先を軽く当てて測る（図 4-16）。

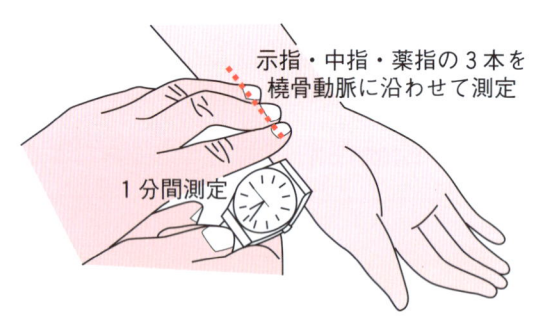

図 4-16　橈骨動脈での脈拍の触知方法

【血圧】

★正常血圧値は，収縮期血圧 **130 mmHg 未満** かつ拡張期血圧 **85 mmHg 未満** である（表 4-5）。

表 4-5　血圧値の分類―高血圧治療ガイドライン 2009, 日本高血圧学会―

分類	収縮期血圧（mmHg）		拡張期血圧（mmHg）
至適血圧	120 未満	かつ	80 未満
正常血圧	130 未満	かつ	85 未満
正常高値血圧	130～139	または	85～89
Ⅰ度高血圧	140～159	または	90～99
Ⅱ度高血圧	160～179	または	100～109
Ⅲ度高血圧	180 以上	または	110 以上
収縮期高血圧	140 以上	かつ	90 未満

★成人の血圧測定に用いる上腕用マンシェットの幅は **12～14 cm** である（図4-17）。

★マンシェットのゴム嚢の中央が**上腕動脈**にかかるように巻く。

★マンシェットの下縁は肘窩の **2～3 cm 上**になるように巻く。

★マンシェットは**指が 1～2 本入る**程度の緩みをもたせて巻く。

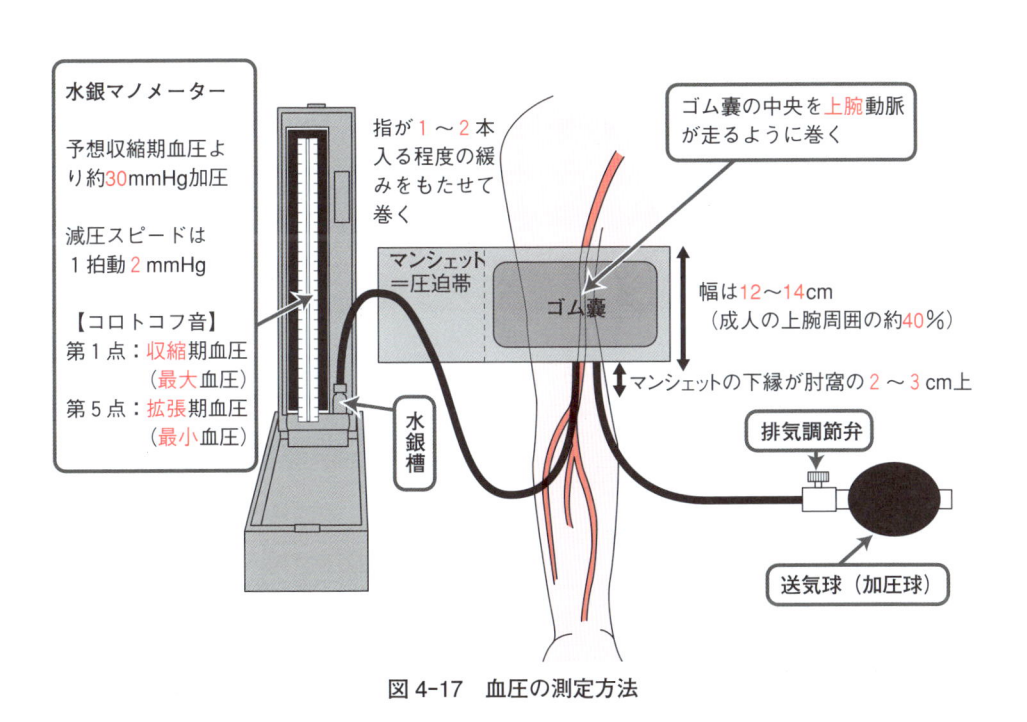

図 4-17　血圧の測定方法

★ 規定よりも**幅が狭い**マンシェットを用いた場合，血圧値は実際より**高**く出る。

★ 血圧測定時，腕が心臓より**低い**と測定値は**高く**，心臓より**高い**と**低**く出る。

体温の観察

★ 腋窩検温では体温計の感温部を**腋窩中央**に置く（図4-18）。

> ...motto
> 腋窩中央には腋窩動脈が走行している。

★ 成人の口腔用体温計は**舌下中央**にやや斜めに挿入する（図4-18）。

★ 成人の直腸用体温計は肛門から **5 cm** くらい挿入する。

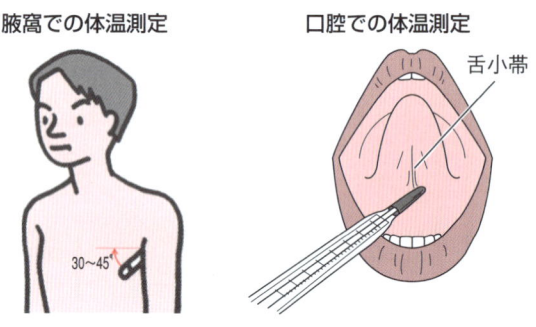

図4-18　体温の測定方法

★ **直腸**での体温測定は外部環境に最も影響されにくい。

> ...motto
> 体温は深部体温（中枢温）と表在体温（末梢温）に分けられる。直腸温は放熱が少なく深部体温に近く外部環境に影響されにくい。

★ 体温の測定値は，**腋窩温＜口腔温＜直腸温**の順に高くなる。

★ 1週間に 39℃以上の**発熱**と 37℃以下の**解熱**を繰り返した。この熱を**間欠熱**という（図 4-19）。

> ...motto
> 間欠熱は日差 1℃以上で高熱と平熱が交互に繰り返す。

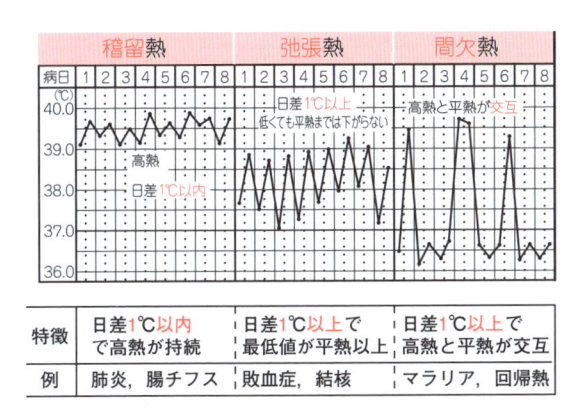

	稽留熱	弛張熱	間欠熱
特徴	日差1℃以内で高熱が持続	日差1℃以上で最低値が平熱以上	日差1℃以上で高熱と平熱が交互
例	肺炎，腸チフス	敗血症，結核	マラリア，回帰熱

図 4-19　熱型

酸素吸入

★ リザーバー付酸素マスク（図 4-20）は吸入**酸素濃度 60％以上**が可能である。

> ...motto
> 呼気時にリザーバー内に酸素を貯え，吸気時にリザーバー内の酸素とチューブから出てくる酸素を吸入する。そのため60％以上の高濃度酸素投与が可能となる。

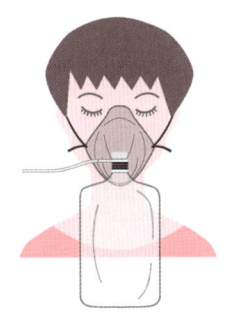

図 4-20　リザーバー付酸素マスク

★ 日本の酸素ボンベの色は**黒**である。

★酸素投与時の**加湿**に**滅菌蒸留水**を用いる。

> ...motto
> 酸素吸入中に口腔・鼻腔粘膜の刺激や気道の乾燥を予防するために加湿する。

★酸素吸入時の体位は**ファウラー位**か**セミファウラー位**が望ましい。

★慢性呼吸不全の患者に高濃度の酸素を投与すると**CO_2ナルコーシス**を誘発する。

> ...motto
> 慢性呼吸不全の患者の呼吸中枢は高濃度の CO_2 に馴れてしまい，呼吸中枢を刺激するのは O_2 の不足だけになる。この状態で高濃度の O_2 が入ってくると，その刺激もなくなり，ますます CO_2 が蓄積する。症状は頭痛，振戦，中枢神経症状など。

★**（内圧計の値×ボンベ容量）÷充填圧力≒ボンベ内の酸素残量**

★**ボンベ内の酸素残量÷酸素流量＝使用可能時間**

> ...motto
> 例えば，ボンベ容量 500*l*，充填圧力 14.7 MPa の酸素ボンベで，現在の内圧計が 4.4 MPa を示しているとする。このときの酸素残量は次の式で計算する。
> （4.4×500）÷14.7＝149.659‥で約 150*l* となる。3*l*/分で酸素吸入をしている場合，150÷3＝50 で使用可能時間は 50 分となる。

吸 引

★上気道の吸引はカテーテルを**湿潤**させてから行う。

★上気道分泌物を吸引する場合，1回の吸引時間は**10〜15秒**とする（図4-21）。

★上気道を吸引する場合，カテーテルは静かに**回転**させながら上下に動かす。

★気管内吸引の吸引圧は **200 mmHg 以下**にする。

★ 吸引カテーテルは**陰圧がかからないよう**にしながら挿入する。

> ...motto
> 陰圧がかかると吸引したい箇所より手前の部分に吸いついてしまう。カテーテルの接続部を指で押さえて**圧がかからないようにして挿入する。**

★ 気管内吸引は**無菌操作**で実施する。
★ 気管内吸引時には**低酸素血症**が起こりやすい。

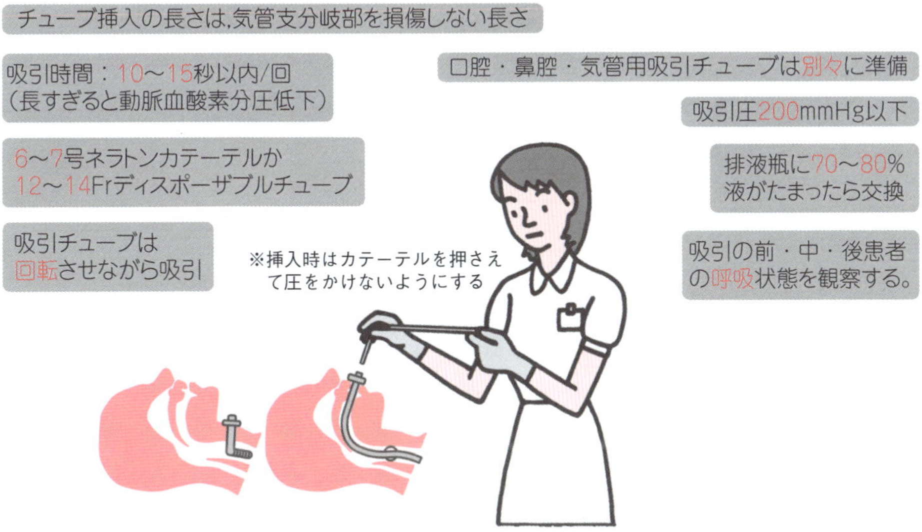

チューブ挿入の長さは,気管支分岐部を損傷しない長さ

吸引時間：10〜15秒以内/回
（長すぎると動脈血酸素分圧低下）

6〜7号ネラトンカテーテルか
12〜14Frディスポーザブルチューブ

吸引チューブは
回転させながら吸引

※挿入時はカテーテルを押さえて圧をかけないようにする

口腔・鼻腔・気管用吸引チューブは別々に準備
吸引圧200mmHg以下
排液瓶に70〜80%液がたまったら交換
吸引の前・中・後患者の呼吸状態を観察する。

図 4-21　口腔・鼻腔・気管の一時的吸引

胸腔ドレナージの管理

★ 胸腔ドレナージは胸腔内の**血液**，**滲出液**，**空気**の除去を目的にする（図 4-22）。

★ 胸腔ドレナージの吸引圧は−10〜−15 cmH₂O に設定する。

> ...motto
> 胸腔内は生理的に通常−8〜−10 cmH₂O の陰圧に保たれているため，吸引圧は−10〜−15 cmH₂O に設定する。

★ 胸腔ドレナージの際，排液ボトル内の水面はチューブ挿入部よりも**低い位置**に固定する。

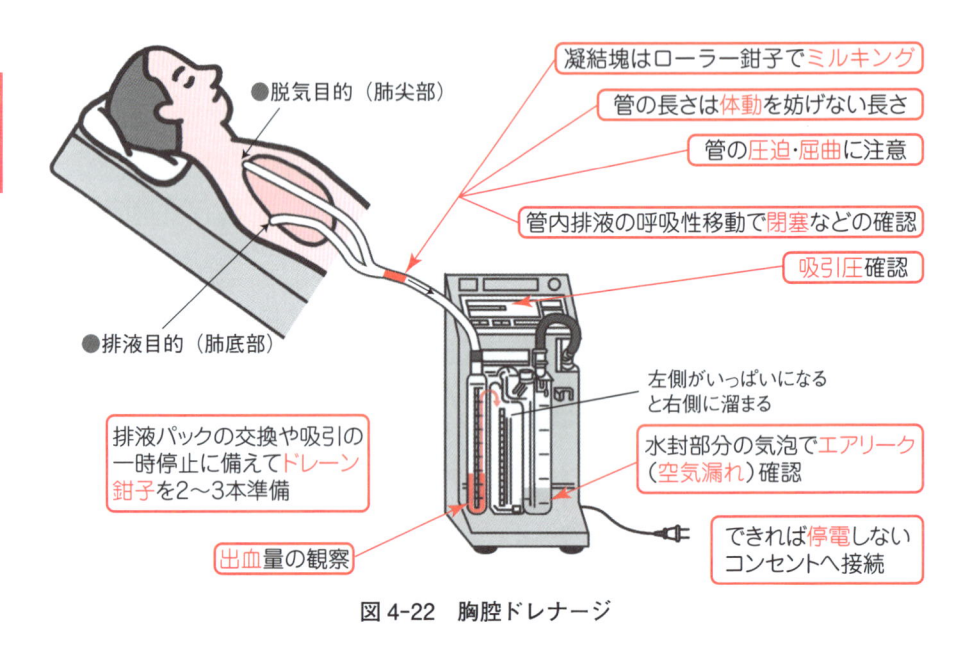

図 4-22 胸腔ドレナージ

図中ラベル：
- ●脱気目的（肺尖部）
- ●排液目的（肺底部）
- 凝結塊はローラー鉗子でミルキング
- 管の長さは体動を妨げない長さ
- 管の圧迫・屈曲に注意
- 管内排液の呼吸性移動で閉塞などの確認
- 吸引圧確認
- 左側がいっぱいになると右側に溜まる
- 水封部分の気泡でエアリーク（空気漏れ）確認
- できれば停電しないコンセントへ接続
- 排液パックの交換や吸引の一時停止に備えてドレーン鉗子を2〜3本準備
- 出血量の観察

温罨法・冷罨法

★ 温罨法には**鎮痛・鎮静**の作用がある。

★ 腹部温湿布は**排便や排ガス**を促進させる。

> ...motto
> 腹部温罨法は腸蠕動が亢進する。ただし，消化管穿孔の患者などには腹部温罨法は禁忌である。

- ★ゴム製湯たんぽの湯の温度は **60℃** 程度とする。
- ★湯たんぽは皮膚面から **10 cm** 程度離して使用する。

> …motto
> 皮膚面から離して使用するときはゴム製60℃，金属製80℃がよい。患部に直接貼用する場合はゴム製にし，湯たんぽの表面温度は42〜43℃にする。

- ★ゴム製湯たんぽの湯は湯たんぽに **3分の2** 程度入れる。
- ★空気の入った湯たんぽは温熱刺激が伝わりにくいので，湯たんぽ内の**空気を抜いて**から栓をして使用する。
- ★冷罨法には**出血・化膿・急性炎症の抑制**作用がある。
- ★氷枕には容量の **1/2〜1/3** の氷を入れる。

> …motto
> 氷に角があれば水を入れる。

- ★炎症性腫脹に対しては一般的に**初期**に**冷罨法**，**回復期**には**温罨法**を行う。

> …motto
> 冷罨法は血管を収縮させ炎症を抑える効果があり，温罨法は血管拡張によって血流の増加を図り白血球を増やす方向へもっていく。

褥瘡の予防と治癒の促進

- ★仰臥位安静時では**仙骨部，踵部（かかと）**に褥瘡が好発する（図4-23）。
- ★側臥位では**外果部**に褥瘡が生じやすい。
- ★ファウラー位では**仙骨部**に，坐位では**坐骨部**に褥瘡が生じやすい。
- ★米国褥瘡諮問委員会（NPUAP）の分類法で**ステージⅠ**は圧迫を除去しても消失しない**発赤，紅斑**である。
- ★NPUAPの分類法で**ステージⅡ**は皮下組織に及ばない**表皮のびらん**，真皮にとどまる**浅い潰瘍**である。
- ★NPUAPの分類法で**ステージⅢ**は皮下組織に達する**皮膚全層**に及ぶ**潰瘍**である。**ポケット**や**瘻孔**が存在することもある。

★NPUAPの分類法で**ステージⅣ**は皮下組織をこえて**筋肉，腱，骨**まで達する褥瘡である。**ポケット・瘻孔**を伴うことが多い。

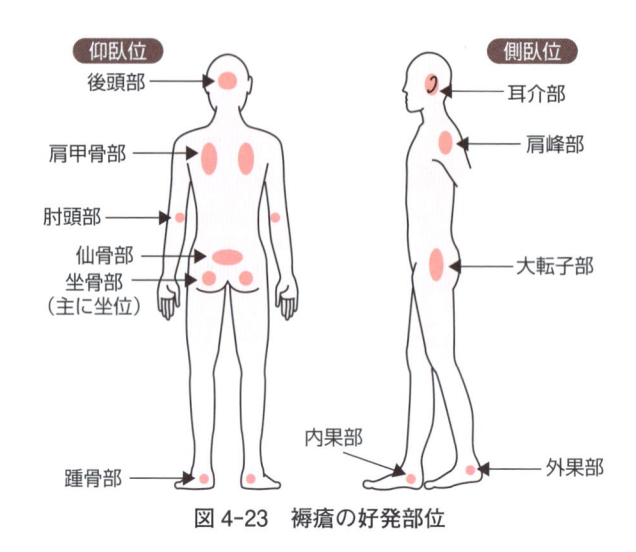

図4-23　褥瘡の好発部位

仰臥位：後頭部，肩甲骨部，肘頭部，仙骨部，坐骨部（主に坐位），踵骨部

側臥位：耳介部，肩峰部，大転子部，内果部，外果部

ゴロ合わせ　〈褥瘡の深達度（NPUAPの分類法）〉

死んだ	赤い	ピラニア	全部	危険
❶	❷	❸	❹	❺

❶褥瘡の深達度
❷発赤（ステージⅠ）
❸びらん（ステージⅡ）
❹皮膚全層の潰瘍（ステージⅢ）
❺筋・腱・骨におよぶ（ステージⅣ）

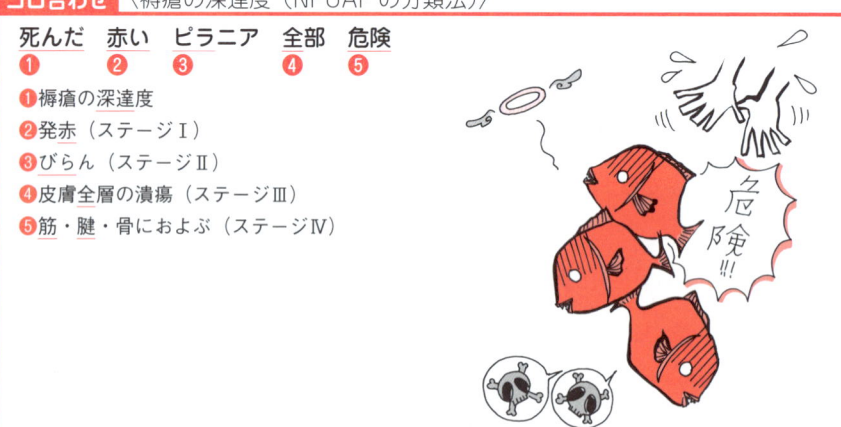

『みんなのゴロ』（医学評論社）より

★**仙骨部**にできた褥瘡ケアとして，**体圧分散寝具**の使用が挙げられる。

★褥瘡による壊死組織があれば**除去**する。

…motto
これを**デブリドマン**という。

★褥瘡の洗浄液には**生理食塩水**が適している。

薬物療法の基本

【薬剤の吸収（図4-24）】

★注射法の薬物作用の発現は，速いほうから**静脈内**注射，**筋肉内**注射，**皮下**注射，**皮内**注射である。

★内服薬の初回通過効果は主に**肝臓**で起こる。

> …motto
> 内服薬は胃腸粘膜から吸収され，門脈を通って肝臓で代謝される。

★舌下錠は**口腔粘膜**から吸収され，門脈系を**介さず**に全身に至る。

★舌下錠は経口薬より**吸収が速い**。

> …motto
> 舌下錠は肝臓を通過しないために薬剤のほぼ全量の効果が出る。ニトログリセリンは肝での初回通過効果を受けやすいため舌下で服用。

★直腸用の坐薬は**直腸粘膜**から吸収される。

> …motto
> 坐薬は直腸粘膜で吸収され，静脈⇒心臓⇒全身へと循環していく。

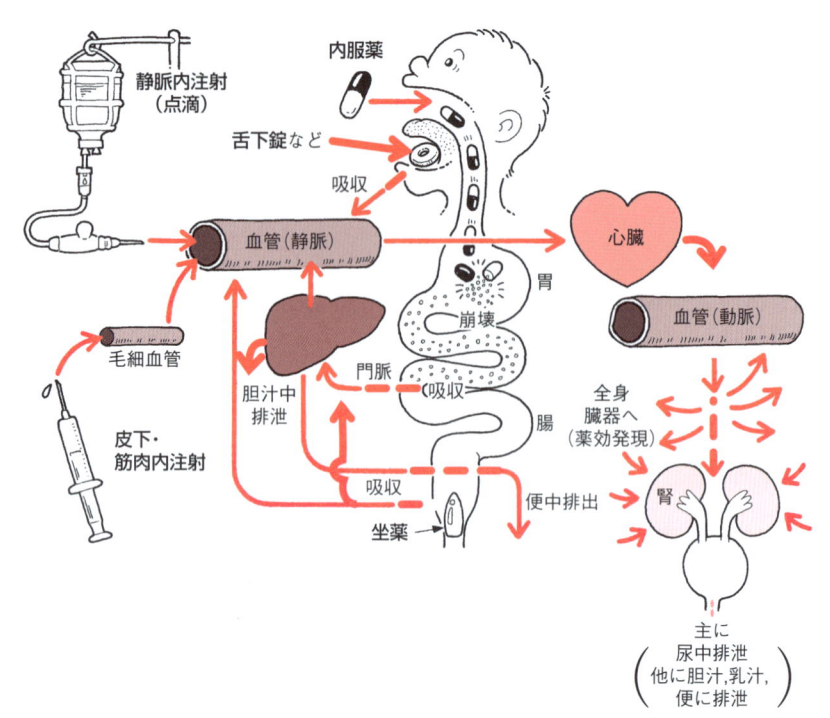

図4-24　薬剤の吸収，代謝，排泄経路

【投与量】

★**点滴静脈内**注射の1分間の**滴下数**は，次の式で求める。

$$滴下数/分 = \frac{指示液総量（\mathrm{m}l）\times 1\,\mathrm{m}l\,あたりの滴数規格（滴/\mathrm{m}l）}{所要時間\times 60（分）}$$

【保管方法】

★**向精神薬**は**鍵**のかかる所に保管しなければならない。

★**麻薬**は他の医薬品と**区別**し**鍵**をかけて保管しなければならない。

★**毒薬**は他の医薬品と**区別**し**鍵**をかけて保管しなければならない。

★**劇薬**は他の医薬品と**区別**し保管しなければならない。

★**麻薬**の表示は**丸枠に麻の字**（一般的には**赤色**）（図4-25）

★**向精神薬**の表示は**丸枠に向の字**（図4-25）

★**毒薬**の表示は**黒地**に**白枠**で**白字**（図4-26）
★**劇薬**の表示は**白地**に**赤枠**で**赤字**（図4-26）

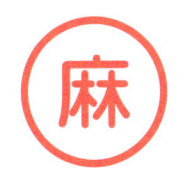

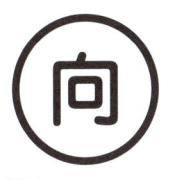

図4-25　麻薬，向精神薬の表示

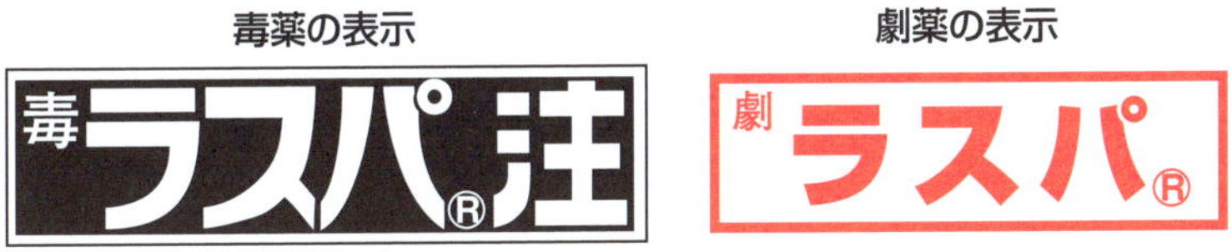

毒薬の表示　　　劇薬の表示

図4-26　毒薬，劇薬の表示

与薬方法と効果の観察

【内用薬】

★内服薬は**コップ1杯**の**水**か**ぬるま湯**で飲む。

　…motto
　少量の水だと食道粘膜に潰瘍を作る恐れがある。また，水・ぬるま湯以外で服用すると効果が強くなったり弱くなったりする。

★カプセル薬は飲みにくくても**そのまま服用**する。

　…motto
　カプセル薬は腸で溶解・吸収されるので中身を取り出さずに服用する。

★油剤は飲みにくいので**冷水**や**果汁**とともに内服するとよい。

★狭心症発作時の硝酸薬（**ニトログリセリン**）は**舌下**で使用する。

★バッカル錠は**頬と歯肉の間**に含んで服用する薬剤で，**かみ砕いてはいけない。**

【外用薬】

★点眼薬は下瞼を下方に引いて**下眼瞼結膜**の中央に点眼する。

★肛門坐薬は**冷蔵庫**で保管する。

★坐薬を直腸に挿入するときは**口呼吸**を促す。

> ...motto
> 口を開けて息をしてもらい，腹部の力を抜くと肛門括約筋が弛緩する。

【注射薬】

★**筋肉内**注射の針の刺入角度は**45〜90度**とする。

★**皮下**注射の針の刺入角度は**10〜30度**とする（図4-27）。

> ...motto
> 注射部位を**つまみ上げて**刺入する。

★**静脈内**注射の針の刺入角度は**10〜20度**とする。

★**皮内**注射の針の刺入角度は**0度**に近い角度にする。

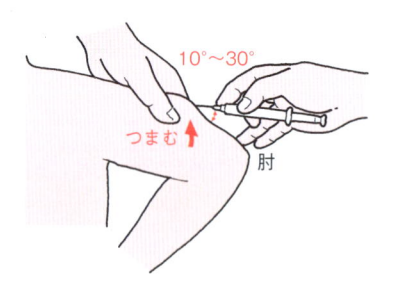

図4-27　皮下注射の刺入角度

★よく用いられる注射針のサイズは，**静脈内**注射**21〜22G**，**筋肉内**注射**23〜24G**，**皮下**注射**23〜25G**，**皮内**注射**26〜27G**。

> ...motto
> 注射針はG（ゲージ）が大きいほど針は細い。

★**皮下**注射の刺入部位は，①**上腕後側**正中線下1/3の部位，②肩峰から3横指下の**三角筋中央**か**前半部**（図4-28）。

★ **筋肉内**注射の刺入部位は，①殿部上方外側**中殿筋部**，②肩峰から3横指下の**三角筋中央**か**前半部**（図4-28）。

★ **静脈内**注射の刺入部位は，①**肘正中皮静脈**，②**手背静脈**，③**足背静脈**。

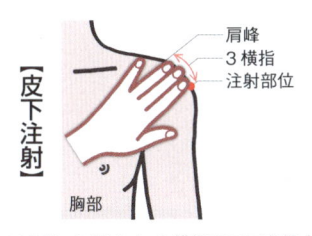

【皮下注射】

三角筋：肩峰から3横指下の三角筋中央か前半部の皮下

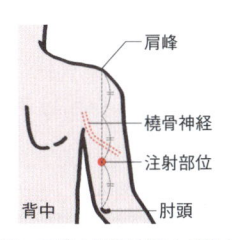

上腕伸側部：肩峰と肘頭を結んだ線の下1/3の皮下

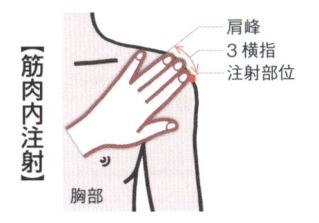

【筋肉内注射】

三角筋：肩峰から3横指下の三角筋中央か前半部の筋肉内

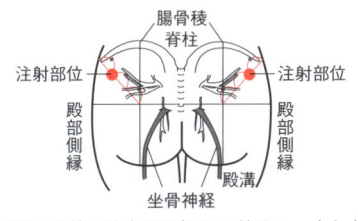

四分三分法：片方の殿部を4等分し，中心点から腸骨稜までの腸骨稜側1/3の筋肉内

図4-28 皮下注射と筋肉内注射の刺入部位

★ **皮内**注射後は注射部位を**もんではいけない**。
★ **静脈内**注射では針を抜いたあと，注射部位を**マッサージする必要はない**。

> …motto
> 皮内注射は薬液の効果を持続させ局所の反応をみるため局所をもんではいけない。静脈内注射の薬液は局所に止まることなく全身に回るので吸収を速めるためのマッサージはしなくてよい。

意識の観察

★ 意識レベルの評価にはJapan coma scale（**3-3-9度**方式）やGlasgow coma scaleが用いられる（表4-6，4-7）。

★ 意識障害の患者に**痛み刺激**を与えたところ，開眼せず，**上肢**をわずか

に動かした状態は 3-3-9 度方式で Ⅲ-200 である。

★**痛み刺激**に対して開眼することはなく，**払いのける**ような動作をする状態は 3-3-9 度方式で Ⅲ-100 である。

★**痛み刺激**を与えながら**呼びかける**と目を開けるが，すぐ眠ってしまう状態は 3-3-9 度方式で Ⅱ-30 である。

★閉眼し眠り込んだ患者に，「○○さん」と**大きな声をかけたり，体を揺さぶる**と目を開ける。この状態は 3-3-9 度方式で Ⅱ-20 である。

表 4-6　Japan coma scale の 3-3-9 度方式

Ⅲ	刺激しても覚醒しない状態	300	痛み刺激に全く反応しない。
		200	痛み刺激で少し手足を動かしたり，顔をしかめる。
		100	痛み刺激に対し払いのけるような動作をする。
Ⅱ	刺激すると覚醒する状態（刺激をやめると眠り込む）	30	痛み刺激を加えつつ呼びかけを繰り返すとかろうじて開眼する。
		20	大きな声または体を揺さぶることにより開眼する（簡単な命令に応ずる。例：手を握る，離す）。
		10	普通の呼びかけで容易に開眼する（合目的的な運動を行い言葉も出るが間違いが多い）。
Ⅰ	刺激しなくても覚醒している状態	3	自分の名前・生年月日が言えない。
		2	時・人・場所がわからない（見当識障害）。
		1	大体意識清明だが，今ひとつはっきりしない。

表 4-7　Glasgow coma scale

A　開　眼 (eye opening)		B　最良言語反応 (best verbal response)		C　最良運動反応 (best motor response)	
自発的に開眼	4 点	見当識良好	5 点	命令に従う	6 点
呼びかけにより開眼	3	会話混乱	4	疼痛部位を認識	5
痛み刺激により開眼	2	言語混乱	3	痛みに対し逃避反応	4
開眼せず	1	理解不明の音声	2	異常屈曲	3
		発語せず	1	伸展反応	2
				まったく動かず	1

A・B・C 各項目の評価点の合計点で意識障害の重症度を判断する。
最軽症　15 点　最重症　3 点

一次救命処置

★ 倒れている人がいたら，まず**呼びかける**。

...motto
呼びかけることで**意識レベル**を観察する。反応がなければ大声で**応援**を呼んで **AED** を手配する。

★ 呼吸がなければ，ただちに**胸骨圧迫**による**心臓マッサージ**を行う。

...motto
人工呼吸が可能な場合は胸骨圧迫に加える。できない場合，胸骨圧迫のみを行う。

★ 人工呼吸を行う際は，**頭部後屈あご先挙上法**で気道の確保を行う。

★ 胸骨圧迫と人工呼吸を組み合わせるときは，小児の2人法以外は，救助者の人数にかかわらず，**胸骨圧迫 30 回**に対し**人工呼吸 2 回**の割合で行う。

...motto
小児で救助者が**2人**いる場合は**胸骨圧迫 15 回**対**人工呼吸 2 回**の割合で行う。これ以外は 30 対 2 で実施する。

★ 胸骨圧迫の圧迫部位は**胸骨の下半分**である。

...motto
剣状突起を避けて，胸骨下半分（目安は胸の**真ん中**）を圧迫する。小児，乳児とも同じ。

★ 成人の胸骨圧迫は**両手**で少なくとも **5 cm 沈む**程度で圧迫する。

★ 小児（1〜8歳）の胸骨圧迫は**両手**または**片手**で胸の厚みの **1/3 まで**圧迫する。

★ 乳児の胸骨圧迫は**指 2 本**で胸の厚みの **1/3 まで**圧迫する。

★ 胸骨圧迫の速度は，乳児から成人では1分間に少なくとも **100 回**とする。

★ 自動体外式除細動器（AED）の電極パッドは**心臓をはさむ**位置に貼る。

★ AED 使用時，感電防止のため**ゴム手袋**を着用する。

基礎看護学

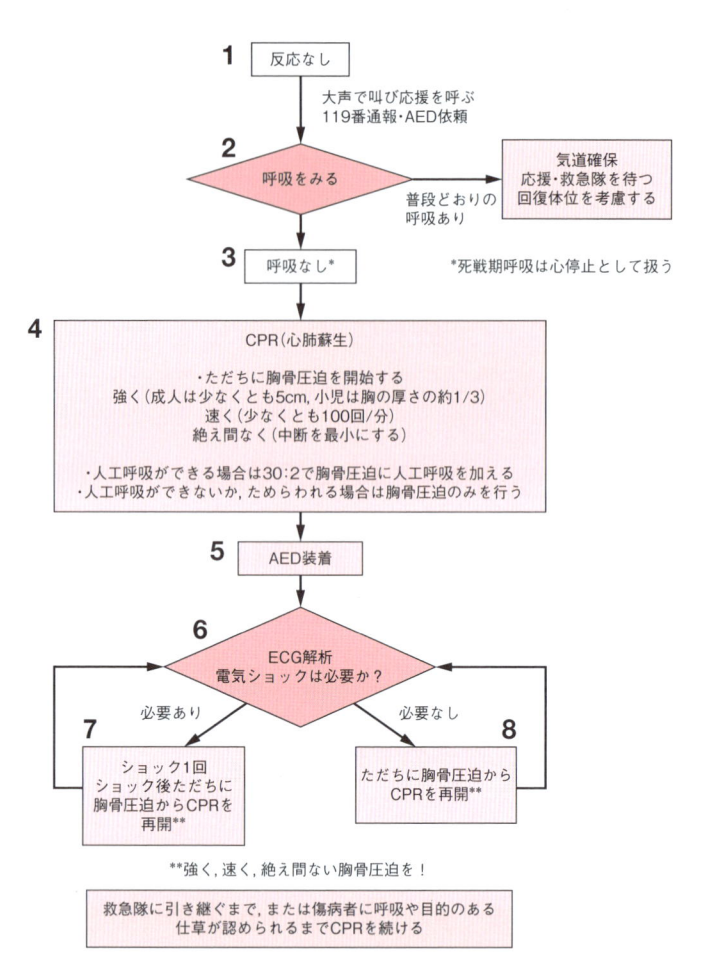

```
1  反応なし
        ↓ 大声で叫び応援を呼ぶ
          119番通報・AED依頼
2  呼吸をみる  → 普段どおりの呼吸あり → 気道確保／応援・救急隊を待つ／回復体位を考慮する
        ↓
3  呼吸なし*              *死戦期呼吸は心停止として扱う
        ↓
4  CPR（心肺蘇生）
   ・ただちに胸骨圧迫を開始する
     強く（成人は少なくとも5cm、小児は胸の厚さの約1/3）
     速く（少なくとも100回/分）
     絶え間なく（中断を最小にする）
   ・人工呼吸ができる場合は30:2で胸骨圧迫に人工呼吸を加える
   ・人工呼吸ができないか、ためらわれる場合は胸骨圧迫のみを行う
        ↓
5  AED装着
        ↓
6  ECG解析 電気ショックは必要か？
   必要あり → 7 ショック1回 ショック後ただちに胸骨圧迫からCPRを再開**
   必要なし → 8 ただちに胸骨圧迫からCPRを再開**

**強く、速く、絶え間ない胸骨圧迫を！

救急隊に引き継ぐまで、または傷病者に呼吸や目的のある仕草が認められるまでCPRを続ける
```

図4-29　一次救命処置（BLS）の手順（ガイドライン2010）

検体検査

【検尿】

★尿の細菌検査には排尿の最初と最後を避けた**中間尿**を用いる。

★24時間尿は**起床直後**の尿を**捨てて**から開始する（図4-30）。

…motto
起床直後の尿は前日から溜まっている尿なので捨てる。

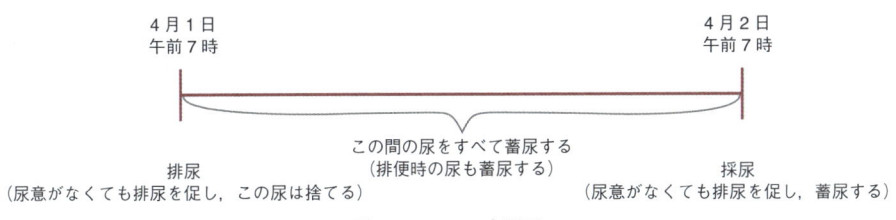

```
4月1日                                                    4月2日
午前7時                                                   午前7時
  └─────────────────────────────────────────────────────┘
             この間の尿をすべて蓄尿する
             (排便時の尿も蓄尿する)
  排尿                                                    採尿
(尿意がなくても排尿を促し，この尿は捨てる)              (尿意がなくても排尿を促し，蓄尿する)
```

図4-30　24時間尿

【検便】

★ 潜血反応検査用の便は便全体を**かき混ぜる**ようにして，**まんべんなく**採取する。

【採血】

★ 一般検査時の採血に最も多く用いられる静脈は**肘正中皮静脈**である（図4-31）。

> ...motto
> その他，橈側皮静脈，尺側皮静脈も使用する。

橈側皮静脈
尺側皮静脈
正中皮静脈

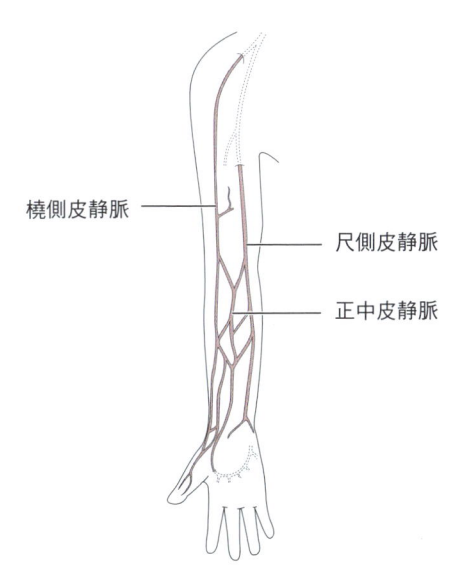

図4-31　腕の皮静脈

★成人の静脈血の検査用採血に適した注射針は**21〜22G**である。

> ...motto
> やや太めの針を使用する。細いと溶血を起こす。

★採血の際，刺入部位の**7〜10 cm 上**に**駆血帯**を締める。

★採血の手順

①**駆血帯**を巻き，母指を中にして**手を握って**もらい，静脈を浮き上がらせる。

②穿刺部位をアルコール綿で**消毒**して**穿刺・採血**する。

③採血後，手を開いてもらって**駆血帯をはずし**，アルコール綿を穿刺部に当て**針を抜く**。

④アルコール綿で押さえて**止血**する。

⑤圧迫止血しながら**絆創膏で固定**する。

【胸水】

★胸腔穿刺の穿刺部位は，**排液**のときは**第6〜7肋間**の中腋窩線上，**排気**のときは**第2〜3肋間**の鎖骨中線上とする（図4-32）。

> ...motto
> 穿刺の際は，肋間が広くなるように穿刺側の**上肢を挙上**する。

★胸腔穿刺の体位は**坐位**か**半坐位**にする。

★胸腔穿刺中は**深呼吸をしない**ように指示する。

> ...motto
> 深呼吸をすると肺が拡張して**胸腔が狭く**なり，肺実質を損傷する危険性が高くなる。

★胸腔穿刺終了後は**1〜3時間安静**とする。

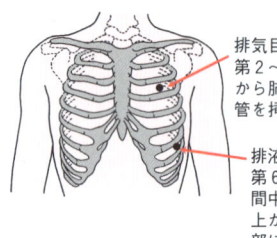

排気目的時 第2〜3肋間から肺尖部に管を挿入

排液目的時 第6〜7肋間中腋窩線上から肺底部に管を挿入

図4-32 胸腔穿刺部位

【腹水】

★腹腔穿刺の穿刺部位は，**臍**と**上前腸骨棘**を結んだ**モンロー・リヒター線**の**外 1/3**の点（図 4-33）。

★腹腔穿刺の体位は**仰臥位**か**半坐位**にする。

★膀胱穿刺の危険防止のために腹腔穿刺前に**排尿**して**膀胱を空**にする。

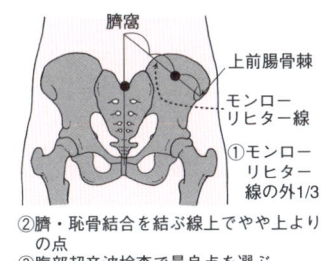

①モンロー・リヒター線の外1/3
②臍・恥骨結合を結ぶ線上でやや上よりの点
③腹部超音波検査で最良点を選ぶ

図 4-33　腹腔穿刺部位

【骨髄液】

★骨髄穿刺の穿刺部位は**腸骨**の**上後腸骨棘**か**胸骨**の**第2，第3肋間**（図 4-34）。

★骨髄穿刺の体位は**腹臥位**（腸骨穿刺の場合）か**仰臥位**（胸骨穿刺の場合）にする。

★骨髄穿刺後は穿刺部位を**圧迫止血**し，**1 時間**程度安静臥床させる。

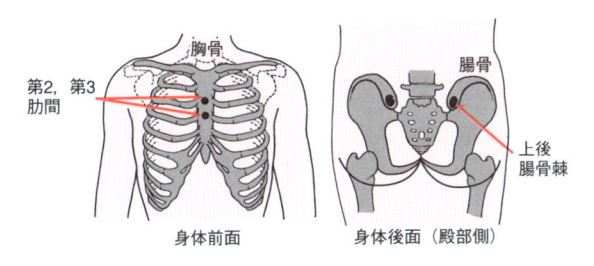

図 4-34　骨髄穿刺部位

【脳脊髄液】

★腰椎穿刺の穿刺部位は**第3〜5腰椎間**（図4-35）

> ...motto
> 左右腸骨稜の最高点を結んだヤコビー線上に第4腰椎が存在するので，それを目安にする。

★腰椎穿刺の体位は**側臥位**で**前屈姿勢**をとる。

> ...motto
> 介助者が患者の項部と膝窩に手を当てて，患者の背中が丸まるように支える。

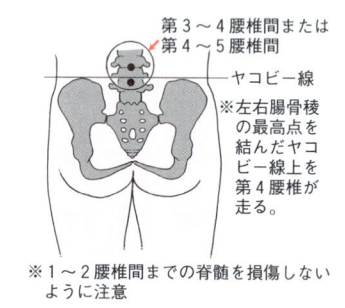

図 4-35　腰椎穿刺部位

生体検査

【上部消化管造影検査（図4-36）】

★前日の夕食後から検査終了まで**禁飲食**とする。

★検査時に**発泡剤**と**バリウム**を飲む。

★検査中は**ゲップを我慢**してもらう。

★検査後に**下剤**を服用する。

> ...motto
> 造影剤のバリウムは体内で水分が吸収されると固まり，排出が困難となるため，検査後は水分を十分摂取するように説明し，必要に応じて下剤を服用する。

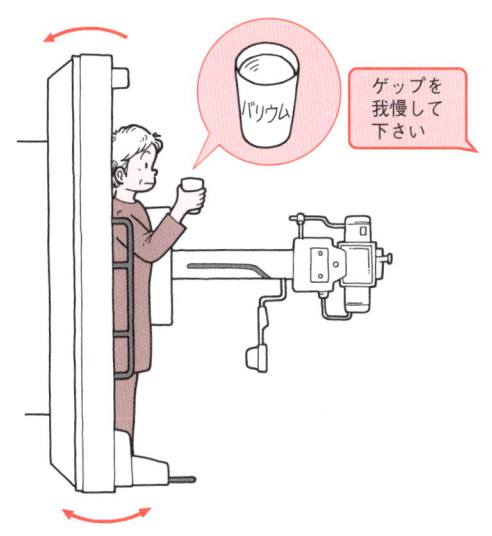

図 4-36　上部消化管造影検査

【上部消化管内視鏡検査】

★前日の夕食後から検査終了まで**禁飲食**とする。

★検査前に**消化管蠕動抑制剤**を注射し，**咽頭麻酔**を行う。

★検査中の体位は**左側臥位**にする。

★検査中は**ゲップを我慢**してもらう。

★検査後は，麻酔が切れ誤嚥の危険がなくなるまで**禁飲食**（終了後 2〜3 時間）。

【大腸内視鏡検査】

★検査前日は**食物繊維**の含有量を**少なく**した食事にする。

★前日の夕食後から検査終了まで**禁飲食**とする。

★前日の**夕食後**に**下剤**を服用する。

★検査前に大量の**腸管洗浄液**を服用する。

★検査前に**消化管蠕動抑制剤**を注射する。

★検査中の体位は**左側臥位**にする。

★検査後は 1〜2 時間**安静**にする。

【心電図検査】

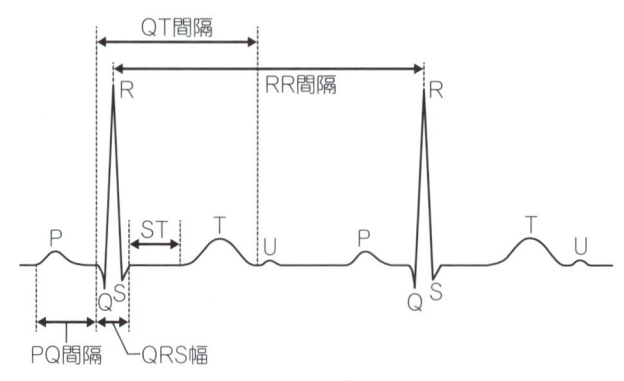

図4-37　正常洞調律

★P波は心房の興奮（収縮）を表す。
★QRS波は心室の興奮（収縮）を表す。
★T波は収縮した心室が元に戻る（弛緩する）ときの波形である。
★PQ時間は房室伝導時間を表す。
★T波のあとにU波がみられることがあるが，成因はよくわかっていない。
★心電図検査ではゼリーを塗って所定の位置（第4肋間，第5肋間）に電極を付ける（図4-38）。

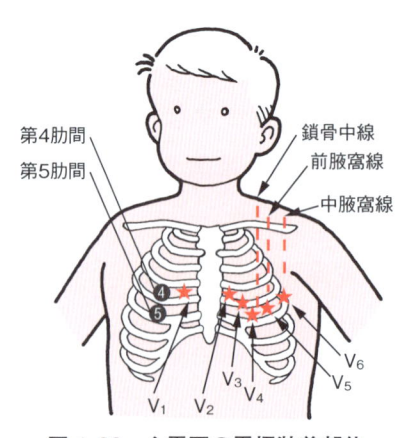

図4-38　心電図の電極装着部位

98　■基礎看護学

★筋電図が混入しないように**リラックス**するよう説明する。

★〜〜〜〜は**ペースメーカー**の適応となる。

> ...motto
> 波形は洞性徐脈である。徐脈により失神，めまいなどを起こすので，その予防目的でペースメーカーを用いる。

★〜〜〜〜は，ただちに**心肺蘇生**と**電気的除細動**を行う。

> ...motto
> 波形は心室細動で心停止の危険がある。ただちに除細動を行う。

【超音波検査】

★子宮，膀胱の超音波検査の前は**排尿をさせない**ようにする。

> ...motto
> 膀胱に尿を充満させ骨盤内のガスを排除して走査すると見やすくなる。

【核医学検査】

★甲状腺シンチグラフィ検査の前は**ヨード**が多く含まれる食品を摂取してはいけない。

> ...motto
> ヨードを含む放射性薬剤を用いて行う核医学検査なので，ヒジキ，ノリ，コンブ，カキなどのヨード含有食を摂取すると影響を受ける。

看護管理

【看護方式（表4-8）】

★**プライマリ・ナーシング**とは一人の看護師が一貫して**入院から退院まで**患者を看護する方式である。

★プライマリ・ナーシングは**受持制**の看護方式で，個々の患者に対する**看護師の責任**が明確である。

★**機能別看護**とは検温，注射，与薬など**業務**を機能別に**分業**して行う方式をいう。

★**チーム・ナーシング**ではメンバーは患者に関する**情報を共有**する。

表 4-8　看護方式

種類	特徴	利点	欠点
個別看護	1人の看護師が特定の数人の患者を受け持ち，その患者に関する看護業務を全て行う。	患者看護師関係が密。ニードを把握しやすい。一貫した看護。	優れた看護師が多数必要。
プライマリ・ナーシング	患者の入院期間中継続して受け持ち，全看護過程に責任をもつ。個別看護の一つである。	責任の所在明確。個別的で患者中心の看護が可能。	看護師の能力充実が必要。
機能別看護	業務によって担当看護師を決める分業方式。1人の患者に複数の看護師が接触する。	効率的。	責任の所在が不明確。
チーム・ナーシング	個別看護と機能別看護の利点を取り入れたもの。チームで受け持ち，計画・実施・評価する。	効率的。機能別の欠点とメンバーの能力差が補える。	チームリーダーの能力で差が生じる。
モジュール型継続受け持ち方式	看護師がいくつか単位（モジュール）を作り，その中で患者を，入院中継続して受け持ち責任をもつ。受け持ち不在時は同モジュール内の他看護師があたる。	プライマリ・ナーシングの利点の責任性と継続性，チーム・ナーシングの利点の効率性を併せもつ。	

【クリニカルパス（クリティカルパス）】

★**クリニカルパス**は医療チームで**共用**できる医療管理計画である。

★**クリニカルパス**は**標準的**な治療・ケア計画を**時系列**に示す。

看護職員の確保

★看護職員の確保を目的に平成4（1992）年に**看護師等の人材確保の促進に関する法律**を制定した。

★看護職員の確保対策として**都道府県ナースセンター**を置いている。

> …motto
> 看護職員の確保のために，**都道府県知事**は**都道府県ナースセンター**を都道府県ごとに1個，**厚生労働大臣**は**中央ナースセンター**を全国に1個指定できる（看護師等の人材確保の促進に関する法律）。

★都道府県ナースセンターでは看護師の**無料職業紹介事業**を行っている。

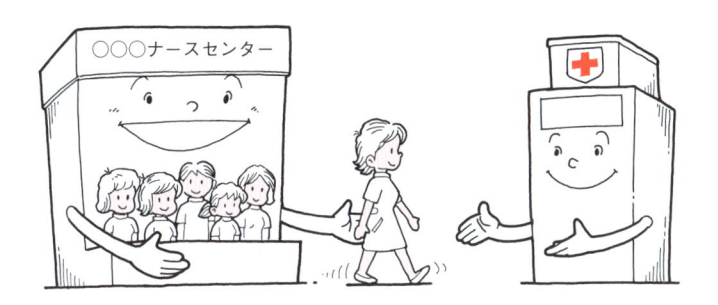

★日本の平成 22 年における看護職員の就業者数は約 **140 万人**である。

> ...motto
> 平成 22 年末現在の保健師の就業者数は 45,028 人，助産師の就業者数は 29,672 人，看護師・准看護師の就業者数は 1,320,871 人であり，合計すると 1,395,571 人で約 140 万人である。

★看護師・准看護師の就業先で最も多いのは**病院**である。

成人看護学

成人の生涯発達の特徴

★ 健康日本 21 によると，青年期は **15 歳から 24 歳まで**を指す。

★ **運動機能**は青年期に最高となりその後加齢とともに低下する。

★ エリクソンのライフサイクル説によると，青年期の発達課題は**アイデンティティの確立**である（図 5-1）。

★ 壮年期は，青年期を終えた **25 歳から 44 歳まで**を指す。

> ...motto
> 健康日本 21 では，壮年期は 25〜44 歳となっており，いわゆる**働き盛り**の年齢層といえる。

★ 壮年期では**総合的判断力**が向上する。

★ 壮年期では**生活習慣病**の発症が**増加**する。

★ 青年期と比べて壮年期では**反射機能低下**を起こしやすい。

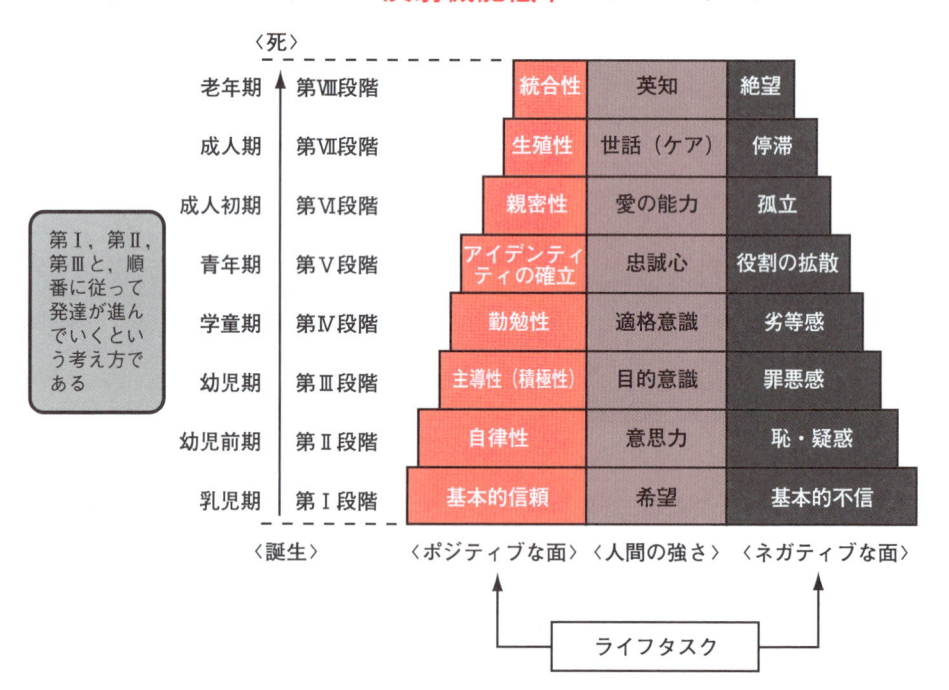

段階	時期	ポジティブな面	人間の強さ	ネガティブな面
第Ⅷ段階	老年期	統合性	英知	絶望
第Ⅶ段階	成人期	生殖性	世話（ケア）	停滞
第Ⅵ段階	成人初期	親密性	愛の能力	孤立
第Ⅴ段階	青年期	アイデンティティの確立	忠誠心	役割の拡散
第Ⅳ段階	学童期	勤勉性	適格意識	劣等感
第Ⅲ段階	幼児期	主導性（積極性）	目的意識	罪悪感
第Ⅱ段階	幼児前期	自律性	意思力	恥・疑惑
第Ⅰ段階	乳児期	基本的信頼	希望	基本的不信

第Ⅰ，第Ⅱ，第Ⅲと，順番に従って発達が進んでいくという考え方である

（資料　岡堂哲雄：心理学ヒューマン・サイエンス，金子書房，1985，p.216）

図 5-1　エリクソンによる 8 つの段階の発達図式

- ★エリクソンのライフサイクル説によると，成人初期の発達課題は**親密性の確立**である（図5-1）。

> ...motto
> 22～30歳の成人初期の人は，**親密性**と**孤立（孤独）**の葛藤を克服し，愛の能力を身につける。

生活習慣病の発症因子と予防

- ★生活習慣病は，**食生活**，**運動習慣**，**飲酒・喫煙**などの**生活習慣**が発生・進行に関与する。
- ★生活習慣病は**徐々に**発症し，一般に初期からの**自覚症状は少ない**。
- ★生活習慣病は一つの疾患から**二次的な障害**が起こり，**複数の疾患を合併する**ことが多い。
- ★メタボリックシンドローム（内臓脂肪症候群）の診断基準の必須項目は**ウエスト周囲径**である（図5-2）。

> ...motto
> 腹囲で男性 85 cm 以上，女性 90 cm 以上を基準としている。

- ★20歳以上において，メタボリックシンドロームが**強く疑われる**者の割合は，男性 **28.8%**，女性 **10.4%**であった（平成23年国民健康・栄養調査）。
- ★20歳以上において，メタボリックシンドロームの**予備群**と考えられる者の割合は，男性 **21.4%**，女性 **7.2%**であった（平成23年国民健康・栄養調査）。

> ...motto
> 男性では**半数**がメタボの疑いかメタボ予備群という計算になる。

- ★**喫煙**は**喉頭癌**や**肺癌**，**肺気腫**の危険因子となる。
- ★**アルコール**の過剰摂取は**肝障害**，**高尿酸血症**，**慢性膵炎**を来す。
- ★疾病の**一次**予防とは**未然に防ぐ**ことであり，集団検診による**早期発見**，**早期治療**は**二次**予防である（表5-1）。

> ...motto
> 例えば，**性感染症予防**のための**コンドーム**の使用は**一次予防**である。

成人看護学

〈必須項目〉

〈内臓脂肪蓄積〉

ウエスト周囲径　男性 85cm以上
　　　　　　　　女性 90cm以上

（内臓脂肪面積　男女とも100cm²以上に相当）

+

選択項目

これらの項目のうち2項目以上

〈血清脂質異常〉

トリグリセリド値　150mg/dl以上
かつ／または
HDLコレステロール値　40mg/dl未満

〈血圧高値〉

収縮期（最高）血圧　130mmHg以上
かつ／または
拡張期（最低）血圧　85mmHg以上

〈高血糖〉

空腹時血糖値　110mg/dl以上

図5-2　メタボリックシンドロームの診断基準

表5-1　予防医学の3段階

予防医学の段階	一次予防	二次予防	三次予防
疾病の自然史	感受性期	不顕性期～顕性期	顕性期～回復期
予防手段の5段階	健康増進・特異的予防 ①健康増進 　健康教育，栄養，保育，労働環境，遺伝相談 ②特異的予防 　予防接種，個人衛生，環境衛生，職業病予防，事故防止，公害防止	早期発見・即時治療 ③早期発見・即時治療 　集団検診，選択的検診	機能障害防止・リハビリ ④機能障害防止 　合併症や後遺症の予防，適切な治療と施設の提供 ⑤リハビリテーション 　病院・公共施設，適正配置，作業療法 ⇒社会復帰

職業性疾患の発生状況と予防

★**粉じん**を吸入することで発生する**じん肺**は，炭坑従事者に起こりやすい職業性疾患である（表5-2）。

★**アスベスト**が原因で**中皮腫**が発生する。

★VDT（visual display terminals）作業による健康障害には、**眼精疲労**、**肩こり**、**頭痛**、**いらいら**などがある。

> ...motto
> VDT作業とは、OA機器を扱う仕事を指す。何時間も同じ姿勢を保ち、モニターを見続けることによって様々な症状を呈する。

★VDT作業の際は、一連続作業を**1時間**した後に**10～15分間休止**するように指導されている。

> ...motto
> 労働衛生上の指針として、VDT作業は一連続作業時間が1時間を越えないようにし、次の作業まで10～15分休みを取ることとされている。

★日本の平成22年における業務上疾病で最も多いのは**災害性腰痛**である。

表5-2　職業性疾患の原因と対策

	原因	職業病	防護対策
物理的要因	長時間騒音にさらされる。	職業性**難聴**	耳栓使用、音量調節、健康診断
	長時間振動器具から振動を受ける。	振動障害（手指の**血行**障害、**知覚**障害など）	振動工具の改良 作業時間の短縮化 健康診断
	医療現場、原子力関係の仕事や研究所での被曝	電離**放射線**被曝	放射源の隔離、遮蔽、線量測定と管理、健康診断
化学的要因	土ぼこりや**石綿**などの粉じんの発生する環境での吸入	じん肺、**中皮**腫	職場環境の整備、防護マスク使用、健康診断
	塗料・塗装・印刷などで用いる有機溶剤	**有機溶剤**中毒	常に換気、防護マスク使用、健康診断
作業条件要因	パソコンなどのVDT作業	VDT作業による健康障害、**頸肩腕**障害	作業環境・時間の管理、健康診断
	過重な作業負荷による腰背部の損傷	職業性**腰痛**	作業姿勢の改善、作業時間の調整、作業環境の改善、腰痛体操、健康診断

ストレスと対処方法

★ 人の**発達段階**における社会的要請に基づいたほぼ**予測し得る**危機を**発達的危機**という。

> ...motto
> 就職，定年退職，子どもの結婚など，人間の発達段階においていずれ訪れると**予測できる**出来事に対処できないと発達的危機に陥る。

★ 人の**心理・社会的バランス**が乱れた状況や**偶発的な災害**など，**予測できない**危機を**状況的危機**という。

> ...motto
> 家族との死別，離婚，入院，受験の失敗，失業や地震，火事，水害，飛行機事故など，**予測できない**出来事に対処できないと状況的危機に陥る。

★ **心的外傷後ストレス障害（PTSD）**は災害などの**危機**を契機として引き起こされる。

★ PTSDの症状として，原因になった出来事の記憶が**繰り返しよみがえる**ことが挙げられる。

> ...motto
> いわゆる**フラッシュバック**現象で，1か月以上続くのが特徴である。

★ ストレスを緩和，軽減，除去するための対処行動を**ストレスコーピング**という。

> ...motto
> 例えば，病院の**禁煙外来**を受診するのは，禁煙のための問題解決型の**コーピング行動**である。

ショックと対処方法

★ 出血性ショックでは**中心静脈圧が低下**する（表5-3）。

> ...motto
> 中心静脈圧は胸腔内の上下大静脈圧のことで，循環血液量を反映する。つまり，**出血⇒循環血液量↓⇒中心静脈圧↓**

★ 出血性ショックでは**末梢血管の収縮**がみられる。

> ...motto
> 血圧が下降するので，末梢血管を収縮させて**血圧を上げ**ようとする。

表 5-3　ショックの分類

	循環血液量減少性ショック	心原性ショック	神経原性ショック	敗血症性ショック		アナフィラキシーショック
病因・病態	出血・脱水 ⇩ 循環血液量↓	急性心筋梗塞 心タンポナーデ 不整脈 ⇩ 心機能↓	侵襲 脊髄損傷 ⇩ 迷走神経緊張 交感神経麻痺	グラム陰性桿菌の場合 (エンドトキシン〔菌体内毒素〕)の感染) warm shock ↙ ↘ cold shock		Ⅰ型アレルギー ⇩ ヒスタミン遊離 ⇩ 血管透過性亢進
心拍数	↑	↑(代償的)	↓(or↑)	↑	↑	↑
中心静脈圧	↓	↑	↓	↑or↓		↓
末梢血管抵抗	↑	↑	↓	↓	↓	↓
尿量	↓	↓	～or↓	↓	↓	↓
皮膚所見	出血→蒼白 脱水→乾燥	冷感	湿潤 or 冷感	湿潤	冷感	じん麻疹
治療	輸液 ↑ 尿量(1 ml/kg/時) でチェック or 輸血	カテコールアミン ジギタリス 利尿薬 (輸液)	アトロピン カテコールアミン 輸液	感染の対症療法 輸液	輸液 カテコールアミン	アドレナリン 輸液 気道確保

★ 循環血液量減少性ショックの症状として**皮膚の冷感，血圧下降**がある。

★ 循環血液量減少性ショックの症状として**尿量減少**や**頻脈**がある。

★ 心原性ショックの症状に**尿量減少**がある。

★ 敗血症性ショックの初期では**皮膚は温かい**。

…motto
敗血症性ショックの初期では末梢血管が拡張し皮膚が温く発赤するウォームショックをきたす。また，神経原性ショック，アナフィラキシーショックもウォームショックになる

★ アナフィラキシーショックは**末梢血管抵抗が低下**する。

…motto
アナフィラキシーショックでは，ヒスタミンなどの化学物質が放出されて，血管を拡張させ末梢血管抵抗が低下する。

★ ショックを起こした患者に最も適切な体位は**下肢挙上**である（図5-3）。

…motto
下肢挙上で静脈還流を増加させ循環促進を図る。

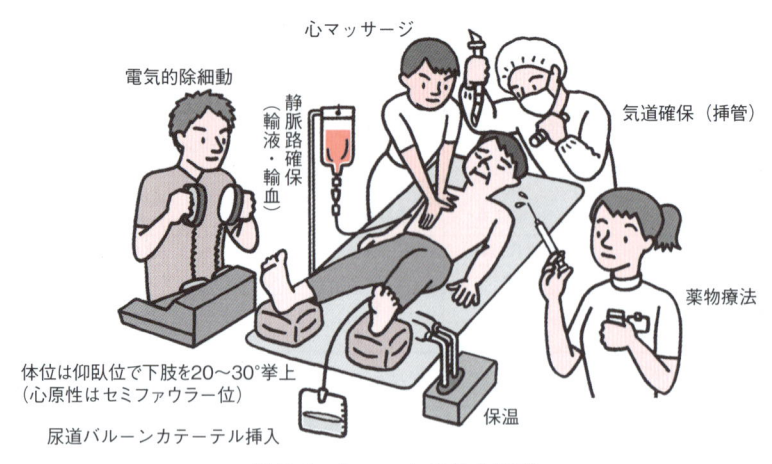

図5-3 ショックの救命処置

（図中ラベル）
- 電気的除細動
- 心マッサージ
- 静脈路確保（輸液・輸血）
- 気道確保（挿管）
- 薬物療法
- 体位は仰臥位で下肢を20〜30°挙上（心原性はセミファウラー位）
- 尿道バルーンカテーテル挿入
- 保温

★ 心原性ショックではショックの進行予防として**頭側の軽度挙上**が有効である。

> ...motto
> 心原性ショックでは，心拍出量の減少に伴い中心静脈圧が上昇し肺うっ血を助長する。末梢からの静脈還流の減少が必要なので，頭側を挙上したセミファウラー位にする。

★ アナフィラキシーショックと判断したら，直ちに**アドレナリン**の筋注を行う。

熱中症と対処方法

★ **高温多湿**の環境下での作業や運動は熱中症の原因になる。

★ 高温多湿の環境下では**室内**でも熱中症を発症する。

★ 熱中症による**熱けいれん**の徴候として**低ナトリウム血症**がある（表5-4）。

> ...motto
> 多量の発汗によりナトリウムが欠乏し，低ナトリウム血症をきたす。ナトリウムが欠乏するとナトリウム欠乏性脱水を起こし，筋肉の興奮性が亢進して筋肉の有痛性けいれんをもたらす。

★ **熱疲労**と**熱射病**は体温の**上昇**を伴う。

★ **熱射病**では**意識障害**が起こる。

表 5-4　熱中症の分類

	Ⅰ度		Ⅱ度	Ⅲ度
	熱失神	熱けいれん	熱疲労	熱射病
病態	発汗による脱水 循環血液量減少	Na 欠乏性脱水	循環不全 うつ熱	高体温による多臓器障害
皮膚	湿潤	湿潤	湿潤	乾燥
発汗	(＋)	(＋)	(＋)	(－)
体温（直腸）	38℃ 以下	38℃ 以下	38～40℃	40℃ 以上
循環器系症状	徐脈	頻脈	頻脈	頻脈
意識	消失	正常	正常	高度な障害
筋けいれん	なし	一過性の有痛性けいれん	なし	ほとんどなし

（注）熱中症環境保健マニュアルでは，熱中症を具体的な治療の必要性の程度によってⅠ度（熱失神，熱けいれん），Ⅱ度（熱疲労），Ⅲ度（熱射病）に分類している。
Ⅰ度：現場での応急処置で対応
Ⅱ度：病院への搬送が必要
Ⅲ度：入院して集中治療が必要

★ 意識のある熱中症患者は，①**涼しい場所**で寝かせ，②**水分**（できるなら**食塩水**）を飲ませる。

> ...motto
> 特に熱けいれんの Na 欠乏性脱水は食塩水で改善することが多い。

★ 意識のない熱中症患者は，①**呼吸の確認**を行って呼吸がなければ**心臓マッサージ**＋**人工呼吸**を行う。その後，②風通しのよい**涼しい場所**に移す。そして，③速やかに**冷却**して**体温を下げる**。

熱傷と対処方法

★ 第Ⅰ度熱傷では**表皮のみ**が損傷を受ける（表 5-5）。
★ 第Ⅱ度熱傷では**水疱**を生じる。

> ...motto
> 浅達性Ⅱ度は赤い水疱，深達性Ⅱ度は白みを帯びた水疱となる。

★ 第Ⅲ度熱傷では**灼熱感**や**疼痛**がない。
★ **成人**の熱傷面積の評価には**9 の法則**を用いる（図 5-4）。

★ **幼小児**の熱傷面積の評価には **5 の法則**を用いる（図 5-4）。

★ 熱傷の処置として受傷直後に**水で冷やす**とよい。

★ 第**Ⅱ度**熱傷では，感染予防のため**水疱は破らず**温存する。

★ 顔面に広範囲の**Ⅲ度**熱傷を負った患者が搬送された。最も優先する処置は**気道の確保**である。

> …motto
> 顔面の熱傷は**気道熱傷**が疑われ，**気道浮腫**が生じて換気が低下するため**気道の確保**が必要となる。

★ 第**Ⅲ度**熱傷の初療時は熱傷創面を**滅菌水で洗浄**して，熱傷創面の壊死部を**除去（デブリドマン）**する。

表 5-5 熱傷深度

深度	傷害組織	症状	治癒期間	瘢痕
Ⅰ度	表皮，角質層	紅斑，発赤，痛み，熱感	数日	残らない
浅達性Ⅱ度	真皮の表層	水疱，びらん，強い痛み，灼熱感	1～2週間	残りにくい
深達性Ⅱ度	真皮の深層	水疱（白色），びらん，鈍い痛み，知覚鈍麻	3～4週間	残りやすい
Ⅲ度	真皮全層，皮下組織	壊死，炭化，蒼白，無痛，知覚なし	1か月以上	残る

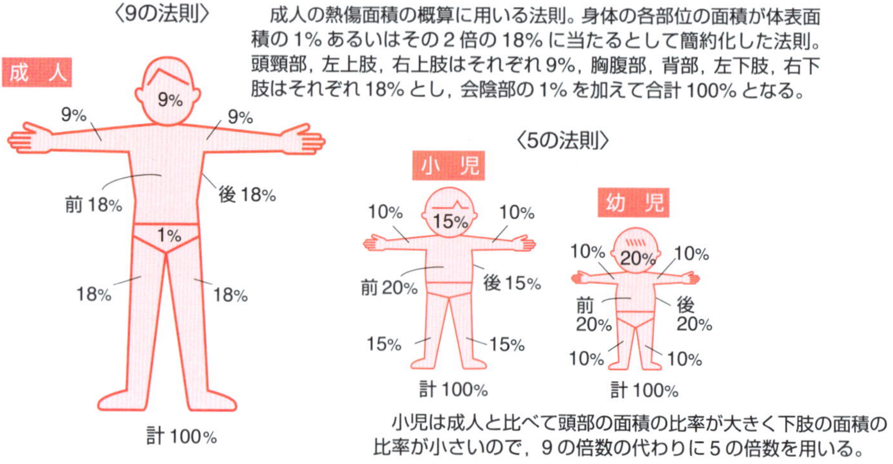

〈9の法則〉 成人の熱傷面積の概算に用いる法則。身体の各部位の面積が体表面積の1%あるいはその2倍の18%に当たるとして簡略化した法則。頭頸部，左上肢，右上肢はそれぞれ9%，胸腹部，背部，左下肢，右下肢はそれぞれ18%とし，会陰部の1%を加えて合計100%となる。

成人
9%
9%　9%
前18%　後18%
1%
18%　18%
計100%

〈5の法則〉

小児
10%　15%　10%
前20%　後15%
15%　15%
計100%

幼児
10%　20%　10%
前20%　後20%
10%　10%
計100%

小児は成人と比べて頭部の面積の比率が大きく下肢の面積の比率が小さいので，9の倍数の代わりに5の倍数を用いる。

図 5-4 9の法則と5の法則

周術期の看護

- ★ 開腹手術当日，**無気肺**を予防するために**深呼吸**を1，2時間ごとに行う。
- ★ 術後の**下垂体腫瘍**切除術後の患者への指導では**排尿量を記録**する。

  > ...motto
  > 下垂体後葉が傷害されて**尿崩症**を生じることがあるので，排尿量を記録する。

- ★ **術後せん妄**の症状は**一過性・変動性**である。
- ★ 胃全摘術後の**縫合不全**は，術後**3〜7日**に起こりやすい。
- ★ 胃全摘出術後には**ビタミンB$_{12}$欠乏症**が生じる。

  > ...motto
  > 胃切除後に**内因子**が減少しビタミンB$_{12}$の**吸収障害**を来す。これにより巨赤芽球性貧血の**悪性貧血**を生じる。

- ★ 高齢者の**術後肺合併症**の誘因として，麻酔からの**覚醒不良**，**痰喀出力**の低下，**咽頭反射**の低下，**換気量**の減少が挙げられる。
- ★ Mooreの提唱した手術後の回復過程の**第1相**（異化期）の生体反応は**血糖値の上昇**である（表5-6）。

表5-6　Mooreの術後回復過程

回復各相	時期	生体反応
第1相：傷害期（異化期）	術後2〜4日頃	高血糖，循環血液量減少，水分貯留，尿量減少，尿中窒素・尿中カリウム増加，疼痛
第2相：転換期（異化期）	術後4〜7日頃	内分泌反応の正常化，循環血液量回復，尿中窒素・尿中カリウム正常化，利尿，疼痛緩和
第3相：回復期（同化期）	術後7日〜数週間	組織新生，バイタルサイン安定，消化吸収機能正常化，筋力回復
第4相：脂肪蓄積期（同化期）	術後数週間〜数か月	脂肪蓄積，体重増加，筋肉再生

慢性疾患の特徴とその看護

- ★ 慢性疾患は**寛解**と**増悪**を繰り返しながら徐々に進行していく。
- ★ 慢性疾患は**機能低下**を伴うことがある。
- ★ 慢性疾患患者の**セルフケア**を促す援助として，**行動の習慣化**を目標とする。

> …motto
> 患者が自分に適したセルフケアを身に付けることで**習慣化**でき，行動の定着が可能となる。

- ★ 慢性疾患の**発病初期**は自己管理の**動機づけ**がしにくい。

> …motto
> 発病初期は**自覚症状**がない場合が多いので行動の習慣化にまで至らない。

- ★ 慢性疾患患者では患者の**対処行動**を**アセスメント**し，対処行動にあった**方法**で指導する。
- ★ 慢性疾患患者では**ソーシャルサポート**の活用によってコンプライアンスを高めることができる。

> …motto
> セルフケアとは別に，**集団学習**，**患者会**，**家族会**などを活用して社会全体で支えていくことも大切である。

リハビリテーション看護

- ★ リハビリの主目的は**残存機能**を最大限に活用して**自立を促す**ことにある。
- ★ **日常生活動作（ADL）**を考慮してリハビリ計画を立てる。
- ★ リハビリの**目標設定**は医師と看護師だけでなく，**患者**や**家族**も含めて行う。
- ★ リハビリは**早期に**開始する。

> …motto
> 筋・骨の萎縮や関節拘縮，機能障害を最小限に抑えるために早期に離床してリハビリを開始する。

★ フィンクの危機モデルにおける4つの段階は，①**衝撃**，②**防衛的退行**，③**承認**，④**適応**である（表5-7）。

> …motto
> 危機的な状況に陥った人がたどる特有の心理過程をフィンクが表した。**障害受容のプロセス**と言い換えることもできる。

★ **ノーマライゼーション**とは，障害の有無にかかわらず地域の中で**共に生活する**という考え方である。

★ 公共交通機関の**バリアフリー化**は**ノーマライゼーション**の理念に基づく。

表5-7　フィンクの危機モデルと看護

第1段階	衝撃	【強烈な不安・パニック・無力状態】最初の心理的なショックを受ける時期。強い不安を感じ，一時的に取り乱し，右往左往し，しばしばパニック状態に陥るなど混乱した行動を示す。	脅威から逃れようとする対象を静かに見守り，ありのままに受け止め，寄り添う。
第2段階	防衛的退行	【現実逃避・無関心・否認・抑圧・願望思考】自分に起きた現実から眼をそむけたり，まるでそんなことが起きなかったかのように自分を守ろうとする段階。	
第3段階	承認	【怒り・悲しみ・徐々に自己を再調整する】現実に直面しはじめる段階。現実に直面し，怒り，悲しみあるいは再び不安，混乱などを示す。このとき適切な支えがあれば次第に新しい現実に目を向けていく時期。	
第4段階	適応	【不安減少・新しい価値観の適応】現実を認め，建設的な方法で積極的に状況に対処する段階。	成長に向かおうとする対象を心理的物理的に支援したり，新たな自己像を築く過程に寄り添う。

がん看護

【化学療法の看護】

★ 抗癌薬は癌細胞だけでなく**正常細胞にも作用**する。

> …motto
> **造血細胞**に作用して**骨髄抑制**をもたらすことが多い。

★ 抗癌薬による骨髄抑制で，**貧血**（赤血球減少），**感染**（白血球減少），**出血**（血小板減少）が起きる。

★抗癌薬治療中の**感染予防**で重要な検査項目は**好中球**である。

★抗癌薬の静脈注射が皮下などに漏れると**壊死**を起こす恐れがある。

> …motto
> 抗癌薬の血管外漏出の徴候として**刺入部の痛み**がある。痛みを訴えたらただちに注入を**中止**する。

★抗癌薬の静脈内注射直後の過敏反応として、**頻脈、血圧低下**に注意する。

> …motto
> 抗癌薬の投与直後は特に**アナフィラキシー**に注意する。また、分子標的治療薬の投与後に出現する**インフュージョンリアクション**でも同じ症状を起こす。

【放射線療法時の看護】

★医療で用いる放射線量の単位は**Gy（グレイ）**である。

★咽頭部への放射線照射により**唾液分泌障害**が生じることがある。

> …motto
> 唾液分泌障害によって口の中が乾燥しやすくなるので、**うがい**を促す。

★放射線宿酔の症状に**食欲不振、嘔気・嘔吐、頭痛、倦怠感**がある。

【造血幹細胞移植の看護】

★造血幹細胞移植では**移植片対宿主病（GVHD）**に注意する。

★同種骨髄移植では**免疫抑制薬**を使用する。

★骨髄移植後しばらくは食べ物を**加熱**して与える。

> …motto
> 骨髄移植後しばらくは正常白血球の数が回復していない。そのため、**感染を引き起こしやすい**状態にある。

【緩和ケア】

★WHOの緩和ケアの基本方針は**痛み**を始めとする**諸症状を緩和**することである。

> …motto
> 他にも、**心理面**の問題や**霊的な痛み**のケア、最期まで**活発に生きる**ことへの支援など、積極的な**全人的ケア**が緩和ケアの主題である。

★苦痛を**全人的苦痛**としてとらえることを**トータルペイン**という。

★**癌性疼痛**に対しては，WHOの指針では第一段階の**非オピオイド性鎮痛薬**から使用する（図5-5）。

> ...motto
> 第一段階はアスピリン，アセトアミノフェン，インドメタシンなどの非オピオイド性鎮痛薬を投与する。その後は麻薬性に移すが，**第二段階は弱オピオイド性**（リン酸コデイン），**第三段階は強オピオイド性**（モルヒネ）を使用。

★苦痛の緩和には背中をさする，手を握るなどの**スキンシップ**も有効である。

①できるだけ経口投与で，②時刻を決めて規則正しく，③効力の順に薬を選んで，④個別的な量で，⑤細かい点に配慮する

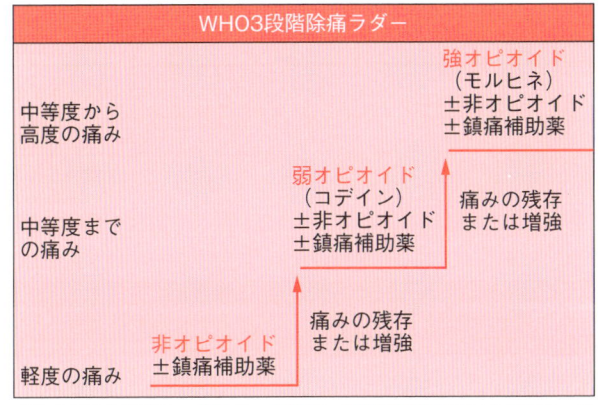

WHO3段階除痛ラダー

- 中等度から高度の痛み → 強オピオイド（モルヒネ）±非オピオイド±鎮痛補助薬
- 中等度までの痛み → 弱オピオイド（コデイン）±非オピオイド±鎮痛補助薬（痛みの残存または増強）
- 軽度の痛み → 非オピオイド±鎮痛補助薬（痛みの残存または増強）

がんの身体的苦痛は，**体性**痛，**内臓**痛，**神経障害性**疼痛に分類され，これらが単独または複雑に絡み合っている。がん性疼痛の治療は，**麻薬性鎮痛薬（オピオイド）**と**非ステロイド性消炎鎮痛薬（NSAIDs）**を基本とするが，痛みの程度によって使用薬剤が異なってくる。

図5-5　WHO方式がん性疼痛治療法（3段階除痛ラダー）

終末期看護

★**キューブラ・ロス**による終末期患者の心理的プロセスは，第**1**段階：**否認**，第**2**段階：**怒り**，第**3**段階：**取り引き**，第**4**段階：**抑うつ**，第**5**段階：**受容**である。

> **ゴロ合わせ** 〈キューブラ・ロスの死の受容のプロセス〉
>
> <u>ロス</u>多い <u>ひ</u> <u>ど</u>い <u>取引</u> <u>よ</u>く <u>受けた</u>
> ❶　　　 ❷　 ❸　　 ❹　　 ❺　　 ❻
>
> ❶キューブラー・<u>ロス</u>
> ❷<u>否</u>認
> ❸<u>怒</u>り
> ❹<u>取引</u>
> ❺抑うつ
> ❻<u>受</u>容

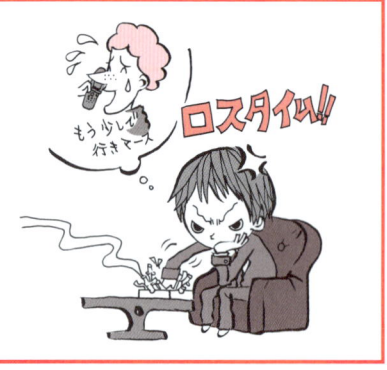

『みんなのゴロ』（医学評論社）より

★ 終末期の患者には**家族の介護力**が重要である。
★ 死の予告という危機状態に対する家族の悲しみを**予期的悲嘆**という。
★ 終末期の患者の家族に対する予期的悲嘆への援助として、**感情を表出**することがよいと伝える。

> ...motto
> 大切な人を失う悲しみや怒りなどの**感情を表現**することが，今後予測される状態を受容するためには必要なプロセスである。

気管支喘息

【病態・症状】

★ 小児・若年者の気管支喘息は**アトピー型**が多く，吸入性アレルゲン（**ダニ，ハウスダスト**）による**Ⅰ型アレルギー**が関与している。

★ 気管支喘息の発作は**呼気性呼吸困難**を特徴とする。

> ...motto
> 気管・気管支が狭窄し空気を吐き出しにくい。呼気の延長を認め，1秒率が低下する。

★ 気管支喘息では発作時に**低酸素血症**が認められる。

> ...motto
> パルスオキシメータで動脈血酸素飽和度（SpO_2）を測定して低酸素血症の診断を行う。

★気管支喘息は**喘鳴，湿性咳嗽**を認める。

> ...motto
> 気道からの**粘液分泌量**が増加して湿性咳嗽を生じる。

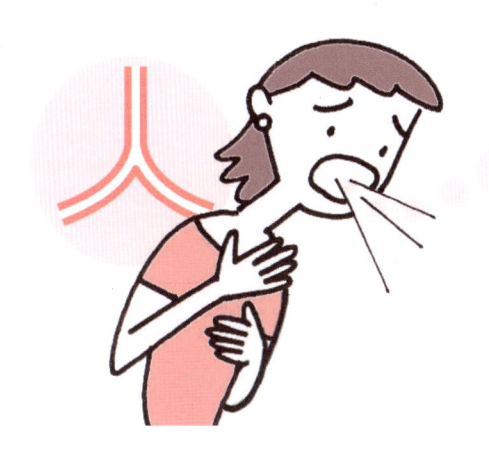

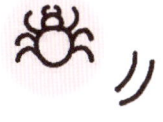

【治療・看護】

★気管支喘息の長期管理薬として**吸入ステロイド薬**を使用し，発作時は**気管支拡張薬**を使用する。

★気管支喘息の発作時は**起坐位**にして**腹式呼吸**をさせる。

> ...motto
> 起坐位にすると胸郭が広がり**呼吸が楽**になる。

★気管支喘息の発作時には**水分**を十分補給する。

> ...motto
> 痰の粘稠度を和らげて痰を**排出**しやすくする。

肺気腫

【病態・症状】

★肺気腫は**肺胞壁の破壊**と**肺の過膨脹**を来す不可逆性の**閉塞性換気障害**である（図5-6）。

> ...motto
> 肺気腫は**慢性閉塞性肺疾患（COPD）**の代表である。COPDには他に**慢性気管支炎**がある。

★肺気腫の原因としては，**老化**，**喫煙**，化学物質などの**環境因子**，**$α_1$アンチトリプシン欠損症**などがある。

> ...motto
> $α_1$アンチトリプシンは肺胞組織を壊す蛋白分解酵素のトリプシンを阻害する物質なので，これが欠損すると肺胞破壊を来すことになる。

★肺気腫の血液ガス分析では，**PaO_2↓**，**$PaCO_2$↑**を示す。

> ...motto
> 肺胞壁組織の破壊により肺のガス交換機能が低下し，PaO_2は低下して$PaCO_2$は上昇する。

★肺気腫では**1秒率の低下**，**肺拡散能の低下**，**残気量の増大**を来す。

★肺気腫が進行すると肋間が開大し，**ビール樽状胸郭**を呈するようになる。

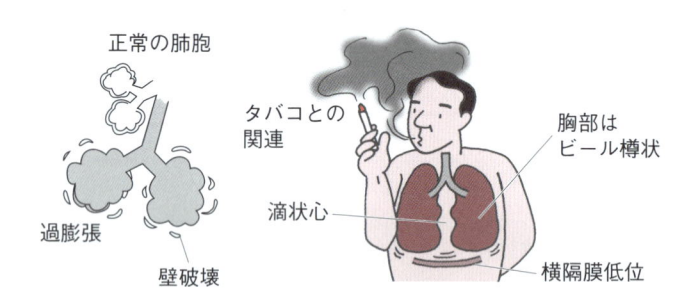

図5-6 肺気腫の病態

【治療・看護】

★肺気腫の呼吸困難時は**気管支拡張薬**，**去痰薬**を投与する。

★肺気腫では**口すぼめ呼吸**と**腹式呼吸**を指導する。

> ...motto
> 口をすぼめると気道内圧を上げ気道狭窄を和らげることができる。また腹式呼吸は腹筋と横隔膜を使うため肺の換気量が増す。

肺炎

★ マイコプラズマ肺炎は比較的健康な**学童期**から**青年期**によくみられる。

★ マイコプラズマ肺炎の治療には**マクロライド系**，**テトラサイクリン系**の抗生物質を用いる。

★ レジオネラ肺炎は**温泉**や**循環式浴槽**の水質汚染によって発生する。

★ **嚥下性肺炎**，**沈下性肺炎**は**老人**に特徴的である。

> …motto
> 老人は誤嚥しやすいので嚥下性肺炎になりやすい。沈下性肺炎は長期臥床が誘因となって起こる肺炎である。

★ **ニューモシスチス肺炎**，**サイトメガロウイルス肺炎**はAIDSなどの免疫不全で生じる。

★ 小児の**ブドウ球菌性肺炎**では**膿胸**を合併しやすい。

★ 小児の**肺炎球菌**は予防接種の**定期A類疾病**である。

肺結核

【病態・症状】

★ 肺結核に対しては医療費の**公費負担制度**がある。

> …motto
> 結核は感染症法第37条の2に基づき，医療費公費負担が受けられる。

★ 肺結核の感染経路は**空気感染（飛沫核感染）**である。

★ 肺結核の症状は**持続する微熱**，**咳**，**血痰**，**全身倦怠感**である。

★ 結核菌が血行性に**全身**に散布されると**粟粒結核**になる。

> …motto
> 粟粒大の感染巣がみられるのでこの名がある。

成人看護学 ■ 121

- ★ ツベルクリン反応が陰性であっても結核となる場合がある。これを**ツベルクリン・アネルギー**という。

> ...motto
> 麻疹やインフルエンザの罹患時，妊娠中ではツベルクリン反応が陰転化することがある。

【治療】

- ★ 逆性石けんは結核菌に無効で，**エタノール**や**ポビドンヨード**が結核菌の消毒に効果がある。
- ★ 結核の薬物治療は，**イソニアジド，リファンピシン，ピラジナミド**の3剤に**エタンブトール**か**ストレプトマイシン**を加えた4剤併用療法が行われている。

肺癌

【病態・症状】

- ★ 組織型で最も多いのは**腺癌**である（図5-7）。

> ...motto
> 肺癌の約半数（45％）を腺癌が占める。

- ★ **扁平上皮癌**は主として**肺門部**に発生する。
- ★ **扁平上皮癌**は**男性**に多く，**喫煙**との関連が大きい。
- ★ 癌が**肺尖部**に発生すると**パンコースト症候群**を生じる。

> ...motto
> パンコースト型は**扁平上皮癌**が多く，**ホルネル症候群**（縮瞳，眼裂狭小，汗が出にくい）と**上肢の疼痛**を生じる。

- ★ 肺癌が進行して**反回神経麻痺**を起こすと**嗄声**が生じる。

【治療】

- ★ **非小細胞癌**は**手術**が基本，手術不能のときは**化学療法，放射線療法**。

肺門型（中心型）

扁平上皮癌（頻度約30%）
- <u>中枢気道</u>に発生する。
- <u>男性</u>に多く，<u>たばこ</u>（ベンツピレン）と関係する。
- 咳，血痰，胸痛
- 無気肺・PTH-rP↑
- <u>パンコースト</u>症候群を生じやすい。

小細胞癌（頻度20%）
- <u>中枢気道</u>に発生する。
- たばことの関係あり。
- ACTH↑　ADH↑
- <u>イートン-ランバート</u>症候群（筋無力症状）を随伴する。

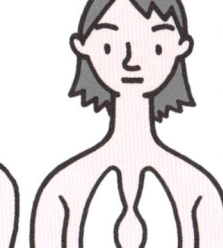

肺野型（末梢型）

腺癌（頻度約45%）
- <u>末梢の気管支上皮細胞</u>から発生する。
- 女性にも多い。比較的<u>早期</u>に転移する。
- 肺癌の約半数を占める。
- 胸膜を侵しやすい。

大細胞癌＋その他（頻度<5%）
- <u>末梢の気管支上皮細胞</u>から発生する。
- 腫瘍細胞は<u>未分化</u>型
- hCG↑（女性化乳房）

図 5-7　肺癌の組織型分類と特徴

★ **小細胞癌**は**化学療法**（シスプラチンなど），**放射線療法**で，腫瘍の小さい1期のみ手術の適応がある。

虚血性心疾患

【病態・症状】

★ **喫煙，糖尿病，脂質異常症，高血圧症**は虚血性心疾患の危険因子となる。

★ 狭心症は一過性に可逆性の**心筋虚血**をもたらし，心筋梗塞は心筋細胞の不可逆性の**壊死**をもたらす。

★ 狭心症の胸痛は前胸部絞扼感で，持続時間は一般に**数分〜15分以内**。

★ 心筋梗塞は激しい胸痛と強い絞扼感で，持続時間は一般に**30分以上**。

★ 狭心症と心筋梗塞では，左上腕と左肩とに痛みを感じる**放散痛**を来す。

★心筋梗塞では心電図上，**ST の上昇**がみられる。

> ...motto
> 発症後 2 時間ぐらいで **ST の上昇**がみられ，次いで**異常 Q 波**がみられる。

★心筋梗塞では**クレアチンキナーゼ（CK）の上昇**がみられる。

> ...motto
> CK は筋肉に含まれる**酵素**で，心筋の壊死によって上昇する。上昇のピークが**早く**，発症後 2～4 時間から上昇。

【治療・看護】

★狭心症では**ニトログリセリン**が有効である。

> ...motto
> ニトログリセリンは**舌下投与**する。ニトロは**心筋梗塞には無効**である。

★心筋梗塞では **PTCA（経皮的冠状動脈形成術）**が有効である。

★心筋梗塞では**塩分・コレステロール**などを制限する**食事制限**の必要がある。

★心筋梗塞の急性期リハビリテーションでは，運動で心拍数が **120/分以上にならない**ように注意する。

★心筋梗塞後は，ボルグ指数の「**楽**」から「**ややきつい**」の強度で運動を行う（図 5-8）。

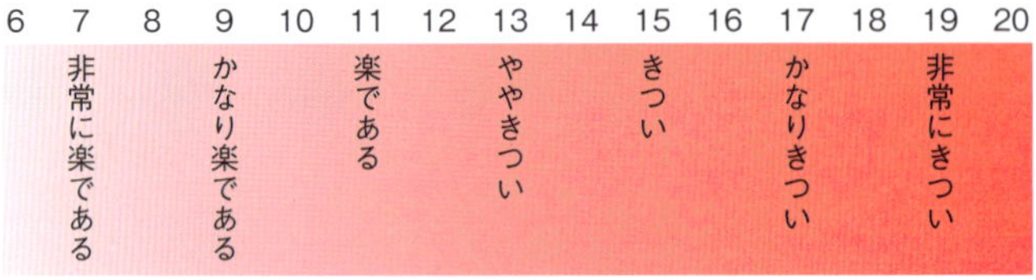

6	7	8	9	10	11	12	13	14	15	16	17	18	19	20
	非常に楽である		かなり楽である		楽である		ややきつい		きつい		かなりきつい		非常にきつい	

一般的には「楽である」から「ややきつい」を目標に運動を行うとよい。

図 5-8　主観的な運動強度（ボルグ指数）

心不全

【病態・症状】

★ **左心**不全では**肺水腫**を起こす（図5-9）。

★ **左心**不全では**呼吸困難**を生じる。

★ **右心**不全では**中心静脈圧**が**上昇**する。

★ **右心**不全では上大静脈圧が上昇して**頸静脈怒張**を起こす。

★ **右心**不全では下大静脈圧が上昇して**下肢の浮腫**と**腹水**を起こす。

> ...motto
> 左心不全では肺水腫のため<u>湿性ラ音</u>が聴取される。

【治療・看護】

★ 心不全は**ジギタリス**が有効である。

★ 心不全のジギタリス投与時は**ジギタリス中毒**に注意する。

> ...motto
> ジギタリス中毒として<u>徐脈</u>，<u>不整脈</u>などの心症状がある。<u>低カリウム血症</u>でジギタリス中毒を起こしやすいので<u>果実</u>，<u>野菜</u>などカリウムの多い食品を摂取する。

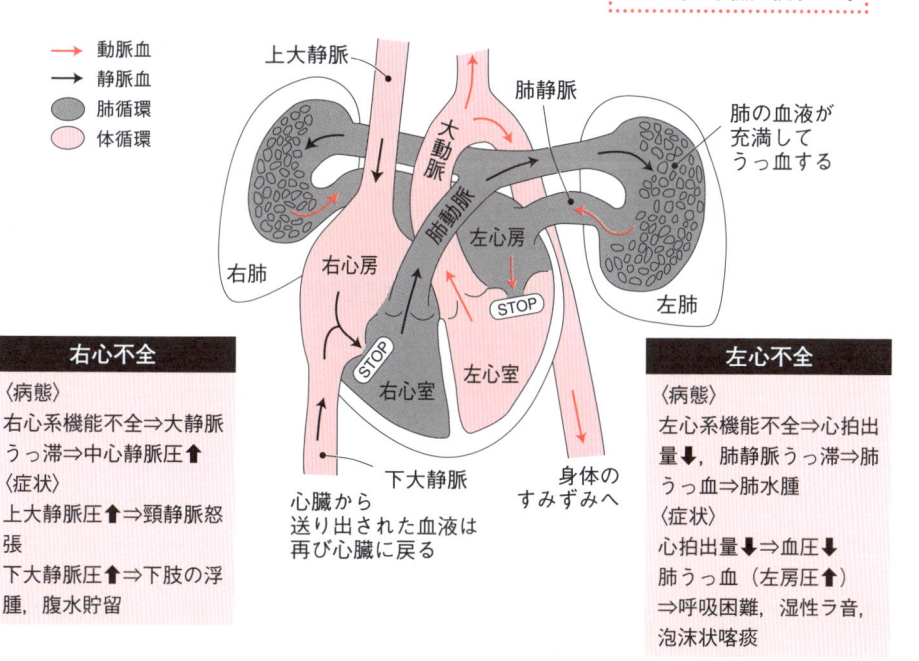

図5-9　心不全の病態と症状

右心不全
〈病態〉
右心系機能不全⇒大静脈うっ滞⇒中心静脈圧↑
〈症状〉
上大静脈圧↑⇒頸静脈怒張
下大静脈圧↑⇒下肢の浮腫，腹水貯留

左心不全
〈病態〉
左心系機能不全⇒心拍出量↓，肺静脈うっ滞⇒肺うっ血⇒肺水腫
〈症状〉
心拍出量↓⇒血圧↓
肺うっ血（左房圧↑）
⇒呼吸困難，湿性ラ音，泡沫状喀痰

★左心不全では**起坐位**か**ファウラー位**にすると，呼吸がしやすくなる。

不整脈

【頻脈性不整脈】

★心房が**細かく震える**だけで心房の収縮ができなくなるのを**心房細動**という。

★**心房細動**は**脳塞栓症**の原因となる。

...motto
心房細動では血液のうっ滞によって**血栓**ができ，それが血行性に脳に飛んで**脳梗塞**を引き起こす危険がある。

★**心室細動**は心停止の危険性が高く，直ちに**除細動器**を使用する必要がある。

★司令塔の洞結節よりも早く下位の伝導系のどこかで興奮が起こる不整脈を**期外収縮**という。

...motto
心房からの興奮が伝わる前に**心室**で興奮が発生するのを**心室性期外収縮**と呼ぶ。

【徐脈性不整脈】

★徐脈性不整脈に**洞不全症候群**（洞性徐脈，洞停止，洞房ブロック，徐脈頻脈症候群），**房室ブロック，脚ブロック**がある。

★**アダムス・ストークス発作**（不整脈による**失神発作**）や**洞不全症候群**では人工**ペースメーカー**が適応となる。

★ペースメーカー装着中の患者に**MRIは禁忌**である。

...motto
電磁波はペースメーカーの機能を**障害**する可能性が高い。

高血圧症

【病態】

★ 収縮期血圧 122 mmHg，拡張期血圧 92 mmHg は **Ⅰ度高血圧** に分類される。

...motto
p.77 に血圧値分類表を掲載したが，Ⅰ〜Ⅲ度高血圧は収縮期血圧，拡張期血圧のどちらか一方でもその範囲にあれば高血圧と診断される。

★ 原因疾患がなく**遺伝**と**環境**が関与している高血圧を**本態性高血圧**という。

...motto
本態性高血圧は二次性高血圧より多く，高血圧の大部分（90%以上）をこれが占めている。

【治療】

★ 高血圧の食事療法として，**食塩**摂取量は **6 g/日未満** がよい。

★ 高血圧の食事療法として，**コレステロール**や**飽和脂肪酸**の摂取を制限する。

...motto
コレステロールや飽和脂肪酸は動脈硬化を助長する。飽和脂肪酸は肉類やバター，チーズなどの乳製品に多く含まれている。

肺血栓塞栓症

【病態・症状】

★ 肺塞栓の塞栓子には**血栓**，**腫瘍組織**，**空気**，**脂肪滴**などがあるが，最も多いのは**血栓**である。

★ 肺血栓塞栓症は，主として**下肢の深部静脈**で生じた**血栓**が塞栓子となって血流に乗って**肺動脈**を閉塞することで生じる。

★ 肺血栓塞栓症の症状は，突然の**呼吸困難**，**胸痛**，**頻呼吸**，**失神**，**ショック**など。

★手術後，離床して**歩行を開始**するときに**肺塞栓**を生じることがある。

> …motto
> 手術では，血管内皮が損傷したり，長時間静脈を圧迫したりして血栓が生じやすい。術後は，離床がきっかけになって血栓が肺に飛び，肺塞栓症をもたらす危険がある。

【予防・治療】

★手術後に発症する肺血栓塞栓症の予防のために，**弾性ストッキング**を手術前から着用する。

★治療は抗凝固療法（**ヘパリン，ワーファリン**）と血栓溶解療法（**ウロキナーゼ，t-PA**）がある。

心タンポナーデ

【病態・症状】

★心タンポナーデでは，心膜腔に**心膜液**が多量にたまって心臓の**ポンプ作用が障害**される。

★心タンポナーデでは**心拍出量が減少**し，**心拍数が増加**する。

> …motto
> 1回心拍出量が減少するので，心臓は心拍数を増加させて循環血液量を維持しようとする。

★心タンポナーデでは**中心静脈圧が上昇**する。

> …motto
> 心タンポナーデでは，心臓が拡張できないため上・下大静脈からの静脈還流が障害され中心静脈圧が上昇する。

【治療】

★心タンポナーデでは**心膜穿刺**でたまった**心膜液を排出**する。

食道癌

【病態・症状】

- ★ 食道癌は **50〜60歳以上**の**男性**に多い。
- ★ 食道癌の危険因子は**加齢**，**アルコール**，**たばこ**，**高塩食**，**熱い食事**などである。
- ★ 食道癌の組織型は**扁平上皮癌**が多い。
- ★ 食道癌の部位別発生頻度は**胸部中部食道**が最も多い。
- ★ 食道癌の症状は，飲食物を飲み込むときの**しみる感じ**，**嚥下困難**，**通過障害**など（図5-10）。
- ★ 進行した食道癌では**反回神経麻痺**による**嗄声（させい）**がみられることがある。

【治療・看護】

- ★ 食道癌は**放射線感受性**が高いものが多い。
- ★ 食道癌の手術は食道を摘除するので**食道再建術**が必要である。

> ...motto
> 食道の再建には**胃**を用いることが多い。

- ★ 食道癌の術後の呼吸器合併症予防のために術前・術後に**呼吸リハビリ**を行う。

> ...motto
> 術後は痰の喀出力が低下するので**肺炎**や**無気肺**などの呼吸器合併症を生じやすい。これを防ぐために術前に**腹式呼吸**や**深呼吸**，さらに**排痰法**を練習し，術後にこれを実践する。

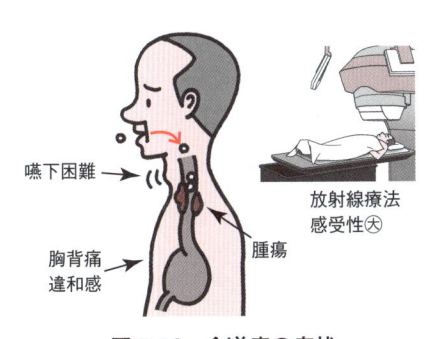

図5-10　食道癌の症状
（嚥下困難、胸背痛・違和感、腫瘍、放射線療法感受性大）

胃・十二指腸潰瘍

【病態・症状】

★ 胃・十二指腸潰瘍の原因に**ヘリコバクター・ピロリ菌**感染があげられる。

★ 胃潰瘍は**胃角部小弯側**（図5-11）に好発する。

★ 十二指腸潰瘍は**十二指腸球部**（図5-11）に好発する。

> ...motto
> 十二指腸球部の壁は薄いので穿孔しやすい。

★ 胃・十二指腸潰瘍に**穿孔**が起これば，立位腹部単純撮影で横隔膜下に**三日月状のガス（フリーエア）**が認められる。

★ 胃潰瘍は**食後**の**上腹部痛**を生じる。

> ...motto
> 摂食により胃酸分泌が亢進し，胃粘膜に負担をかける。

★ 十二指腸潰瘍は**空腹時**の**上腹部痛**を生じる。

> ...motto
> 摂食によって胃酸が中和されて症状が緩和される。

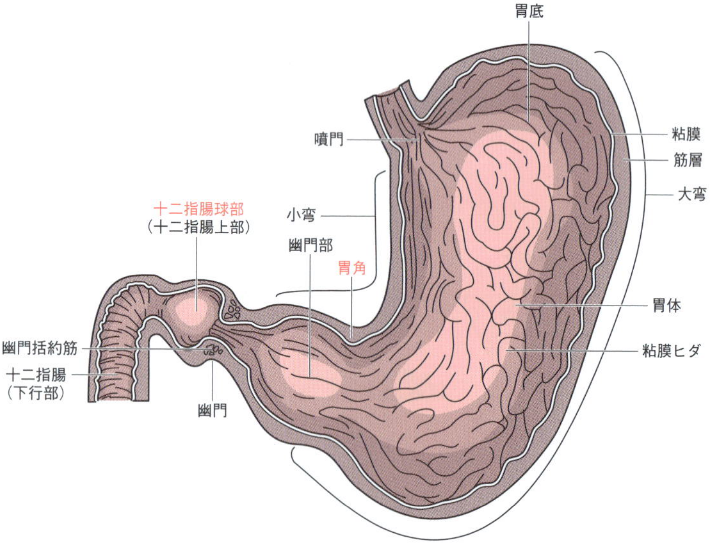

図5-11 胃・十二指腸の形態

- ★胃・十二指腸潰瘍の**吐血**の特徴は**コーヒー残渣様**である。
- ★十二指腸潰瘍からの**下血**は黒色泥状の**タール便**となる。

【治療・看護】

- ★胃・十二指腸潰瘍の薬物療法として，**プロトンポンプ阻害薬**と**H₂受容体遮断薬**が用いられる。

  > ...motto
  > ヘリコバクター・ピロリ菌の除菌目的で**抗菌薬**も使用される。

- ★胃・十二指腸潰瘍の再発防止として，**たばこ**，**アルコール**，**コーヒー**，**香辛料**をやめるよう指導する。

胃癌

【病態・症状】

- ★胃癌の組織型では**腺癌**が多い。
- ★胃癌の好発部位は**前庭部小弯側**である。
- ★胃癌の**早期癌**は，癌の浸潤が**粘膜下層まで**で，リンパ節転移は問わない。
- ★胃癌の**進行癌**は，癌の浸潤が**粘膜下層を越える**ものである。
- ★進行胃癌の肉眼型分類は，1型：**腫瘤型**，2型：**潰瘍限局型**，3型：**潰瘍浸潤型**，4型：**びまん浸潤型**に分けられる（図5-12）。
- ★胃癌では**心窩部痛**が初発症状のことが多い。

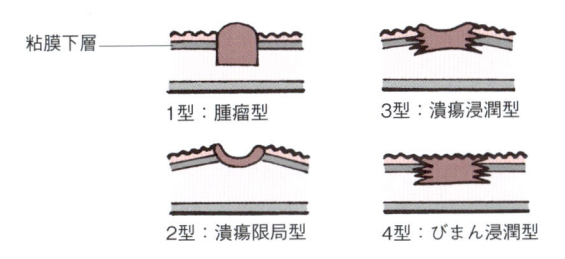

図5-12　進行胃癌の肉眼型分類

【転移】

★ 胃癌の転移で，**ウィルヒョウ**転移は**左鎖骨上窩リンパ節**へのリンパ行性転移をいう。

★ 胃癌の転移で，**シュニッツラー**転移は**ダグラス窩**への播種性転移をいう。

> …motto
> ダグラス窩（直腸子宮窩）に癌細胞がばらまかれる。

★ 胃癌の転移で，**クルッケンベルグ**腫瘍は**卵巣**への転移をいう。

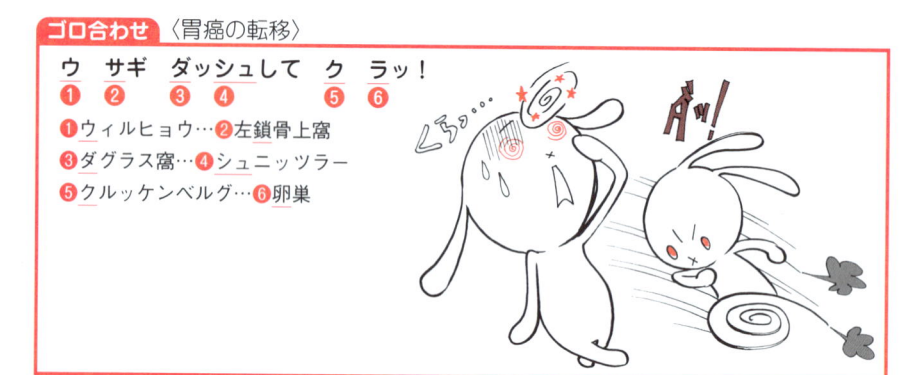

ゴロ合わせ 〈胃癌の転移〉

ウ　サギ　ダッシュして　ク　ラッ！
❶　❷　　❸　　❹　　　❺　❻

❶ウィルヒョウ…❷左鎖骨上窩
❸ダグラス窩…❹シュニッツラー
❺クルッケンベルグ…❻卵巣

『必修ラ・スパ2015』（医学評論社）より

【治療・看護】

★ **早期ダンピング**症候群の症状には**悪心・嘔吐，腹痛**などの消化器症状と**冷感，動悸**などの血管運動失調症状がある。

> …motto
> 胃切除後は胃がないため，摂取した食物が**直接小腸内**に入ってきて様々な症状を生じる。これを**ダンピング症候群**という。食後15〜20分頃に発症する早期と食後2〜3時間に発症する後期がある。

★ **後期ダンピング**症候群の症状には**脱力感，めまい，冷感**などの低血糖症状がある。

★ 胃切除後の食事は当分の間は1日**5，6回**とし徐々に1回量を**増加**する。

> …motto
> 術後の食事は消化されやすい**高蛋白，高エネルギー食**とする。

腸閉塞（イレウス）

【病態・症状】

★ 腸管の閉塞によって通過障害を起こす**機械性イレウス**と，腸管の働きが低下する**機能性イレウス**に分けられる。

①機械性イレウス
- 単純性（閉塞性）イレウス：腸管の**閉塞**による通過障害。開腹術後の腸管癒着，癌による内腔閉鎖などが原因である。
- 複雑性（絞扼性）イレウス：長軸捻転や腸重積などによって腸が**締めつけられる**もの。腸管の**血流障害**を伴う。

②機能性イレウス
- 麻痺性イレウス：腹膜の炎症や脊髄損傷などによって**腸蠕動運動が低下**するもので，腸内にガスがたまる。
- 痙攣性イレウス：腸管の**痙攣**による通過障害。鉛中毒やヒステリーが原因である。

★ 単純性イレウスは，聴診で**腸蠕動音**が**聴取**できる。

> …motto
> **単純性イレウス**では，聴診でキーンキーンという**金属音**が聴取できる。その他のイレウスでは，腸雑音は**減弱**あるいは**消失**する。

★ イレウスの症状は，**排便・排ガスの停止**，**嘔吐**，**腹痛**などである。

> …motto
> 単純性の腹痛は**間欠的**な痛みで，絞扼性の腹痛は**持続的**な痛みである。

【検査】

★ イレウスの立位エックス線像で**鏡面像（ニボー）**を認める。

> …motto
> 腸の中の**ガス**と**腸液**の**境界**が水平な面となって，ガスが上，腸液が下の**鏡面像**を形成する。

【治療・看護】

★ 単純性イレウスでは**絶飲食**。脱水があれば，**補液・電解質補正**。

★ 複雑性イレウスは緊急開腹で**外科治療**を行う。

★ 麻痺性イレウスでは，腸蠕動運動を亢進させる**コリン作動薬やコリンエステラーゼ阻害薬**を投与する。

大腸癌

【病態・症状】

★ 大腸癌の好発部位は**直腸，S状結腸**といった**大腸下部**である。

★ 大腸癌が増加している要因として**食生活の変化**があげられる。

> ...motto
> **動物性脂肪**の過剰摂取は大腸癌の危険因子となる。

★ 下行結腸癌では**下痢**と**便秘**が交互にみられ，**粘血便**を主訴とすることが多い。

★ 直腸癌とS状結腸癌では**鮮紅色の下血**がみられる。

★ 大腸癌は血行性に**肝転移**することが多い。

【検査】

★ 大腸癌の早期発見に**便潜血反応**が行われる。

★ 大腸癌は腫瘍マーカーの血清 **CEA**（癌胎児性抗原）が上昇する。

【治療】

★ 下部直腸に施行する**腹会陰式直腸切断術**（マイルズ手術）は**人工肛門**の造設が必要である。

★ マイルズ手術の合併症に**排尿障害，性機能障害**がある。

ウイルス性肝炎

【病態・症状】

★A型肝炎の感染経路は主として**経口感染**である。

★B型肝炎とC型肝炎は**血液感染**する。

> ...motto
> B型肝炎の感染経路は，**血液**感染，**性行為**感染，**母子**感染。

★C型肝炎は無症状のまま**慢性化**しやすく**肝硬変**に移行しやすい。

> ...motto
> C型肝炎→肝硬変→肝細胞癌へと進む。

★**劇症肝炎**はB型肝炎が劇症化することが多い。

★**劇症肝炎**では，高**アンモニア**血症に伴って，**意識障害，羽ばたき振戦**を生じる。

【治療】

★インターフェロンはB型・C型肝炎の治療に用いられる。

> ...motto
> インターフェロンは副作用が強いので，**白血球数**の変動や**抑うつ状態**に注意する。

表5-8 ウイルス性肝炎の分類

	A型肝炎	B型肝炎	C型肝炎
ウイルス（核酸）	RNA	DNA	RNA
感染経路	経口（糞便）	血液，性行為，母子	血液
経過	急性で慢性化になりにくい。	急性から慢性化することもある。	急性から慢性化になりやすい。
劇症化	まれ	可能性あり	多くはないが可能性あり
予防	HAワクチン / 抗HA免疫グロブリン	HBワクチン / 抗HBsヒト免疫グロブリン	なし
治療	・安静 ・食事療法（高蛋白，高カロリー，高ビタミン）	・安静，食事療法 ・インターフェロン	・安静，食事療法 ・インターフェロン ・リバビリン
特徴	流行性で若年者に多い。 ↓ 加齢とともに抗体保有率が上がるため	キャリア（抗原陽性者）の患者は100万人以上	キャリア（抗原陽性者）の患者は100万人以上 輸血後肝炎は激減 肝硬変・肝癌に移行することがある。

★**劇症肝炎**の高アンモニア血症には**ラクツロース**を投与する。

肝硬変

【病態・症状】

★肝硬変は種々の肝疾患の終末像で，不可逆的に肝細胞の**壊死**と**線維化**が進む。

★肝硬変は，**肝細胞癌**，**食道静脈瘤破裂**，**肝不全**を起こし死亡することが多い。

★肝硬変では，アルブミンの低下により**浮腫**，**腹水**が出現する。

> ...motto
> 低アルブミン血症になると**血漿膠質浸透圧**が**低下**し，水分が血管外へ移動する。

★肝硬変では，**腹壁静脈怒張**（メドゥサの頭），**食道静脈瘤**，**脾腫**を来す。

> ...motto
> 肝への**血流阻害**→**門脈圧亢進**→側副血行路への血流増加によって生じる。

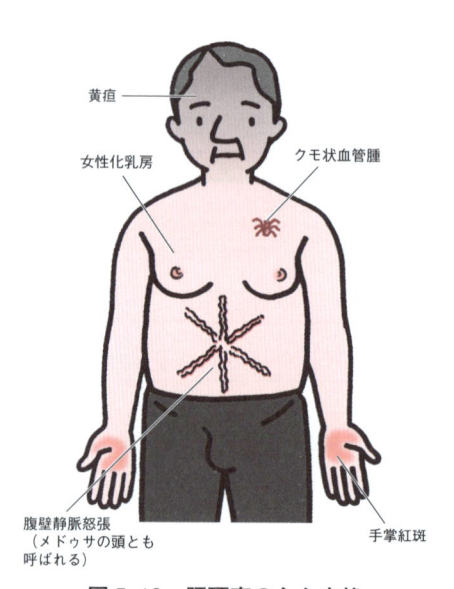

黄疸
女性化乳房
クモ状血管腫
腹壁静脈怒張（メドゥサの頭とも呼ばれる）
手掌紅斑

図 5-13　肝硬変の主な症状

★肝硬変では，**手掌紅斑**，**クモ状血管腫**を生じる（図5-13）。

> ...motto
> **高エストロゲン血症**のために血管が拡張して出現する症状である。男性では**女性化乳房**がみられることもある。

【治療・看護】

★肝硬変の血液凝固障害（**出血傾向**）に対して**ビタミンK**の摂取を行う。

★肝硬変の**腹水**貯留に対して**塩分制限・利尿薬**内服を行う。

★肝硬変による**肝性脳症**では**低蛋白食**とする。

肝 癌

【病態・症状】

★原発性肝癌は**肝細胞癌**と**胆管細胞癌**に分けられるが，大部分が**肝細胞癌**である。

★転移性肝癌は**胃癌**からの血行性転移が多い。

★肝細胞癌は**肝硬変**を併発していることが多い。

★原発性肝癌は**単発性**，転移性肝癌は**多発性**にみられることが多い。

★肝癌の症状は，**全身倦怠感**，**右季肋部痛**，**腹部腫瘤**などで，進行すれば**黄疸**を生じる。

> ...motto
> 初期に黄疸は**みられない**。

【検査】

★肝細胞癌に特異性の高い**腫瘍マーカー**として**AFP**と**PIVKA-Ⅱ**がある。

【治療】

★肝機能が**良好**で腫瘍が**限局**しているときは**外科的切除**を行う。

> ...motto
> 肝癌患者が手術に耐えられるかどうかを把握する。**腹水**や**高ビリルビン血症（黄疸）**があると手術は不可である。

- ★経皮的局所療法として，**ラジオ波**焼灼（RFA），経皮的**エタノール**注入療法（PEI）がある。
- ★化学療法として，**肝動脈塞栓**療法（TAE），**肝動脈内動注**化学療法（TAI）がある。

胆石症

【病態・症状】

- ★胆石症は部位により，**胆嚢結石，総胆管結石，肝内結石**に分類される。

  …motto
  コレステロール系結石は**胆嚢**結石に多く，**ビリルビン**系結石は**肝内結石**に多い。

- ★胆石症は成分により，**コレステロール系結石**と**ビリルビン系結石**に分けられる。
- ★胆石症は**中年肥満女性**に多くみられる。
- ★胆石症の仙痛発作は**右上腹部**および**右背部～右肩**に放散する。

  …motto
  脂肪食摂取後に痛みが増強する。

- ★胆石症の症状の**疼痛，発熱，黄疸**をシャルコーの3徴という。

【治療】

- ★食事療法として，非発作時は**低脂肪食**，発作時は**禁食**にする。
- ★閉塞性黄疸に対しては，**経皮経肝胆道ドレナージ（PTCD）**で減黄を図る。
- ★胆嚢結石に対する手術療法として，**腹腔鏡下胆嚢摘出術**がある。
- ★総胆管結石に対する手術療法として，**胆嚢摘出術**＋**総胆管切開**＋**Tチューブドレナージ**がある。

痛風

【病態・症状】

★ **高尿酸血症**が持続すると尿酸が析出・沈着し，**関節炎**や**皮下結節**をもたらす（図5-14）。

★ 痛風は**中年肥満男性**に好発する。

> ...motto
> 女性では閉経後に発症しやすくなる。

★ 痛風発作は足の**母趾MTP関節**に好発し，**疼痛**，**腫脹**，**発赤**，**熱感**などが起こる。

★ 痛風発作は**夜間**に突発的に起こることが多い。

★ 痛風の慢性期には**痛風結節**，**尿路結石**，**痛風腎**などを来すことがある。

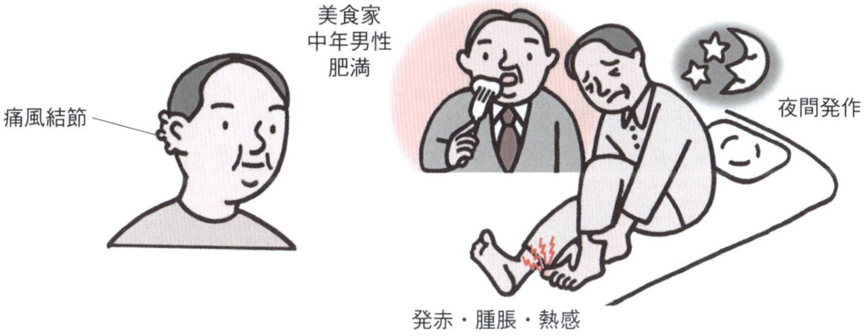

図5-14 痛風の主な症状

【治療・看護】

★ 痛風発作期は痛風発作治療薬の**コルヒチン**を服用する。

★ 痛風間欠期・慢性期は尿酸降下薬の**ベンズブロマロン**や**アロプリノール**を服用する。

★ 食事療法は，適切な**エネルギー**摂取，十分な**水分**摂取，**プリン体**制限，**アルコール**制限である。

脂質異常症（高脂血症）

【病態・症状】

★脂質異常症は，血中の**LDL コレステロール**や**中性脂肪**が異常に**増加**している状態，あるいは **HDL コレステロール**が異常に**減少**している状態である。

★原発性と続発性があり，原発性脂質異常症は**家族性**が多い。

> ...motto
> 家族性は常染色体優性遺伝で発症する。

★続発性脂質異常症は，**甲状腺機能低下症，クッシング症候群，糖尿病，ネフローゼ症候群，肥満症**などにみられる。

★脂質異常症は**閉経後**に発症しやすい。

> ...motto
> 女性は閉経期になると血中脂質を正常に保つ働きをもつエストロゲンの分泌が激減する。

【診断基準】

★脂質異常症の診断基準
①LDL コレステロール **140 mg/dl** 以上→高 LDL コレステロール血症
②HDL コレステロール **40 mg/dl** 未満→低 HDL コレステロール血症
③中性脂肪 **150 mg/dl** 以上→高中性脂肪血症

【治療・看護】

★食事療法では**不飽和脂肪酸**が含まれている食品を多く摂るようにする。

> ...motto
> 一価不飽和脂肪酸はオリーブ油，ピーナッツなどに多く，LDL-C を減らす。多価不飽和脂肪酸は青魚に多く，中性脂肪や LDL-C を減らし HDL-C を増やす。

★食事療法として，**抗酸化作用**のある**ビタミン C，ビタミン E，ポリフェノール**を摂取するとよい。

糖尿病

【病態・症状】

★ **1型**糖尿病は高度の**インスリン分泌障害**であり，**2型**糖尿病は**インスリンの作用不足**に基づく（図5-15）。

> ...motto
> **2型**は，インスリン分泌はあるが，十分な量を確保できないという**相対的インスリン不足**の状態である。

★ **1型**糖尿病は**若年者**に多い。

★ **2型**糖尿病は**40歳以降の肥満型**に多い。

★ 糖尿病性昏睡には，**糖尿病性ケトアシドーシス**（1型糖尿病）と**高浸透圧性非ケトン性昏睡**（2型糖尿病）がある。

> ...motto
> **2型**糖尿病で**感染症**を合併した患者は，高浸透圧性非ケトン性昏睡を起こすことが多い。

★ 糖尿病性昏睡では**高血糖**と**脱水**による症状がみられる。

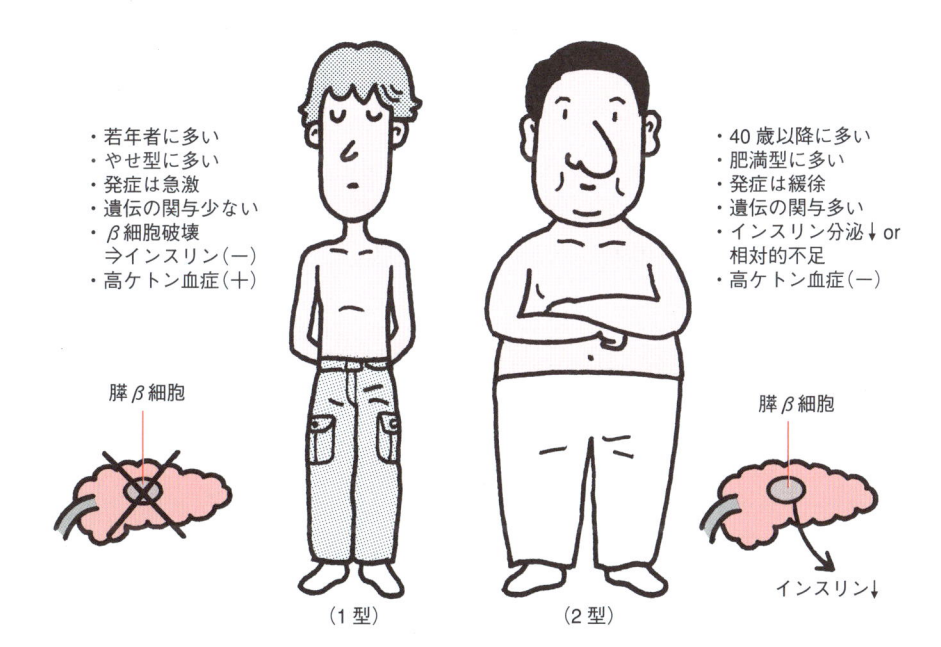

・若年者に多い
・やせ型に多い
・発症は急激
・遺伝の関与少ない
・β細胞破壊
　⇒インスリン（−）
・高ケトン血症（＋）

膵β細胞

・40歳以降に多い
・肥満型に多い
・発症は緩徐
・遺伝の関与多い
・インスリン分泌↓ or 相対的不足
・高ケトン血症（−）

膵β細胞
インスリン↓

（1型）　　（2型）

図5-15　1型糖尿病と2型糖尿病の特徴

- ★糖尿病の主な症状は**多尿**，**口渇**，**多飲**，**全身倦怠感**などである。
- ★糖尿病の三大合併症は，糖尿病性**神経障害**，糖尿病性**網膜症**，糖尿病性**腎症**である。
- ★糖尿病では免疫低下のために**感染症に罹患**しやすくなり，**創傷治癒も遅延**する。

【診断基準】

- ★糖尿病の診断基準は
  - ①空腹時血糖 **126 mg/dl** 以上
  - ②随時血糖値 **200 mg/dl** 以上
  - ③75ｇ経口ブドウ糖負荷試験（75gOGTT）で２時間値 **200 mg/dl** 以上
  - ④HbA1c（NGSP値）**6.5%** 以上

> ...motto
> 上記①～④のいずれか１つのときは**糖尿病型**とする。**再検査**で再び糖尿病型が確認されれば**糖尿病**と診断される。ただし，④のみの反復検査による診断は不可。また，同一検査で①～③のいずれかと④が確認されれば，１回の検査だけで**糖尿病**と診断できる。

【治療・看護】

- ★**１型**糖尿病は**インスリン**が絶対的適応である。
- ★**２型**糖尿病は**運動・食事療法**が基本で，コントロール不良のときに**経口血糖降下薬～インスリン**を使用する。

> ...motto
> 経口血糖降下薬は**催奇形性**があるため妊婦には禁忌。妊婦にはインスリンを使用。

- ★運動療法は**食事後30分過ぎ**の高血糖時に**有酸素運動**を行う。

> ...motto
> 食前空腹時の運動は**低血糖**の恐れがある。

- ★糖尿病性神経障害に**知覚障害**があるので**外傷**に注意する。
- ★糖尿病の合併症として下肢の**知覚鈍麻**があるので**靴下**を履き**靴ずれしない**靴を選ぶ。

> ...motto
> 糖尿病は**易感染性**のため外傷から**敗血症**や**壊疽**を起こすことがある。糖尿病性神経障害があれば，四肢末端の**知覚鈍麻**により手足の傷に気付かないことがあるので注意する。

腎不全

【病態・症状】

★急性腎不全の原因は，腎前性（出血などによる**腎血流量低下**），腎性（**腎実質**の障害），腎後性（腫瘍や結石による**尿路の閉塞**）がある。

★急性腎不全の乏尿期は血中**カルシウム**は**低下**し，**カリウム**は**上昇**。

★慢性腎不全では**代謝性アシドーシス**を起こしやすい（表5-9）。

> ...motto
> 慢性腎不全では，病期の進行に伴って HCO_3^- の再吸収が障害されて，**血漿 HCO_3^- が減少**して血液が**酸性**に傾く。急性腎不全の乏尿期でも代謝性アシドーシスがみられる。

【治療・看護】

★急性腎不全では，**減塩，低蛋白，低カリウム，高エネルギー**食とする。

★慢性腎不全では，腎からの**エリスロポエチン**の分泌が低下するため**貧血**症状の観察が必要である。

★慢性腎不全では**糸球体濾過値（GFR）**を指標にして**透析**を導入する。

★血液透析患者の食事指導では，**カリウム**を多く含む**果物，生野菜**の摂取は**制限**する。

表5-9　慢性腎不全の病期と特徴

	第1期 腎予備力低下期（腎予備力減少期）	第2期 腎機能障害期（代償期）	第3期 腎機能不全期（非代償期）	第4期 尿毒症期
症状	特になし	夜間多尿⇐尿濃縮力の障害	アシドーシス 貧血（エリスロポエチン↓）	全身症状
GFR	基準値（約100 ml/分）の80～50%	基準値の50～30%	基準値の30～10%	基準値の10%
尿量	正常（～多尿）	多尿	減少	乏尿
治療	食事療法→高カロリー食　└制限（蛋白・塩分・Kを含むもの）・多尿期には水分制限はしない		食事療法→1期・2期と同様・ただし水分制限を行う。・透析療法を考慮する。	

甲状腺機能亢進症（バセドウ病）

【病態・症状】

★ 甲状腺機能亢進症は，**抗TSH受容体抗体**によって甲状腺が刺激され，**甲状腺ホルモン**（T_4, T_3）の産生が亢進する**自己免疫疾患**である。

★ 甲状腺機能亢進症は，**若年〜中年**の**女性**に好発する。

★ 甲状腺機能亢進症では血清**コレステロール**が**減少**する。

★ 甲状腺機能亢進症では**TSH**（**甲状腺刺激ホルモン**）の分泌が**抑制**される。

> …motto
> 甲状腺ホルモンが増加しているため，そのフィードバック機構によりTSHの分泌が抑えられる。

★ 甲状腺機能亢進症の**眼球突出・甲状腺腫・頻脈**はメルゼブルグの3徴といわれる（図5-16）。

★ 甲状腺機能亢進症では，**食欲がある**にもかかわらず**体重減少**がある（図5-16）。

> …motto
> 代謝が亢進しているためである。

【治療・看護】

★ 薬物療法として**抗甲状腺薬**を使用するが，副作用に**無顆粒球症**がある。

> …motto
> 抗甲状腺薬の服用時は**白血球数の変化**に注意する。

★ 甲状腺機能亢進症の手術療法は**甲状腺亜全摘**を行う。

★ 術後合併症として**甲状腺クリーゼ**（高熱・頻脈・意識障害）に注意する。

★ 術後に副甲状腺機能が低下すると血液中の**カルシウム**値が**低下**して**テタニー**が起こる。

> …motto
> テタニーは手足の**しびれ**や**けいれん**を起こす。

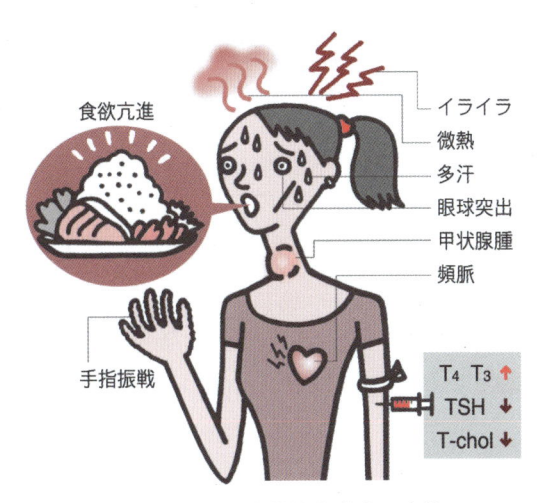

図 5-16　甲状腺機能亢進症の症状

甲状腺機能低下症

【病態・症状】

★甲状腺機能低下症の原因疾患は**橋本病**（慢性甲状腺炎）が最も多い。

★橋本病は**自己抗体**が甲状腺細胞を攻撃することによって起こる**自己免疫疾患**である。

> …motto
> 自己抗体は抗サイログロブリン抗体と抗ミクロゾーム抗体で，橋本病では両抗体の陽性反応が出る。

★症状は，**寒がり**，**皮膚乾燥**，**浮腫状顔貌**，**徐脈**，**食欲不振**なのに**体重増加**傾向，押しても圧痕が残らない**粘液水腫**などである。

【治　療】

★甲状腺機能低下症の治療は**甲状腺ホルモン**の補充を行う。

> …motto
> 甲状腺ホルモンの補充は少量から始めて徐々に増やしていく。体内での安定性からT$_4$を使用する。

クッシング症候群

【病態・症状】

★ クッシング症候群は副腎皮質からの**副腎皮質ホルモン（糖質コルチコイド）**の分泌が亢進し，様々な臨床症状を呈する疾患である。

★ クッシング症候群の原因は，**下垂体腺腫**（これを**クッシング病**という），**副腎皮質**の**過形成**または**腫瘍**である。

> ...motto
> その他に下垂体以外の臓器の腫瘍による ACTH* の過剰な分泌（異所性 ACTH 産生腫瘍）もある。
> ＊ACTH：副腎皮質刺激ホルモン

★ クッシング症候群では，**高血圧**，**高血糖**，**体重増加**，**満月様顔貌**，**中心性肥満**などがみられる（図 5-17）。

> ...motto
> クッシング症候群の症状は**副腎皮質ステロイド**の副作用と同じと考えてよい。

【治療】

★ 下垂体腺腫には**摘除術**か**放射線治療**，副腎皮質腫瘍は**摘除術**。

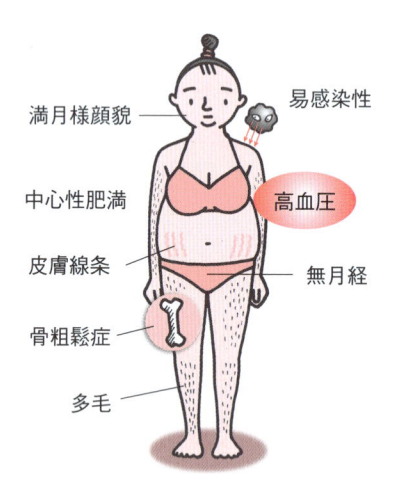

図 5-17　クッシング症候群の症状

アジソン病

【病態・症状】

★ アジソン病では**副腎皮質機能**が**低下**する。

> ...motto
> 副腎皮質ホルモンの**コルチゾール**, **アルドステロン**, **アンドロゲン**すべての分泌が低下する。

★ アジソン病は**低血圧**, **低血糖**, **体重減少**を来す。

★ アジソン病は**色素沈着**を生じる。

> ...motto
> 色素沈着は全身, 特に**口唇**, **舌**, **四肢関節の外側**に生じる。

【治療】

★ アジソン病では**副腎皮質ステロイド薬**の服用が必須となる。

貧血

【病態・症状】

★ 鉄欠乏性貧血では**ヘモグロビン**（Hb）と**ヘマトクリット**（Ht）が**低下**する。

★ ヘモグロビン濃度は, 成人男性で **14 g/dl** 未満, 成人女性で **12 g/dl** 未満, 妊娠中で **11 g/dl** 未満に低下した際に鉄欠乏性貧血と診断される。

★ 鉄欠乏性貧血では**心拍数の増加**, **スプーン状爪**, **口内炎**, **口角炎**, **舌炎**などがみられる（表5-10）。

> ...motto
> 鉄欠乏性貧血では酸素の**運搬能**が低下しているので, 人体はそれを補おうと**心拍数**を上げて対処する。

★ 鉄欠乏性貧血では**血清フェリチン**（貯蔵鉄）が**減少**する。

★再生不良性貧血は**幹細胞**の障害によって起こる。

> ...motto
> **赤血球**，**白血球**，**血小板**のすべてが減少する汎血球減少を呈する。

★再生不良性貧血では**貧血**，**易感染性**，**出血傾向**がみられる。

★自己免疫性溶血性貧血は**Ⅱ型アレルギー**の機序で発症する。

> ...motto
> 赤血球膜上の抗原と反応する**自己抗体**が産生され，赤血球が傷害を受けて**溶血**を来して貧血になる。

★悪性貧血は**ビタミン B$_{12}$欠乏**が原因となる。

★悪性貧血は**平均赤血球容積（MCV）**が大きい。

> ...motto
> 悪性貧血は**巨赤芽球性貧血**であり，血球が大きいので容積が増える。大球性正色素性貧血である。

【治療】

★鉄欠乏性貧血において**ビタミンC**は鉄の吸収を助ける。

★再生不良性貧血は**蛋白同化ホルモン**，**免疫抑制薬**を投与する。

★再生不良性貧血は**骨髄移植**の適応となる。

★自己免疫性溶血性貧血では**脾臓摘出術**の適応となる。

表 5-10 貧血の分類

分類	鉄欠乏性貧血 (小球性低色素性)	再生不良性貧血 (正球性正色素性)	溶血性貧血 (正球性正色素性)	悪性貧血 (大球性正色素性)
原因	偏食， 鉄吸収障害 出血，出産など	造血幹細胞の異常による造血能低下	赤血球破壊亢進	ビタミン B$_{12}$吸収障害(胃粘膜から内因子分泌低下)
特徴的症状	舌炎，口角炎 食道粘膜萎縮による嚥下痛，さじ状爪	出血傾向 (血小板減少) 易感染性 (白血球減少)	黄疸，脾腫	消化器症状(食欲不振，嘔気)，神経症状(歩行障害，深部知覚障害)
治療と看護	鉄剤投与(食後内服，黒色便) 鉄分の多い食品摂取	蛋白同化ステロイド薬 免疫抑制療法 骨髄移植	脾臓摘出 自己免疫性： 副腎皮質ステロイド薬	ビタミン B$_{12}$の筋肉内注射 ビタミン B$_{12}$の多い食品 (肉，卵，レバー)

★悪性貧血では**ビタミン B₁₂**を筋肉内注射する。

急性白血病

【病態・症状】

★急性白血病は増殖細胞が様々な**分化障害**を起こし，**異常**で**未成熟**な白血病細胞が増殖したものである。

★異常な白血病細胞が**骨髄**系の細胞なら**急性骨髄性白血病**（図5-18），**リンパ球**系の細胞なら**急性リンパ性白血病**となる。

★急性骨髄性白血病は**50歳以上の成人**に多い。

★急性リンパ性白血病は**小児**に多い。

★急性白血病は，**貧血**，**発熱**，**出血傾向**を生じる。

...motto
異常な細胞が骨髄を占拠するので，そのほかの正常血球が減少する。

★急性白血病で白血病細胞の浸潤を来せば，**歯肉の腫脹**や**痛み**，**骨叩打痛**，**関節痛**を生じる。

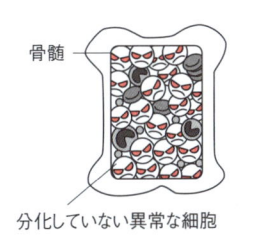

図5-18　急性骨髄性白血病の病態

【治療・看護】

★治療は**抗癌薬**の多剤併用療法が主体となる。

★急性白血病では皮下出血の増強を防ぐために**柔らかい布地**の寝衣や寝具を用いる。

★急性白血病では**水歯みがき**の使用と**含嗽**の励行を指導する。

> ...motto
> **感染防止**のため口腔内は**清潔**にしておく。水歯みがきは歯肉を**傷つけない**ための工夫である。

慢性白血病

【病態・症状】

★慢性白血病は血球の分化障害を伴わないので，末梢血には**各成熟段階**の白血病細胞が出現する。

★慢性骨髄性白血病は**成人**に多く，慢性リンパ性白血病は**高齢者**に多い。

★慢性白血病は急性白血病に比べて**白血球数が著増**している。

★慢性骨髄性白血病では末梢血中の**顆粒球**が増加する。

★慢性骨髄性白血病では**フィラデルフィア染色体**が高率に陽性となる。

★慢性骨髄性白血病では**巨大脾腫**を生じる。

【治療】

★慢性骨髄性白血病では分子標的治療薬の**イマチニブ**が有効である。

★慢性骨髄性白血病は**骨髄移植**の適応であるが，骨髄移植は**化学療法後**の寛解期に行う。

播種性血管内凝固（DIC）

【病態・症状】

★播種性血管内凝固（DIC）は，基礎疾患が原因となって全身の**血液凝固亢進**と**出血傾向**が同時に現れる。

> ...motto
> 一見矛盾するようだが，「いっぱい**血栓**ができる⇒血を固める材料がなくなる⇒**出血傾向**になる」と考えればよい。

- ★DICの基礎疾患に**急性前骨髄球性白血病**，**悪性腫瘍**，**敗血症**などがある。
- ★DICの出血は，**皮下**出血，**鼻**出血，**歯肉**出血，**脳**出血，**血尿**，**消化管**出血など全身に及ぶ。
- ★DICは血栓により**肺梗塞**，**腎梗塞**などを来す。

【検　査】

- ★DICでは血中の**FDP**（フィブリン分解産物）が**増加**する。

  …motto
  フィブリン溶解現象である**線溶**が起こると，分解産物のFDPが産生され増加する。

- ★DICでは**プロトロンビン時間**の**延長**がみられる。

  …motto
  DICでは**血液凝固因子**の消費が**過剰**になるため，プロトロンビン時間が延長する。

【治療・看護】

- ★DICでは抗凝固療法として**ヘパリン**が用いられる。
- ★DICではヘパリンと併用して**血小板**や**新鮮凍結血漿**（凝固因子の補充）を使うこともある。
- ★DICでは出血を予防するために**圧迫**を避ける。

HIV感染症/AIDS

【病態・症状】

- ★エイズウイルス（HIV）は宿主の**ヘルパーT細胞**（CD4陽性リンパ球）に感染し，これを破壊し**抵抗力を低下**させる。

  …motto
  細胞性免疫を低下させて，これにより**日和見感染**や**カポジ肉腫**などが生じる。

成人看護学 ■ 151

- ★HIV（ヒト免疫不全ウイルス）は**レトロ**ウイルスで**RNA**ウイルスである。

  > ...motto
  > HIVは**逆転写酵素**を用いて自己のRNA遺伝子を患者のDNAに読み替えさせる機能をもつ。レトロは「ひっくり返す」という意味。

- ★感染経路は水平感染（**血液製剤，針刺し，性交**）と垂直感染（**母子感染**）がある。

  > ...motto
  > HIVは**精液**の中に多く存在する。唾液中には少ないので接吻では感染の可能性は低い。

- ★HIV感染症の経過は，①**急性期**（インフルエンザ様症状），②**無症候性キャリア**（潜伏期で無症状），③**エイズ関連症候群**（体重減少，発熱，リンパ節腫脹），④**エイズ**（日和見感染症，悪性腫瘍）と進んでいく。

  > ...motto
  > 急性期は感染後**2〜4週**，無症候性キャリアは**数年〜10年**の期間である。

- ★エイズの日和見感染症は，**ニューモシスチス肺炎，サイトメガロウイルス**感染症，**カンジダ**感染症などを，悪性腫瘍は**カポジ肉腫**を発症することが多い。

【治療・看護】

- ★エイズの予防のために**コンドーム**を用いて避妊するよう指導する。
- ★エイズの薬物療法は，AZT（アジドチミジン），ddI（ジダノシン），インジナビルなどの**多剤併用療法**を行う。

  > ...motto
  > 薬物療法はエイズ**発症前**から開始する。また，**妊婦**にも投与することができる。

アレルギー

- ★**アトピー性皮膚炎**は血清**IgE**上昇がみられる**Ⅰ型**アレルギーである（表5-11）。

- ★**アナフィラキシーショック**は抗原が**IgE**と結合して起こる**Ⅰ型**アレルギーである。
- ★**花粉症・じんま疹**は**ヒスタミン**が放出されることによって発症する**Ⅰ型**アレルギーである。
- ★**ツベルクリン反応**は**Ⅳ型**アレルギーに属する。
- ★**アレルギー性接触皮膚炎**は原因物質に接触した部位に**限局**して起こる。

> …motto
> アレルギー性接触皮膚炎は**Ⅳ型（遅延型）アレルギー**であり、**パッチテスト**で原因を検索する。

- ★アレルギー反応で**補体**が関与するのは、**Ⅱ型（細胞傷害型）**アレルギーと**Ⅲ型（免疫複合体型）**アレルギーである。

表5-11 アレルギーの分類

分類	主体となる免疫系	病態	代表的疾患
Ⅰ型（即時型）	IgE	肥満細胞、好塩基球からヒスタミンが放出	花粉症、アトピー性皮膚炎、気管支喘息、アナフィラキシー、食物アレルギー、じんま疹
Ⅱ型（細胞傷害型）	IgG、IgM、補体	貪食細胞、補体による細胞傷害	特発性血小板減少性紫斑病、血液型不適合輸血による溶血反応、リウマチ熱
Ⅲ型（免疫複合体型）	IgG、IgM、IgA、免疫複合体、補体	免疫複合体による組織や血管の傷害	SLE、急性糸球体腎炎、関節リウマチ、過敏性肺臓炎
Ⅳ型（遅延型）	Tリンパ球	リンフォカインの産生	アレルギー性接触性皮膚炎、ツベルクリン反応、ギラン・バレー症候群

関節リウマチ

【病態・症状】

- ★関節リウマチは非化膿性の**多発性関節炎**を起こす**自己免疫疾患**である（図5-19）。

> …motto
> 関節リウマチは膠原病の中で**最も多い**疾患である。関節炎は**対称性**に生じる。

- ★関節リウマチは**関節滑膜**を中心に、全身の結合組織に**炎症**を起こす。
- ★関節リウマチは**20～40歳代の女性**に多い。

成人看護学 ■ 153

- ★関節リウマチでは**朝のこわばり**がみられる。
- ★関節リウマチでは手指が変形して**尺骨側へ偏位**する。

> ...motto
> ボタン穴変形，スワンネック変形もみられる。

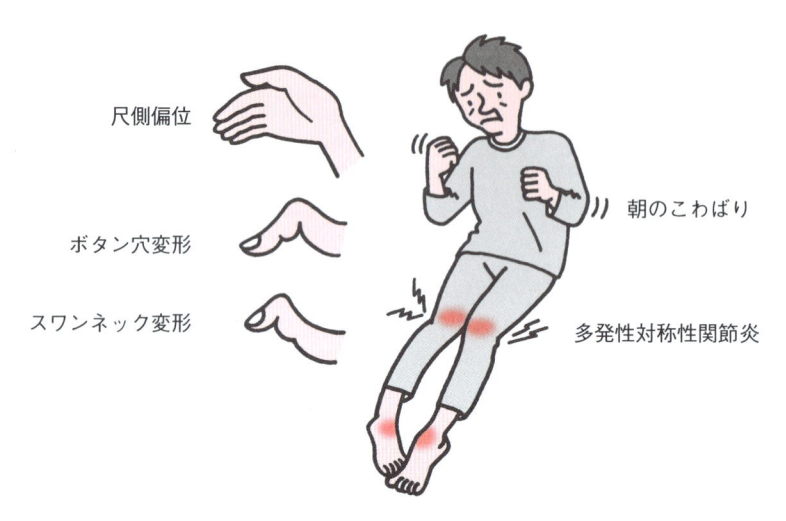

図 5-19　関節リウマチの主な症状

- 尺側偏位
- ボタン穴変形
- スワンネック変形
- 朝のこわばり
- 多発性対称性関節炎

【診断基準】

- ★1つ以上の関節の**腫脹**と単純X線像で**骨びらん**を認め，ほかの疾患が**除外**されれば関節リウマチと診断される。

> ...motto
> 左記以外にも関節病変，血清学的因子，滑膜炎持続期間，炎症マーカーを点数化して判定する方法もある（6点以上で診断）。

【治療・看護】

- ★関節リウマチの症状を改善し，関節破壊を防ぐために**抗リウマチ薬（DMARDs）**を使用する。

> ...motto
> DMARDsにはペニシラミンなどの免疫調節薬，メトトレキサートなどの免疫抑制薬，インフリキシマブなどの生物学的製剤がある。

- ★関節炎の痛みに**非ステロイド性消炎鎮痛薬**を使用する。

★ 起床時の関節のこわばりには温罨法を行う。

全身性エリテマトーデス（SLE）

【病態・症状】

★ SLE は自己抗体（特に抗核抗体）の産生で免疫複合体を作り，種々の臓器に慢性炎症を起こす疾患である。Ⅲ型アレルギーに分類される。

★ SLE では，血液中の抗 DNA 抗体や抗 Sm 抗体などの抗核抗体が陽性となる。

★ SLE では頰部，鼻根部に蝶形紅斑を認める（図 5-20）。

★ SLE では光線過敏症を認める。

...motto
光線過敏症を防止するために，直射日光を避けるよう指導する。

★ SLE では腎障害を伴う場合予後不良になる。

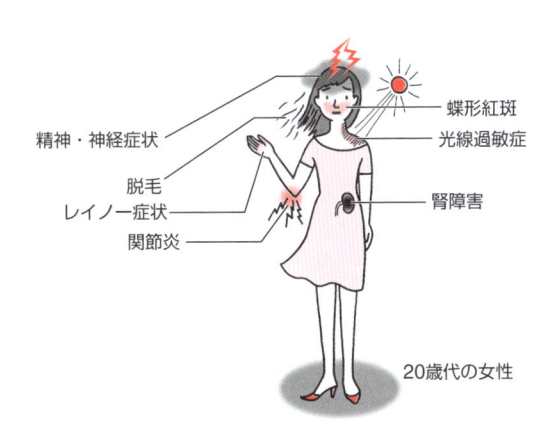

図 5-20　全身性エリテマトーデスの主な症状

【治療・看護】

★ 薬物療法は，非ステロイド性消炎鎮痛薬，ステロイド，免疫抑制薬を使用する。

...motto
免疫抑制薬は催奇形性などの重大な影響を及ぼすことがあるので妊娠時は禁止。

★過労やストレスがかからないように**心身の安静**をはかる。

緑内障

【病態・症状】

★緑内障は眼球からの**房水**の流出が阻害され、**眼圧上昇**を来して**視神経障害**を生じる疾患である（図5-21）。

★房水の流出路となる隅角が閉塞する**閉塞隅角緑内障**と、隅角の閉塞がなくても眼圧が上昇する**開放隅角緑内障**がある。

★閉塞隅角緑内障は急激な眼圧上昇をもたらし、**頭痛**、**眼痛**、**悪心・嘔吐**、**視野狭窄**などを生じる。

★開放隅角緑内障の初期は**無症状**のことが多い。

> ...motto
> 開放隅角緑内障では**ゆっくり**と眼圧が上昇するため、自覚症状がほとんどないまま進行する。

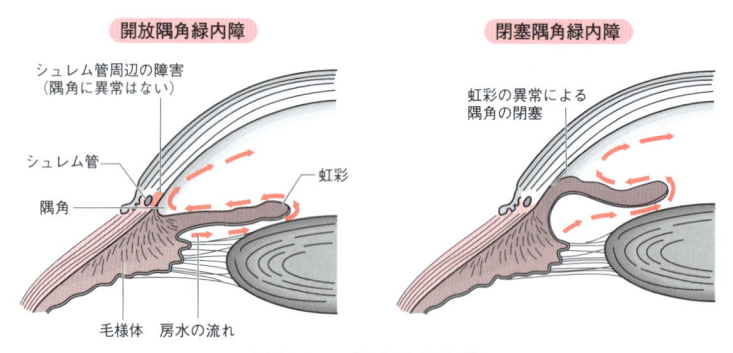

図5-21 緑内障の病態

【治療】

★閉塞隅角緑内障に**レーザー治療**、**観血的切除術**がある。

★薬物治療は、**β遮断薬**（房水産生抑制）、**ピロカルピン**（縮瞳による眼圧下降）、**D-マンニトール**（浸透圧を利用した眼圧下降）など。

網膜剝離

【病態・症状】

★ 網膜剝離は，**硝子体**の**老化**，強度の**近視**，**外傷**などが原因となる。

★ 続発性網膜剝離は，**ぶどう膜炎**や**網膜腫瘍**，**糖尿病性網膜症**などを基礎疾患とする。

★ 網膜剝離は進行性の**視野欠損**が特徴である。

【治療・看護】

★ 網膜下液の**除去**，裂孔の**閉鎖**，網膜の**復位**を目的として手術を行う。

★ 術後の体位は**腹臥位**とする。

> ...motto
> 網膜剝離の術後は**うつむき**体位で臥床する。うつむきによる苦痛を緩和する目的で**うつむき用枕**や**クッション**を使用する。

脳梗塞

【病態・症状】

★ 脳梗塞は脳動脈内に血栓が形成される**脳血栓症**と，他の場所でできた血栓が血流に乗って脳血管でつまる**脳塞栓症**に分けられる（図5-22）。

★ 脳血栓症は**徐々に**発症し，脳塞栓症は**突発的に**発症する。

★ 運動性言語野（ブローカ野）が障害されると，相手の話す内容は**理解できる**が**発語は困難**になる。これを**ブローカ失語**という。

★ 感覚性言語野（ウェルニッケ野）が障害されると，**発語はできる**が相手の話す内容は**理解できない**。これを**ウェルニッケ失語**という。

> ...motto
> 発語ができるといっても，相手の言葉が理解できないので，話の内容に乏しく会話が成立しない。

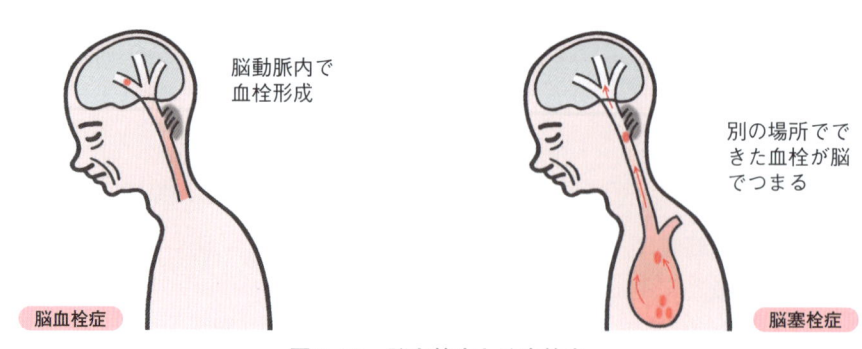

図 5-22　脳血栓症と脳塞栓症

【看護】

★片麻痺患者の援助方法としてスプーンは口の**健側**から入れる。

★片麻痺患者を側臥位にする場合，**患側を上**にする。

★脳梗塞患者のリハビリテーションでは**残存機能**を活用する。

脳出血

【病態・症状】

★脳出血の原因としては**高血圧症**が最も多い。

> ...motto
> 高血圧が持続すると，**動脈硬化**が進み，動脈壊死を引き起こし，血管が**破裂**する。

★高血圧性脳出血は大脳基底核の**被殻**の部位に最も多く起こる。

★脳出血の一般症候は**頭痛，嘔気・嘔吐，意識障害**などである。

> ...motto
> 血腫・脳浮腫による**頭蓋内圧亢進症状**を一般症候，出血によるものを局所症候としている。

★被殻出血では**病巣**をにらむ**共同偏視**がみられる（図 5-23）。

★視床出血では**内下方**をにらむ**共同偏視**がみられる（図 5-23）。

被殻出血　　　　　視床出血

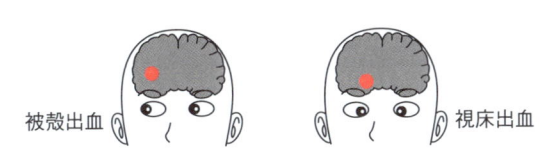

図 5-23　共同偏視

【治療・看護】

★ 脳出血の急性期の治療は，**呼吸管理**（酸素吸入など），**血圧コントロール**，グリセロールによる**脳浮腫対策**などを行う。

★ 脳出血の食事療法として，**塩分制限**，**飲酒制限**を行う。

クモ膜下出血

【病態・症状】

★ クモ膜下出血は**クモ膜下腔**（図 5-24）への出血を来すもので，主な原因は①**脳動脈瘤破裂**（最多），②**脳動静脈奇形**，③**もやもや病**である（図 5-25）。

★ クモ膜下出血の死亡率は初回出血時より**再破裂時**の方が高い。

...motto
再出血は 24 時間以内が多く致死的である。

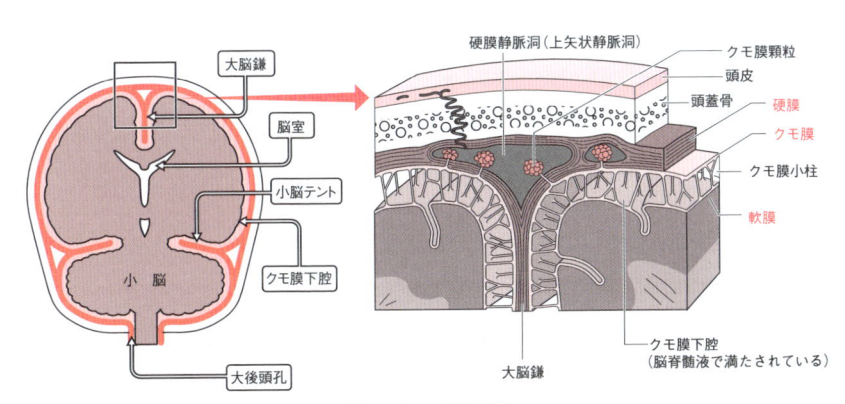

図 5-24　脳髄膜

成人看護学

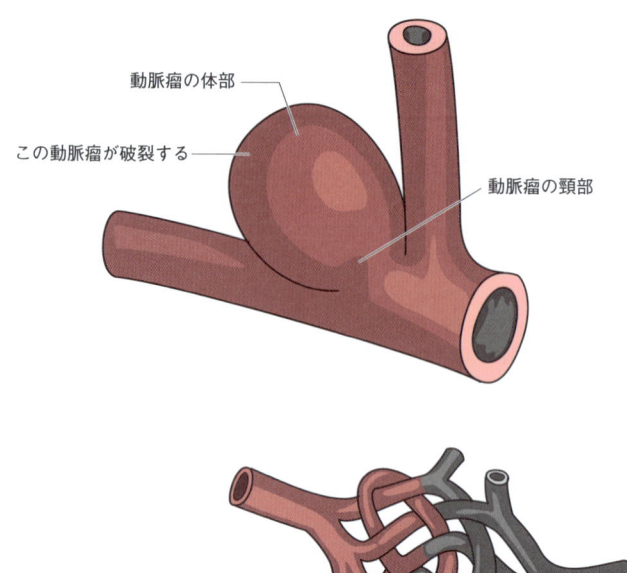

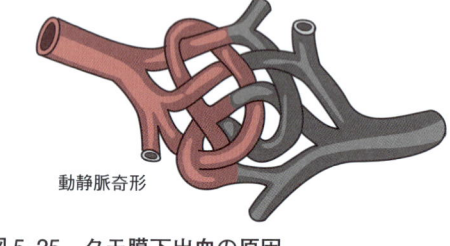

図5-25 クモ膜下出血の原因

★クモ膜下出血では**強烈な頭痛**におそわれ，**意識障害**を伴うことが多い。

★クモ膜下出血では**正常圧水頭症**がみられる。

...motto
正常圧水頭症では脳室の拡大がみられる。

★クモ膜下出血では，髄膜刺激症状の**項部硬直**と**ケルニッヒ徴候**がみられる。

...motto
髄膜刺激症状は発症後12〜24時間頃に出現することが多い。ケルニッヒ徴候とは，片方の足を膝を軽く押さえたまま挙上していくと膝関節が伸展しないで自動的に屈曲していくことをいう。

【治療・看護】

★脳動脈瘤破裂に**クリッピング術**を行う。

★術前は再出血防止のため**安静**を保持する。

> ...motto
> 術前は刺激を与えないように注意する。特に浣腸は血圧を上昇させるので禁忌である。

パーキンソン病

【病態・症状】

★パーキンソン病は，中脳の**黒質**から大脳基底核の**線条体**に送られる**ドパミン不足**と，それに応じる相対的**アセチルコリン系の増加**がもたらす**錐体外路系**の疾患である。

★**振戦**，**姿勢反射障害**，**筋固縮**，**無動**をパーキンソン病の4徴候という。

★姿勢反射障害には，**前傾・前屈姿勢**，**突進現象**，**すくみ足現象**，**小刻み歩行**などがある。

★パーキンソン病では**抑うつ**などの精神症状がみられるが，一般に**知能の低下は少ない**。

ゴロ合わせ〈パーキンソン病の4徴候〉

パーな　紳　士　固くて　動かん
❶　　　❷　❸　❹　　　❺

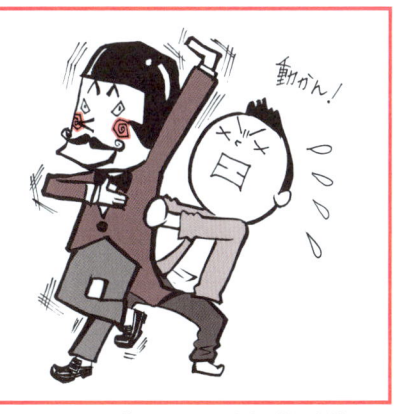

❶パーキンソン病
❷振戦
❸姿勢反射障害
❹筋固縮
❺無動

『みんなのゴロ』（医学評論社）より

【治療・看護】

★パーキンソン病の治療には**レボドパ（L-ドーパ）**が有効である。

- ★ L-ドーパの長期与薬による副作用には，**薬効の減弱**，**精神症状**の発現，**不随意運動（ジスキネジア）**などがある。
- ★ すくみ足に対しては，患者の前に**線を引き**，**またぐ**ことを促すのがよい。

> ...motto
> メトロノームや手拍子を使ってリズミカルに足を前に出す練習もよい。

骨折

【病態・症状】

- ★ 皮膚や軟部組織が**損傷して**，骨折部と外界が直接**交通している**骨折を**開放骨折（複雑骨折）**という（図5-26）。
- ★ 皮膚や軟部組織の**損傷がなく**，骨折部と外界が**交通していない**骨折を**皮下骨折（単純骨折）**という。

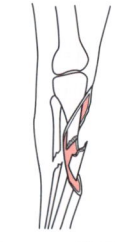

図5-26 開放骨折

- ★ **高齢者**の転倒による骨折で最も多い部位は**大腿骨**である。
- ★ 膝関節部の骨折では**腓骨神経**が損傷されやすい。

> ...motto
> 腓骨神経が損傷されると，足首と足指の背屈ができなくなり**下垂足**になる。

- ★ 上腕骨骨幹部骨折では**橈骨神経**が損傷されやすい。

> ...motto
> 橈骨神経が損傷されると，手首と手指の背屈ができなくなり**下垂手**になる。

- ★ 前腕遠位部骨折では**正中神経**が損傷されやすい。

> ...motto
> 正中神経が損傷されると，**猿手**（母指球筋の筋萎縮と対立運動障害）になる。

★長期間のギプス固定によって**フォルクマン拘縮**を起こしやすい。

> ...motto
> 肘周辺の骨折などのあとに，内出血や圧迫などによって骨折部位周辺の<u>区画内圧</u>が<u>上昇</u>し，循環不全が起こり，これによって筋肉組織の壊死，末梢神経障害を来し，肘から手にかけての<u>拘縮</u>や<u>麻痺</u>が生じることがある。これをフォルクマン拘縮という。

【治療】

★骨折の治療の原則は**整復**と**固定**である。

> ...motto
> 整復は骨折部を解剖学的に<u>正常な位置</u>に戻すこと。

前立腺癌

【病態・症状】

★前立腺癌は前立腺の**辺縁領域（外腺）**に好発する悪性腫瘍である（図5-27）。

> ...motto
> <u>前立腺肥大症</u>は前立腺の<u>移行領域（内腺）</u>の過形成により発症する（図5-27）。

★前立腺癌は60歳以上の**高齢者**に多く，**アンドロゲン（テストステロン）**が発生を促進する。

> ...motto
> <u>欧米</u>に多い悪性腫瘍であるが，日本でも食生活の欧米化により近年<u>急増</u>している。将来的に，男性癌死亡原因の上位になるといわれている。

★前立腺癌は**骨転移**を起こしやすい。

> ...motto
> 転移は血行性に<u>椎骨（腰椎</u>が多い），<u>骨盤骨</u>などに現れる。<u>骨盤内リンパ節</u>への転移も多い。

★初期は無症状のことが多いが，進行すると**排尿困難**がみられ，骨盤内リンパ節や骨に転移すれば**腰痛**や**坐骨神経痛**を認める。

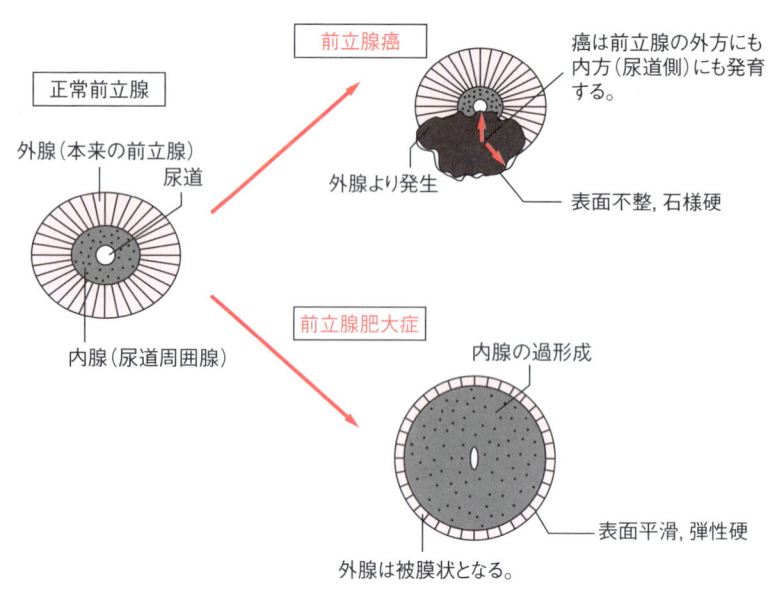

図 5-27 前立腺癌と前立腺肥大症

【検　査】

★ 前立腺癌は直腸内指診で前立腺後面に**硬い結節**を触れる。

★ 前立腺癌では腫瘍マーカーの血清 **PSA** 値が上昇する。

> ...motto
> PSA（前立腺特異抗原）は，前立腺肥大症と急性前立腺炎でも高値になる。

【治　療】

★ 前立腺癌には**抗男性ホルモン**療法が有効である。

> ...motto
> LH-RH 作動薬の投与とアンドロゲン受容体を阻害する薬を使う抗アンドロゲン療法

膀胱癌

【病態・症状】

★ 膀胱癌は**高齢男性**に多く，**タバコやアニリン**（染料）などが原因に

なる。

★とくに異常な症状のない**無症候性血尿**で来院することが多い。

【検　査】

★確定診断は**膀胱鏡検査**で行う。

★膀胱鏡検査時は患者を検診台に乗せて**砕石位**をとらせる。

★膀胱鏡の検査後は十分な**水分摂取**を促す。

> …motto
> 水分を十分に補給し，尿をたくさん排出して尿道や膀胱を洗い流すように心がける。結石や尿路感染症の予防にもつながる。

【治療・看護】

★表在癌には**経尿道的膀胱腫瘍切除術**（TUR-BT），浸潤癌には**膀胱全摘除術＋尿路変更術**。

★尿路変更術（回腸導管術）を受けた患者のストーマ管理として，入浴時も**パウチをはずさない**ようにする。

> …motto
> 入浴時にパウチをはずすと尿が漏出してしまう。また，浴槽の湯が侵入してきて尿路感染症を起こすことも考えられる。

子宮癌

【病態・症状】

★子宮頸癌は**子宮頸部**より発生し，子宮体癌は**子宮内膜**より発生する（図5-28）。

> …motto
> 子宮頸癌は扁平円柱上皮境界（SCJ）に好発する。

★子宮頸癌は**ヒトパピローマウイルス**感染が関与している。

★子宮頸癌の組織型は**扁平上皮癌**が多い。

★子宮頸癌は **40～50歳代**で，**早婚者**や**性経験が多い**人に好発する。

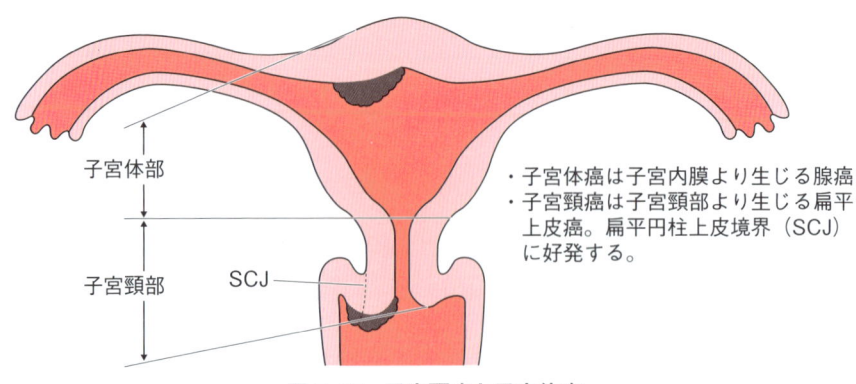

図 5-28　子宮頸癌と子宮体癌

- ★子宮頸癌は性交時の**接触出血**がみられる。
- ★子宮体癌は**エストロゲン**の影響の蓄積が要因の一つになっている。
- ★子宮体癌の組織型は**腺癌**が多い。
- ★子宮体癌は**50〜60歳代**で，**閉経後**，**未婚**，**出産経験のない人**に好発する。
- ★子宮体癌は閉経前後の**不正性器出血**がみられる。

【治療・看護】

- ★子宮頸癌も子宮体癌も，腫瘍の広がりが小さいときは**子宮全摘術**，腫瘍の広がりが大きいときは**放射線治療**と**化学療法**を行う。
- ★広汎子宮全摘術後に**排尿困難**を来すことが多い。
- ★広汎子宮全摘術後の排尿障害への対応として，排尿時に**用手膀胱圧迫**を行う。

腟炎

【病態・症状】

★ 老人性腟炎は萎縮性腟炎ともいわれ、腟の**自浄作用の低下**が原因となって発症する。

...motto
閉経後は**エストロゲン**分泌が減少し、それに伴い腟上皮が**萎縮**し、さらにデーデルライン桿菌による**自浄作用**が低下して細菌感染が起こりやすくなる。

★ 老人性腟炎の腟分泌物は黄色～褐色の**血性帯下**である。

★ カンジダ腟炎は**抗生物質の長期使用**による菌交代現象で発症する。

...motto
通常の抗生物質が効かない**カンジダ・アルビカンス**という**真菌**が異常に増殖して発症する。

★ カンジダ腟炎の腟分泌物は白色～淡黄色の**粉チーズ状帯下**で、強い**瘙痒感**を伴う。

★ トリコモナス腟炎は**腟トリコモナス原虫**の感染で発症する。

★ トリコモナス腟炎は**性感染症**なので夫婦間で感染する。

...motto
夫や**性的パートナー**の検査・治療も必要である。

★ トリコモナス腟炎の腟分泌物は黄色の**漿液性**または**膿性泡沫状帯下**である。

【治療】

★ 老人性腟炎の治療は**エストロゲン剤**の内服・腟錠、**抗生物質**の腟錠。

★ カンジダ腟炎の治療は**抗真菌薬**の腟錠。

★ トリコモナス腟炎の治療は**抗原虫薬**の内服・腟錠。

乳癌

【病態・症状】

★乳癌は **50歳前後** の閉経期前後の人に好発する。

★乳癌の危険因子は **未婚，未産，肥満，家族歴，早い初経，遅い閉経** などである。

> ...motto
> 長い期間エストロゲンに曝露されていると乳癌にかかりやすい。

★乳房の **上外四分円** の発生頻度が高い（図5-29）。

★乳癌の症状は皮膚の **えくぼ様陥没，発赤，浮腫** など。

【検査】

★マンモグラフィーで **微細石灰化** 像がみられる。

【術後の看護】

★乳房切除術直後は，**肺炎** や **無気肺** を予防するため **深呼吸** を促す。

★術後は患側上肢に **浮腫** が生じやすいため，**マッサージ** を行ってリンパ流のうっ滞を防止する。

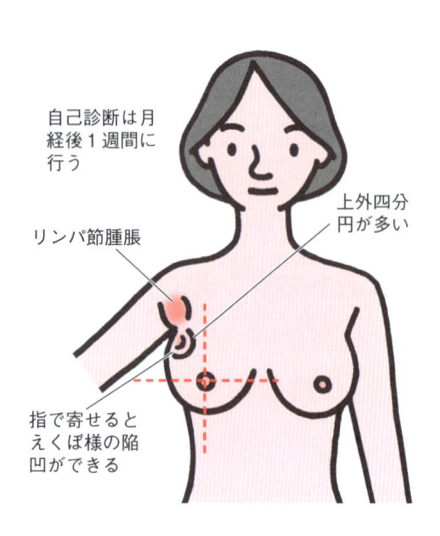

図5-29　乳癌の好発部位と特徴的症状

★術後患側上肢の浮腫予防のために患側上肢を**体幹より上**に挙げる。

> ...motto
> 患側上肢をやや**挙上**して**回内位**にさせて腹の上に置き，さらに肘の下に**枕**などを入れて安定させる。

老年看護学

加齢に伴う身体的機能の変化

★ 加齢による**細胞数**の減少により生理機能が低下し，同時に**臓器重量**の低下や**容積**の減少（**萎縮**）を来す。

> ...motto
> 神経細胞の減数で**脳のびまん性萎縮**が起こる。例外的に**心筋**は代償性に**肥大**する。

★ 加齢に伴う**細胞内液量**の減少によって体内の**総水分含量**が減少し，**脂肪**の割合が増加する。

> ...motto
> **細胞数**が減るので，それに応じて**細胞内液量**も減少する。

★ 高齢者は肺の弾性の低下で，**肺活量・1秒率・最大換気量**が減少し，**残気量**が増加する。

> ...motto
> 高齢者は**低換気**状態に陥りやすい。

★ **収縮期血圧**が高く**脈圧**が大きいのが高齢者の高血圧の特徴である。

> ...motto
> 最高血圧と最低血圧の差が**大きい**。

★ **胃液**の分泌は加齢に伴って**減少**する。

★ 高齢者の脱水の原因として，**筋肉量**の減少，**渇中枢の感受性**の低下，腎の**尿濃縮力**の低下，**日常生活動作**の障害があげられる。

> ...motto
> 筋肉量減少＝**細胞内液量減少**なので，脱水になりやすい。また，筋肉量の減少は**熱産生能の低下**をもたらす。

★ 免疫機能の加齢変化として**T細胞**の数が**減少**する。

> ...motto
> 高齢者では，B細胞やマクロファージに比べて**T細胞**の減少が顕著である。

★ **老視**の原因は，加齢による**水晶体**の弾力低下と**毛様体筋**の萎縮である。

★ 高齢者の聴力の低下は**高音域**に著しくみられる。

★ 加齢とともに**味覚**を感じにくくなり，特に**塩味**に対し鈍くなる。

★ 高齢者の睡眠の特徴として**早朝覚醒**を来しやすい。

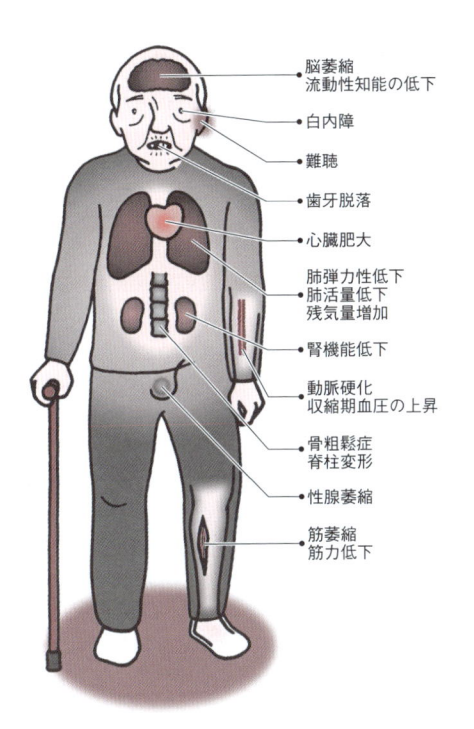

図6-1 高齢者の身体的機能の変化

- 脳萎縮
- 流動性知能の低下
- 白内障
- 難聴
- 歯牙脱落
- 心臓肥大
- 肺弾力性低下
- 肺活量低下
- 残気量増加
- 腎機能低下
- 動脈硬化
- 収縮期血圧の上昇
- 骨粗鬆症
- 脊柱変形
- 性腺萎縮
- 筋萎縮
- 筋力低下

加齢に伴う精神的・社会的機能の変化

★ 高齢者は，すばやく反応しなければならない知的機能である**流動性知能**の**低下**がみられる。

★ 高齢者では，言語理解，一般知識，統合的判断力などの**結晶性知能**の低下は**少ない**。

★ 高齢者は環境に適応しにくく，**うつ状態**，**精神活動の停滞**などが起こることがある。

★ 高齢者の**うつ病**は，**身体の不調**を強く訴えることが多いのが特徴である。

...motto
食欲がない，息切れがする，手がしびれるなどの**不定愁訴**で身体の不調を訴えるのが特徴。

老年看護学

★高齢者は，古い記憶は保持されるが記銘力（物覚え）は減退する。
★高齢者は，仕事を失うことによって経済的な不安や社会関係の喪失を感じ，生きがいや社会的存在の価値の喪失を味わう。

老年看護の倫理

★高齢者を「歳をとっているから」と固定観念で捉え，不利益な扱いをすることを高齢者差別（エイジズム）という。

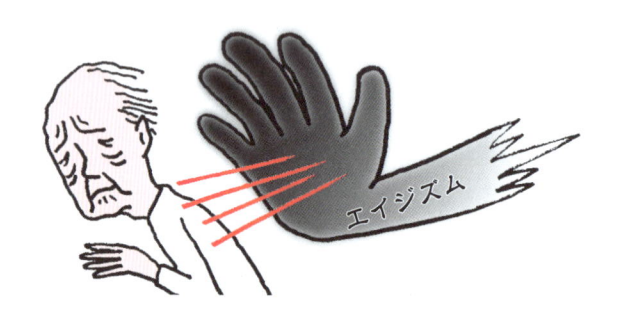

★高齢者虐待の種類は，身体的虐待，心理的虐待，性的虐待，経済的虐待，介護の拒否・放置がある。

...motto
経済的虐待は金銭や物品の搾取などを指す。

★高齢者が受ける家庭内虐待における被虐待者には認知症高齢者が多い。

...motto
被虐待者の性別は女性が多い。

★高齢者虐待を発見した者は市町村に通報する義務がある。
★患者の権利主張を支援・代弁していくのを権利擁護（アドボカシー）という。
★成年後見制度における成年後見人は，認知症などで判断能力を欠く人の財産管理などの法律行為を本人に代わって行うことができる。

★成年後見制度の**任意後見制度**では判断能力のあるうちに後見人を指定できる。

> ...motto
> 成年後見制度は法定後見制度と任意後見制度からなり，任意後見制度は，本人が十分な判断能力があるうちに，将来に備えて代理人（任意後見人）を選ぶことができる。

転倒の防止，窒息の処置

★高齢者の転倒予防のために，ベッドの高さは**45〜50 cm**にする。

> ...motto
> 45〜50 cmは足底部が床につき，立ち上がり動作に適切な高さである。

★高齢者の転倒予防のために，起床時は**しばらく座ってから**立ち上がるよう話す。

> ...motto
> 起立性低血圧による立ちくらみを起こす危険があるため。

★片麻痺高齢者のベッドの足元にすべり防止用マットを敷く際は，**健側**に敷く。

> ...motto
> ポータブルトイレを置くときも同じで，健側に置く。

★**降圧薬**は起立性低血圧を引き起こすことがあり転倒するリスクが高い。
★高齢者は**嚥下機能**や**咳反射**の低下のため誤嚥や窒息を起こしやすい。
★口腔内に異物が見えるときは**手指**や**吸引器**を使って異物を除去する。
★口腔内に異物が見えないときや除去が困難なときは**背部叩打法，ハイムリック法**（図6-2）を行う。

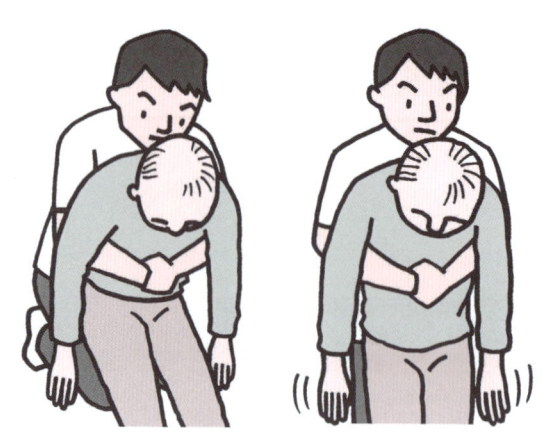

両手を腋から通し，片方の握りこぶしをみぞおちのあたりに当て，他方の手で握りこぶしの上を支え，一気に上方に押し上げる。

図6-2　ハイムリック法

廃用症候群

【病態・症状】

★寝たきりなどで身体を動かさないでいると，二次的に**身体機能・精神機能**が低下し，さまざまな障害を生じる（図6-3）。これを**廃用症候群**という。

★身体機能の低下には，**筋萎縮**，**関節拘縮**，**骨量減少**，**心肺機能低下**，**褥瘡**などがある。

…motto
高齢者は特に誤嚥性肺炎に注意する。

★精神機能の低下には，**意欲の減退**，**抑うつ**，**認知症**などがある。

【予　防】

★廃用症候群の予防として**関節可動域訓練**を行う。

★自力で動けない人に対しては**他動運動**で関節・筋肉を動かす。

★歩行が困難な場合でも，昼間はできるだけ臥床を避け，**座位**を保つ。

★精神機能の低下を防ぐため，**面会**を多くし，積極的に**言葉がけ**をする。

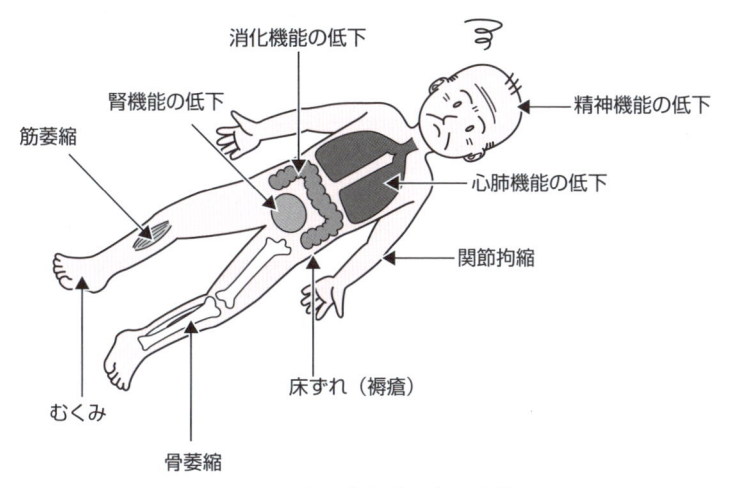

図6-3 廃用症候群の主な症状

（図中ラベル：消化機能の低下／精神機能の低下／腎機能の低下／心肺機能の低下／筋萎縮／関節拘縮／むくみ／床ずれ（褥瘡）／骨萎縮）

瘙痒症

【病態・症状】

★ 老人性皮膚瘙痒症では**皮脂**の分泌が減少し，角質内の**水分量**が低下して皮膚が**乾燥**している。

★ 老人性皮膚瘙痒症は空気が乾燥する**冬季**に多発する。

★ 老人性皮膚瘙痒症の好発部位は**下腿伸側部**である。

...motto
皮脂腺が少ない下腿伸側部（すね）や大腿，肩などに好発する。

【治療・看護】

★ 皮膚の乾燥予防として，入浴後や就寝前に**尿素含有**の**保湿クリーム**を塗布する。

★ 入浴剤は**硫黄**成分入りのものを**避ける**。

...motto
硫黄成分は皮脂の分泌を抑制する。

★ 老人性皮膚瘙痒症患者の清拭に**薬用石けん**を**用いてはならない**。

> ...motto
> 薬用石けんを使用すると**皮脂**や**天然保湿因子**を必要以上に洗い流してしまう。

★ 治療薬は鎮痒作用のある**抗ヒスタミン薬**を使用する。

尿失禁

【病態・症状】

★ 尿失禁には**器質性尿失禁**（図6-4）と**機能性尿失禁**がある。
　①器質性尿失禁：**膀胱**や**尿道**に器質的な異常があって失禁する。
　　・腹圧性尿失禁：**骨盤底筋**の機能低下により，咳やくしゃみなど**腹圧**がかかったときに漏れる。
　　・切迫性尿失禁：激しい**尿意**で排尿筋が収縮し，中枢からの**抑制が**

腹圧性尿失禁
- **骨盤底筋**の機能低下⇒腹圧（咳，くしゃみ）がかかる⇒失禁
- 経産婦の**中高年女性**に多い。
- **骨盤底筋**体操が有効

何かの拍子で腹圧がかかったときに漏れる

切迫性尿失禁
- 中枢からの**抑制力低下**⇒強い尿意で排尿筋が**収縮**⇒失禁
- **中枢神経系**疾患（脳血管障害など）の関与が多い。
- **薬物療法**が有効

激しい尿意で排尿筋が収縮
尿意を自制できず漏らしてしまう

溢流性尿失禁
- **尿閉**による膀胱内圧↑⇒膀胱内の尿が漏れ出す⇒失禁
- **前立腺肥大症**などの尿道の通過障害によるものが多い。
- 状態が悪いときは**導尿**（カテーテル）

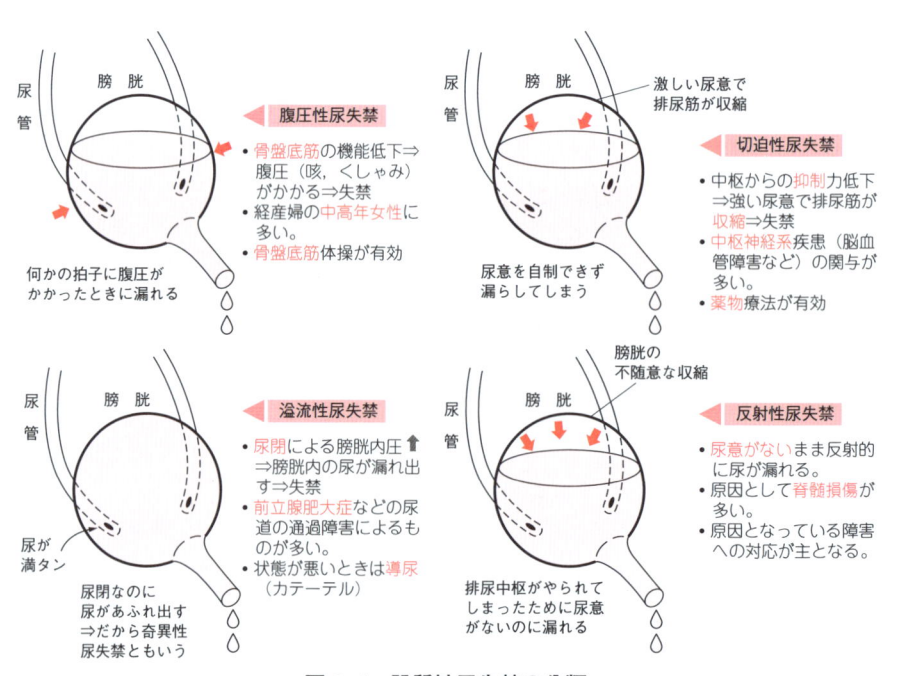

尿が満タン
尿閉なのに尿があふれ出す⇒だから奇異性尿失禁ともいう

反射性尿失禁
- **尿意**がないまま反射的に尿が漏れる。
- 原因として**脊髄損傷**が多い。
- 原因となっている障害への対応が主となる。

膀胱の不随意な収縮
排尿中枢がやられてしまったために尿意がないのに漏れる

図6-4　器質性尿失禁の分類

利かずに漏れる。**中枢神経系疾患**が関与する。
- 溢流性尿失禁：**尿閉**の状態にもかかわらず膀胱内の残尿が少しずつ漏れる。**前立腺肥大症**などの尿道通過障害による。

  ...motto
  尿閉は腎臓で作られた尿が膀胱まで運ばれて溜まっているのに**排尿**できない状態。

- 反射性尿失禁：**尿意を感じない**にもかかわらず反射的に尿が漏れる。原因は**脊髄損傷**など。

②機能性尿失禁：**膀胱**や**尿道**に器質的な異常はないが、**認知症**や**日常生活動作（ADL）**の障害により適切な排尿行動がとれずに失禁する。

【治療・看護】

★腹圧性尿失禁では**骨盤底筋体操**が有効である。

★切迫性尿失禁では**抗コリン薬**が有効である。

★溢流性尿失禁ではカテーテルを挿入して**導尿**を行う。

★機能性尿失禁のある高齢者に対しては定期的に**トイレに誘導**するとよい。

...motto
機能性尿失禁は**排尿行動**が適切にとれないことが原因である。このような人に対しては**排尿行動の援助**が必要。

前立腺肥大症

【病態・症状】

★前立腺肥大症は**移行領域（内腺）**の過形成により発症し、辺縁領域（外腺）に生じる前立腺癌とは異なる（p.164、図5-27参照）。

★前立腺肥大症でいきんで排尿しても尿滴下状態で、残尿がある場合の失禁のタイプは**溢流性尿失禁**である。

【検査】

★直腸診で、表面が**平滑**な**肥大**した前立腺を触知する。触った感じは**弾性硬**と表現する。

【治療・看護】

★進行例は，手術療法として**経尿道的前立腺切除術（TUR-P）**を行う。

★TUR-P 直後は**後出血**と**尿失禁**に注意する。

★TUR-P 術後排尿障害に対する看護では，**飲水**を勧め，**肛門括約筋収縮***の練習を指導する。

...motto
尿量確保と尿路感染症予防の両面から水分摂取は積極的に促す。また，術後の排尿障害として頻尿や尿失禁が見られることがあるので，肛門括約筋の鍛錬が必要。

*：肛門括約筋と外尿道括約筋はつながっている。

加齢白内障

【病態・症状】

★高齢者に生じる加齢白内障は**水晶体の混濁**が原因である。

★加齢白内障の症状は**視力低下**，**羞明**（しゅうめい），**霧視**，**複視**などを生じる。

...motto
病初期には自覚症状が少ない。

【治療・看護】

★加齢白内障の手術では，混濁した水晶体の摘出後に**眼内レンズ**を挿入する。

...motto
水晶体が元あった場所に人工レンズを挿入する。

★加齢白内障の手術は**局所麻酔下**に行われることが多い。

...motto
そのため，術後の安静は1〜2時間程度でよい。

★手術直後は頭部の**振動を避け**，患眼をやさしく**固定**する。

老人性難聴

【病態・症状】

★老人性難聴は**感音性難聴**が特徴である。

★老人性難聴は**高音域**が聞き取りにくい。

> …motto
> 感音性難聴とは，内耳から奥の部位が障害されたもの。一方，外耳・中耳の障害によるものを伝音性難聴という。

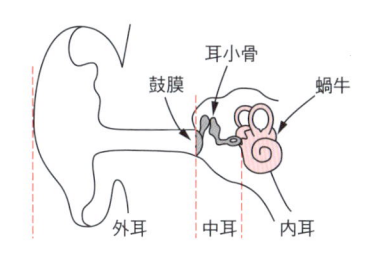

（図：耳の構造　鼓膜／耳小骨／蝸牛／外耳／中耳／内耳）

【看　護】

★難聴のある高齢者に対しては**普通の声**で**ゆっくり**と話す。

★難聴のある高齢者に対しては**表情**がわかるよう**正面を向いて**話す。

> …motto
> 大きな声を張り上げると声質が高くなり，かえって聞き取りにくくなる。また，音の分別能力が低下しているため，語句を区切って，特に子音をはっきり，ゆっくりと発音する。

★補聴器の使用は**短時間**から始めて**徐々に**増やしていく。

骨粗鬆症

【病態・症状】

★骨粗鬆症は**骨吸収**が骨形成を上回ることによって**骨量**が病的に**減少**して起こる。

★骨粗鬆症は男性よりも**女性**に多くみられ，**高齢者**，**閉経後**に好発する。

- ★骨粗鬆症は**副腎皮質ステロイド薬**の長期投与でも起こる。
- ★骨粗鬆症は**椎体**の**圧迫骨折**として症状を現すことが多い（図6-5）。

> …motto
> 圧迫骨折は胸腰椎移行部に多い。その他，大腿骨頸部骨折も多い。

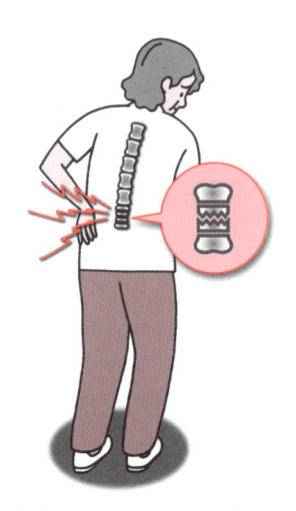

図6-5　骨粗鬆症にみられる椎体の圧迫骨折

【治療・看護】

- ★骨粗鬆症では治療薬として**カルシトニン**が用いられる。

> …motto
> 骨吸収抑制目的でカルシトニン，エストロゲン，骨形成促進目的で活性型ビタミンD_3，ビタミンK_2，カルシウムを用いる。

- ★骨の形成には腹筋・背筋の**筋力強化訓練**が有効である。
- ★骨粗鬆症では**有酸素運動**が予防効果を示す。

> …motto
> 有酸素運動によって血中の酸素濃度が上がると骨代謝が促進される。

大腿骨頸部骨折・大腿骨転子部骨折

【病態・症状】

★大腿骨頸部骨折（内側骨折）は**関節包内**で起こる（図6-6）。

★大腿骨頸部骨折は**骨粗鬆症**を有する患者に多く発生する。

★大腿骨頸部骨折後に**大腿骨頭無腐性壊死**を合併しやすい。

★大腿骨転子部骨折（外側骨折）は**関節包外**で起こる（図6-6）。

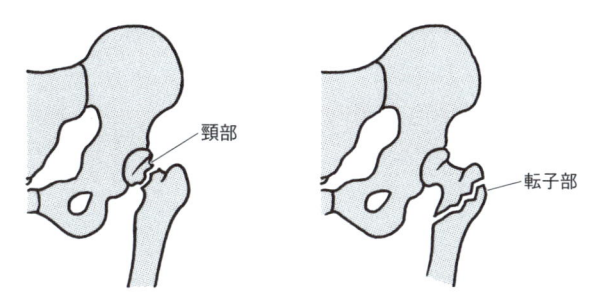

大腿骨頸部骨折（内側骨折） 大腿骨転子部骨折（外側骨折）

図6-6　大腿骨の頸部骨折と転子部骨折

【治療・看護】

★大腿骨頸部骨折の治療は**人工関節置換術，人工骨頭置換術**を行うが，手術不可のときは保存療法。

★大腿骨転子部骨折の治療は**観血的整復内固定術**を行う。

★人工骨頭置換術後1日目から**上肢**および**健側下肢**の**運動**を行う。

★廃用症候群の予防のため**早期離床**をめざす。

認知症

【病態・症状】

★ 認知症では一度獲得した**知的機能**が**衰退**する。

★ アルツハイマー型認知症は徐々に発症し**進行性**に悪化する。

★ 血管性認知症は**階段状**に進行し**急激**に悪化することもある。

★ アルツハイマー型認知症は**全般的認知症**で，血管性認知症は**まだら認知症**である。

> …motto
> 血管性認知症は脳の**病巣**に対応して症状に**むら**が出る。記憶は壊されているのに判断力，理解力はある程度保たれている，など。

★ 認知症は**記銘力低下**と**見当識障害**がめだつ（図6-7）。

> …motto
> 記銘力の低下は，いま**見聞き**したことを思い出すことができず，最近の**出来事**についても覚えていられない状態。見当識障害は**時間**や**場所**が分からなくなるもの。

★ 血管性認知症は**夜間せん妄**を起こしやすい。

★ 血管性認知症は**感情失禁**を起こしやすい。

> …motto
> 感情失禁は，**情動のコントロール**ができないため，わずかな刺激で急に泣いたり，笑ったり，怒ったりする状態のことである。

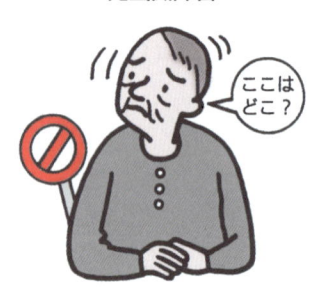

見当識障害 / 記銘力の低下 / 判断力の低下

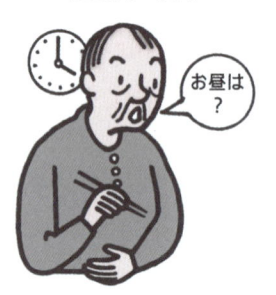

「ここはどこ？」 「お昼は？」 「どっち？」

図6-7　認知症の特徴的な症状

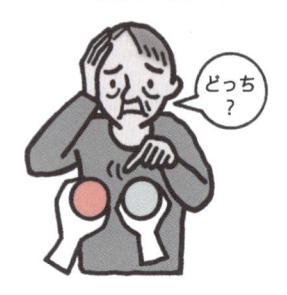

【検　査】

★ アルツハイマー型認知症はCT像で**脳萎縮**，**脳室拡大**がみられる。

★ 血管性認知症はCT像で**多発性梗塞**がみられる。

★ 認知症患者の認知機能の評価として，**改訂長谷川式簡易知能評価スケール**がある。

> …motto
> 30点満点で20点以下を「認知症の疑いあり」としている。

【看　護】

★ 認知症のある老人の看護では**患者のペース**に合わせて接する。

> …motto
> 急激な変化を避け，**慣れ親しんだ**行動や環境を大切にする。

★ **時計**や**カレンダー**を見えるところに置くと**見当識の回復**に役立つ。

高齢者の薬物療法

【病態・症状】

★ 高齢者は**腎機能低下**により薬物は**蓄積**されやすく，**排泄が遅延**する。

★ 高齢者は**肝機能低下**により薬物の**代謝が遅く**なり，薬物の血中濃度の**半減期は長く**なる。

★ 高齢者は**体内総水分量の減少**により水溶性薬物の**血中濃度が上昇**する。

> …motto
> 血中濃度の上昇は**薬効の増強**とともに**副作用**を発現しやすくする。

★ 高齢者では**体内脂肪が増加**しているため**脂溶性薬物が蓄積**しやすい。

> …motto
> 血中濃度が十分に確保されず**薬効が減弱**する。

★ 高齢者は**多剤併用**していることが多く，**副作用**が出現しやすい（表6-1）。

老年看護学　■　185

表 6-1 高齢者がよく服用する薬と副作用

薬物	副作用	徴候の観察
抗コリン薬	眼圧の上昇	頭痛・眼痛・散瞳
	尿閉の出現	排尿障害
	腸管蠕動低下	便秘
ジギタリス	消化器症状	食欲不振, 悪心, 嘔吐
	徐脈などの不整脈	バイタルサインのチェック 心電図, 血中カリウム
L-ドーパ（抗パーキンソン病薬）	幻覚, 妄想, 抑うつ	言動, 精神神経症状
抗精神病薬（クロルプロマジン, ハロペリドール）	錐体外路症状, 抑うつ	パーキンソン病様症状の有無
非ステロイド性消炎鎮痛薬（NSAIDs）	消化器症状	食欲不振, 栄養不足, 貧血

小児看護学

成長・発達の原則

★ 子どもの基本的な運動発達は**上方**から**下方**へ向かう。

> ...motto
> 首がすわる⇒おすわり⇒はいはい⇒つかまり立ち⇒歩く。つまり、**頭部・上方**から**腰・足・下方**へと発達する。

★ 子どもの運動機能の発達では、**全身的**な運動から**局所的**な運動へと発達が進む。

> ...motto
> 運動発達は肩や腕などの**大きな全身運動**から手指の**細かい局所運動**へと進む。

★ ある器官や機能の成長・発達に決定的に重要な時期のことを**臨界期**という。

> ...motto
> この時期に**発育現象**が起こらないと、将来その能力を獲得できず、**機能障害**などが残る可能性がある。

★ 標準的な発育をしている児においては**5歳〜6歳**で**脳重量**が成人の約**90%**に達する（図7-1）。

> ...motto
> スキャモンの臓器別発育曲線によれば、**脳神経系**は生後急速に発達し、5〜6歳までに成人の**90%**までの成長を遂げるとされている。

20歳（成熟期）の発育量を100%とし、各年齢の割合を示している。
① 一般型：身長、体重、体表面積、外形計測値（頭径を除く）、呼吸器、消化器、腎、心大動脈、脾、筋、骨、血液量
② 神経系型：脳*、脊髄、視覚器、頭径
③ 生殖器系型：精巣（睾丸）、卵巣、精巣上体（副睾丸）、子宮、前立腺など
④ リンパ系型：胸腺、リンパ組織
＊脳は3歳で新生児の3倍、5歳で成人の90%の重量になる。

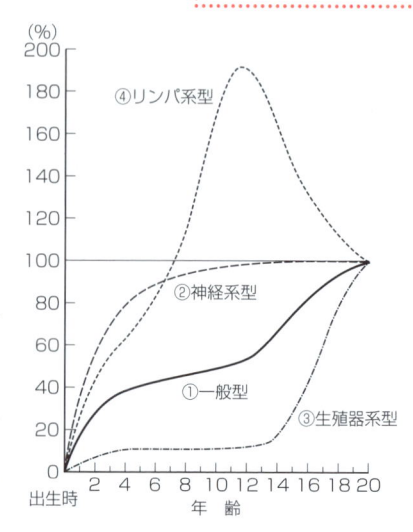

図7-1　スキャモンの発達・発育曲線

形態的発達と発育評価

★ 身長は **1歳**で出生時の約 **1.5倍**, **4歳**で約 **2倍**になる（表7-1）。

★ 出生時体重は生後 **3～4か月**で **2倍**, **1年**で **3倍**, **3年**で **4倍**, **4年**で **5倍**になる。

表7-1 身長・体重・頭囲の発達

	新生児	1か月	3・4か月	1歳	3歳	4歳
身長（cm）	50	54	63	75（1.5倍）		100（2倍）
体重（kg）	3	4	6（2倍）	9（3倍）	12（4倍）	15（5倍）
頭囲（cm）	33	36	40	45		50

（　）内は出生児に対する比

★ カウプ指数は**乳幼児**の発育栄養状態の評価に使用する。

…motto
カウプ指数は
{体重（g）/身長（cm）^{2}}×10 で算出する。

★ カウプ指数の正常範囲は **15～18** である。

★ ローレル指数は**学童期・思春期**の肥満の判定に使用する。

…motto
ローレル指数は
{体重（g）/身長（cm）^{3}}×10,000 で算出する。

★ ローレル指数の正常範囲は **110～160** である。

★ 体重 10 **パーセンタイル**値とは，同年齢で同性の児 100 人中，10 番目に軽い体重ということである。

…motto
10～90 は正常。3 未満, 97 を越える者は精密検査の必要あり。

★ 大泉門は **1歳6か月**までに閉鎖する。

★ 乳歯 20 歯が生え揃うのは，**2歳6か月～3歳**頃である。

★ 永久歯の萌出は **6歳**頃から始まる。

…motto
最初に第一大臼歯，次いで中切歯，側切歯と生える。

小児看護学 ■ 189

機能的発達と心理社会的発達

★**首**が完全にすわるのは **4〜5 か月**で，**寝返り**をうつのは **5〜6 か月**である。

★支えなしで**一人で座る**のは **7 か月**頃である。

★生後 **6〜12 か月**で**人見知り**が始まる。

★**9〜10 か月**で**つかまり立ち**ができる。

★**1 歳〜1 歳 6 か月**で**ひとり歩き**ができる。

★**1 歳**児は**一語文**（ワンワン，マンマなど）を話す。

★**構成遊び**は **1 歳**頃から始まる（図 7-2）。

> …motto
> 構成遊びは，お絵描き，積み木，粘土遊びなど。

★**2 歳**児は**二語文**（ママアッチ，パパカイシャなど）を話す。

★**2 歳 6 か月**児では**尿意**を他人に教えることができ，付き添っていれば一人で**排泄行動**ができる。

> …motto
> 付き添いなしで排尿できるのは 3 歳半。

★**3 歳**児は**自分の名前**を言える。

★**象徴遊び**（模倣遊び）は **3〜4 歳**で最も盛んになる（図 7-2）。

> …motto
> 象徴遊びはママゴトなどのごっこ遊びやつもり遊び。

構成遊び　　　象徴遊び

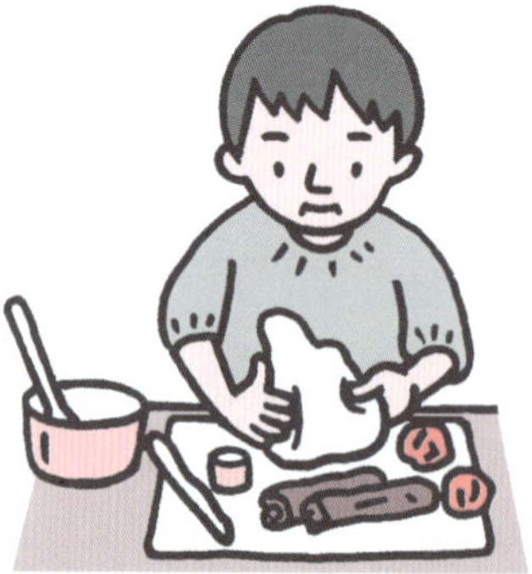

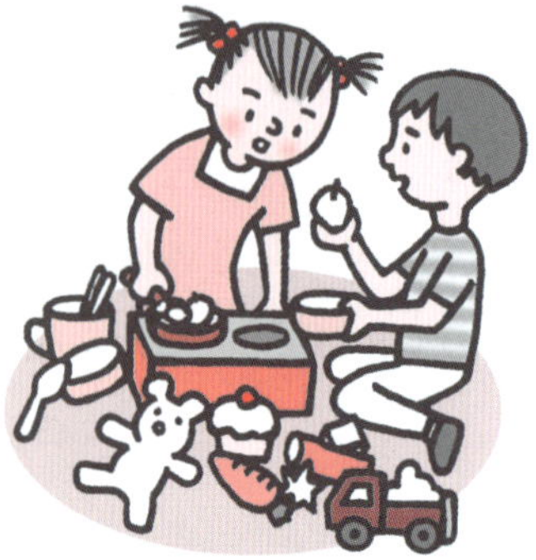

図 7-2　子どもの遊び

- ★3歳になると片足立ちができ，ボールを蹴ることができる。
- ★3歳児では衣服の前ボタンの掛け外しができる。
- ★4歳児では衣服を着ることができる。
- ★5歳児ではスキップをすることができる。

新生児の健康増進と安全な環境の提供

【授乳と栄養】

- ★初乳は分泌型免疫グロブリンA（IgA）を含む。

> ...motto
> 免疫物質のIgA，リゾチーム，リンパ球などを含んでいるため，感染抑制作用がある。

- ★母乳はビタミンKの含有量が少ないため，母乳栄養は乳児ビタミンK欠乏性出血症の原因となる。
- ★母乳栄養では生理的黄疸の期間が長引くことがある。

【保育環境と感染予防】

- ★新生児室は，温度24〜26℃，湿度50〜60%にし，清潔の保持を徹底する。
- ★感染予防のため，新生児を受け持つ看護師は新生児室だけの勤務とするのが望ましい。
- ★新生児室や母児室で児に手を触れる者はその都度手洗いを行う。

乳児の健康増進と安全な環境の提供

【離乳食の進め方】

- ★離乳開始は，首がすっかりすわり，支えると座れ，食物をみせると口を開けるなどが目安となり，普通は生後5〜6か月で体重7kgの頃である（表7-2）。

★離乳**初期**はつぶし粥のような**ドロドロ状**の食物を**1日1回**与える。

★離乳食開始から2か月頃の**中期**は**舌でつぶせる**固さの食物にする。

表7-2　離乳食の進め方の目安

区分	離乳初期	離乳中期	離乳後期	離乳完了期
月齢	5～6	7～8	9～11	12～18
離乳食の回数	1	2	3	3
調理形態	ドロドロ状，なめらかにすりつぶした状態	舌でつぶせるかたさ	歯ぐきでつぶせるかたさ	歯ぐきでかめるかたさ
食事に関する運動機能	哺乳反射，舌の前後運動	口唇を閉じて飲み込む，舌の前後運動に顎の連動運動	口唇を閉じたまま顎の上下運動，舌の上下運動，顎の上下運動	咀嚼運動ができるようになるが，かむ力はまだ弱い

【乳児の栄養】

★1日の必要**水分量**は，乳児**150**ml/kg，幼児**100**ml/kg，学童**80**ml/kg，成人**50**ml/kgである。

★乳児期には，**はちみつ**を1歳までは**与えない**。

…motto
はちみつは**乳児ボツリヌス症**を発症する危険がある。

【事故防止】

★乳児の事故防止としてベッドにいるときは**ベッド柵を上げる**。

★乳児は**仰臥位**で寝かせる。

…motto
乳児は気道の直径が小さいので**窒息**を起こしやすい。仰臥位は**乳幼児突然死症候群**の防止にもなる。

学童の特徴と健康増進

★学童期の仲間意識の発達による，同年齢の児童との活動が喜びとなる閉鎖的な小集団のことを**ギャングエイジ**という。

★日本の平成22年の児童の疾病・異常被患率で最も多いのは**う歯**である。

★学童の**体格は向上**しているが，**基礎体力は低下**している。

★高血圧，脂質異常症，糖尿病などの小児**生活習慣病**が増加している。

★ 肥満度（%）は〔(**実測**体重 kg − **標準**体重 kg) ÷ **標準**体重 kg〕× **100** で算出する。

小児の事故と虐待の特徴

【不慮の事故死】

★ 幼小児の死因で最も多いのは**不慮の事故**である。

> ...motto
> 1〜19 歳の死因の最多が不慮の事故（平成 23 年）。不慮の事故死の中では**交通事故**が最も多い。乳児の不慮の事故死では**窒息**が最多である。

★ 1 歳児では**溺死・溺水**も多く，浴槽に**水を溜めない**，浴槽に**ふたをする**，浴室の**ドアを閉める**，などの対策が必要である。

【誤飲事故】

★ 乳幼児の誤飲で最も頻度が高いのは**たばこ**である（図 7-3）。

★ たばこ 1 本を誤飲した場合，**胃洗浄**が必要である。

> ...motto
> たばこ 2 cm 以下なら観察のみでよい。1 本では胃洗浄を行う。

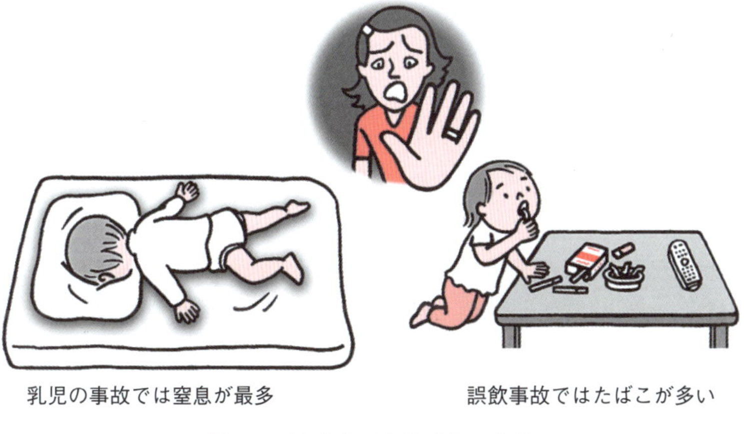

乳児の事故では窒息が最多　　　誤飲事故ではたばこが多い

図 7-3　注意すべき乳幼児の事故

★**灯油**を誤飲した場合，**催吐**は**禁忌**である。

> ...motto
> 石油製品や酸・アルカリ（漂白剤，カビ取り剤など）は嘔吐させると肺に入って化学性肺炎を起こす危険がある。

★**意識障害**や**けいれん**がある場合，**催吐**は**禁忌**である。

★**ボタン型電池**を誤飲した場合，X線透視下にて**マグネットカテーテル**で摘出するか，内視鏡下で**鉗子**を利用して摘出する。

★小児の誤飲の処置として，**衣料柔軟剤**は**牛乳**を飲ませるとよい。

> ...motto
> 胃粘膜の保護を目的として牛乳や卵白を飲ませる。

★小児の誤飲の処置として，**ナフタリン**は**牛乳**を飲ませては**いけない**。

> ...motto
> ナフタリンは脂溶性のため牛乳は禁忌。

【虐待】

★小児虐待は一般的に**身体的**虐待，**心理的**虐待，**ネグレクト**（養育放棄），**性的**虐待の4つに分類できる。

★親の虐待によって負傷した児童を発見した場合は，**児童相談所**か**福祉事務所**へ通告しなければならない。

> ...motto
> 「児童虐待の防止等に関する法律」第6条に規定されている。

★保護者による虐待で引き起こされる子どもの心身の健康障害を**被虐待児症候群**という。

★被虐待児症候群の症状は，**外傷**，**発育障害**，**学力低下**，**心身症**，**情緒行動問題**，**揺さぶられっ子症候群**などである。

小児の手術

★小児の手術の適応疾患は**先天奇形**や**先天異常**が多い。

★**口唇裂**の手術時期は生後**3か月**頃が適正である。

★ **口蓋裂**の手術時期は **1 歳〜1 歳半**頃が適正である。

> …motto
> 早すぎる手術は**顔面の成長**への影響が大きく，遅すぎると**言語発達**に影響が出る。

★ **胆道閉鎖**はできるだけ**早期**に手術を行う。

> …motto
> 肝実質病変，肝内胆管の荒廃が進展するので，**早期**（60日以内）に手術が必要。

★ 手術を受ける小児へのプレパレーションは，成長に応じた**個別的な理解**に基づく説明を行う。

★ 手術を受ける小児へのプレパレーションは，小児の**関心に合った**方法で行う。

> …motto
> **リーフレット**，**紙芝居**，**絵本**，**VTR** などを活用するとよい。

外来における安全の確保

★ 小児の外来では**緊急性の高い**状態の患児を鑑別し，**優先的**に診察が受けられるようにする。

★ 小児の外来看護では**感染症症状**の確認が重要である。

★ 小児の外来では感染症を鑑別し，必要であれば**隔離室**へ収容する。

★ 小児の外来では感染症を鑑別し，特に**小児間の接触**を避ける。

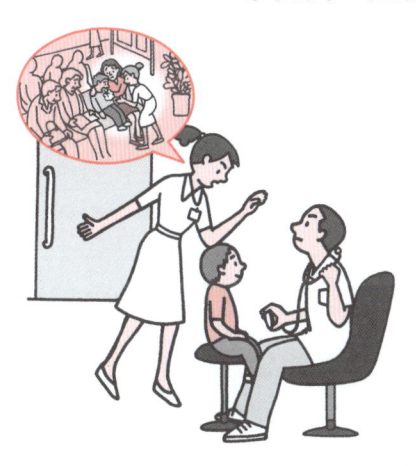

小児の検査

★ 小児に対しての基本的な姿勢は，**おどかさない**と**ウソをつかない**である。

★ 小児のバイタルサインを測定する場合，**呼吸⇒脈拍⇒体温**の順番で行う。

★ 血圧測定の際のマンシェット幅は，3か月未満：**3 cm**，3か月～3歳：**5 cm**，3～6歳：**7 cm**，6～9歳：**9 cm**，9歳以上：**12 cm**とする。

★ 乳児の胸部X線正面撮影をする際は，乳児を**仰臥位**にし，両上肢を**挙上**して上体を**固定**する。

★ 乳児の身長は，**乳児用身長計**に寝かせて2人で測定する（図7-4）。

★ 小児の採血中は，**顔色**，**呼吸状態**を観察しながら言葉をかけ励ます。

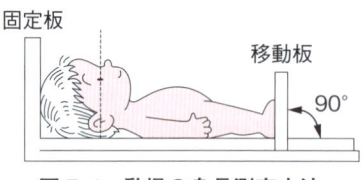

図7-4　乳児の身長測定方法

小児の薬物療法

★ 乳児の散剤は，**白湯**や**糖水**に溶かし，スプーンやスポイトで口に入れて服用させる。

…motto
白湯や糖水を少量用いて散剤を**練り**，苦味を強く感じる舌を避けて頬の内側や上顎部に**塗りつける**方法もある。

★ 乳幼児への与薬で薬をミルクや離乳食に混ぜて飲ますのは**禁忌**である。

…motto
全量飲まずに正しい薬用量を与えられず，また，ミルクや離乳食の味が変わって**偏食**につながる。

- ★ 小児の坐薬では，乳児は**仰臥位**，幼児・学童は**左側臥位**にして膝を軽く曲げ，口呼吸し肛門を弛緩させる。
- ★ 小児への注射では，注射についてよく**説明**した後，しっかり**固定**してすばやく行う。

> …motto
> その際，「痛くないからね」という**ウソ**をついてはいけない。

- ★ 小児の筋肉内注射は**筋拘縮**を起こしやすいため注意を要する。
- ★ 小児の静脈内注射の刺入部位は**肘正中皮静脈**，**手背静脈**，**足背静脈**などを使用する。

> …motto
> 手に注射する場合，**利き手でない**ほうに刺入する。また，乳児では頭頸部の**浅側頭静脈**に刺入することもある。

髄膜炎

【病態・症状】

- ★ 髄膜炎は**ウイルス性**髄膜炎と**細菌性**髄膜炎に分けられる。

> …motto
> 髄膜炎のほとんどが**コクサッキーウイルス**や**エコーウイルス**などによるウイルス性である。

- ★ **細菌性**髄膜炎は予後が悪い。
- ★ 髄膜炎は髄膜刺激症状として，**項部硬直**や**ケルニッヒ徴候**がみられる（図7-5）。

> …motto
> 新生児・乳児は髄膜刺激症状の出現は少なく，**発熱**，**不機嫌**，**哺乳力不良**などの非特異的症状を呈することが多い。

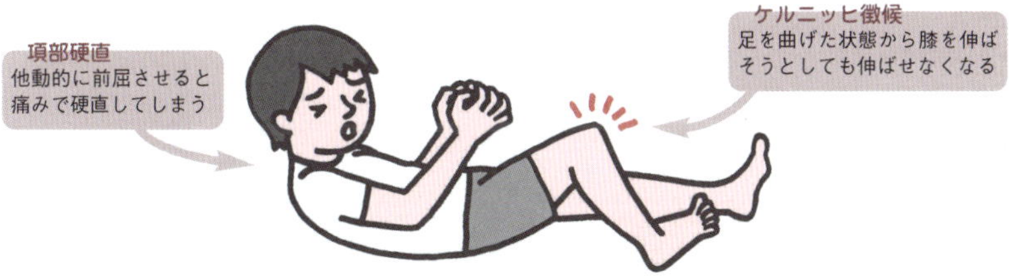

項部硬直
他動的に前屈させると痛みで硬直してしまう

ケルニッヒ徴候
足を曲げた状態から膝を伸ばそうとしても伸ばせなくなる

図7-5　髄膜刺激症状

★ムンプスウイルスによる**流行性耳下腺炎**では髄膜炎を合併することがある。

> ...motto
> ヘルペスウイルス，麻疹ウイルスなどでも髄膜炎を発症する。

【検　査】
★髄液検査で増加する細胞は，ウイルス性は**リンパ球**で，細菌性は**好中球**である。

【治療・看護】
★ウイルス性は**対症療法**と必要に応じて**抗ウイルス薬**，細菌性は起炎菌に応じた**抗菌薬**。

★易刺激性に考慮して室内を**暗く**し，**静か**にする。

急性糸球体腎炎

【病態・症状】
★急性糸球体腎炎は **A 群レンサ球菌感染**に続発することが多い。

★急性糸球体腎炎は**免疫複合体**が糸球体の基底膜に沈着し，それに対する**Ⅲ型アレルギー**で起こる。

★急性糸球体腎炎では**乏尿**，**高血圧**，**浮腫**，**血尿**が4大症状である。

ゴロ合わせ〈急性糸球体腎炎〉

膀 胱 不 潔 人
❶ ❷ ❸ ❹ ❺

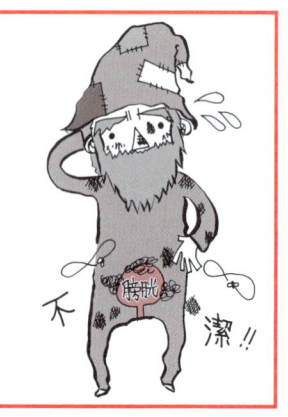

❶乏尿
❷高血圧
❸浮腫
❹血尿
❺急性糸球体腎炎

『みんなのゴロ』（医学評論社）より

【治療・看護】

★急性糸球体腎炎の急性期には**安静**が大切である。

★急性糸球体腎炎では二次感染の予防のため**抗生物質**（ペニシリン，セフェム系）を使用する。

★急性糸球体腎炎の食事療法は**水分・塩分・蛋白制限**である。

ネフローゼ症候群

【病態・症状】

★小児のネフローゼ症候群では**蛋白尿，低アルブミン血症，浮腫**を示す（図7-6）。

【診断基準】

以下の2項目の条件を満たすこと。
①**高度蛋白尿**（夜間蓄尿で40 mg/時/m^{2}以上）
②**低アルブミン血症**（血清アルブミン 2.5 g/dl 以下）

ただし，以下の診断基準も存在し，臨床現場ではこちらを使用することもある。

		学童	幼児	乳児
蛋白尿*		3.5 g/日以上または0.1 g/kg/日以上または早朝起床時第一尿で300 mg/dl 以上		
低蛋白血症*	血清総蛋白	6.0 g/dl 以下		5.5 g/dl 以下
	血清アルブミン	3.0 g/dl 以下		2.5 g/dl 以下
脂質異常症	血清総コレステロール	250 mg/dl 以上	220 mg/dl 以上	200 mg/dl 以上
浮腫		あり		

*は必須所見　　　　　　　　　　　　　厚生省特定疾患調査研究班（1973年）

【治療・看護】

★薬物療法は**副腎皮質ステロイド薬**が主として使用される。

★食事療法は，**塩分制限・水分制限**（浮腫対策として），**高エネルギー食**，腎機能が低下していれば**蛋白制限**。

★ステロイド使用などで易感染性となるので**感染予防**の対策をとる。

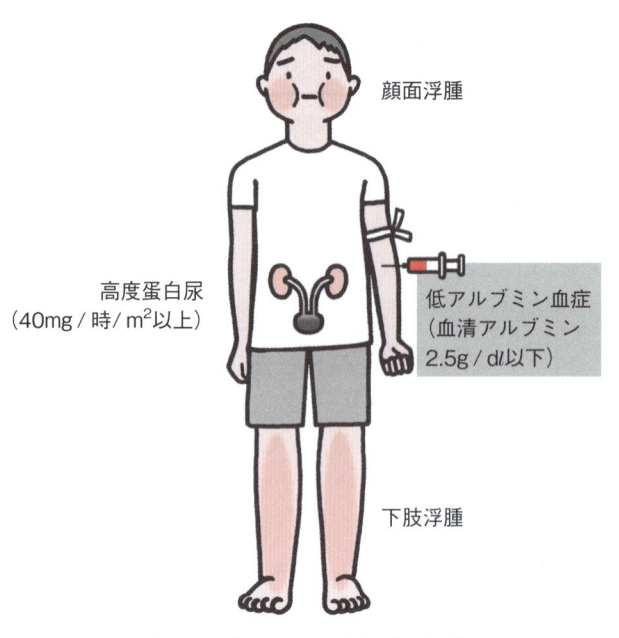

図7-6　ネフローゼ症候群の特徴

川崎病

【病態・症状】

★川崎病は原因不明で起こる全身の中小動脈の**血管炎症候群**である。

★川崎病の合併症として**冠動脈瘤**と**虚血性心疾患**に注意する。

★川崎病の**発熱**は5日以上続き，解熱薬は**無効**である。

★川崎病では急性期に手足の**硬性浮腫**，指先先端の**紅斑**がみられる。

★川崎病では回復期に指先からの**膜様落屑**がみられる。

【治療・看護】

★薬物療法は，**γ-グロブリン**（冠動脈障害の予防），**アスピリン**（抗炎症効果，抗凝固作用），**抗血小板薬**を使用する。

★合併症が出現した場合は**激しい運動を制限**する。

乳児下痢症

【病態・症状】

★ 乳児下痢症は胃腸の**ウイルス感染**で，原因は**ロタウイルス**が最多。

★ 乳児下痢症は**冬季**に最も多くみられる。

★ 乳児下痢症の便は**灰白色水様便**となる。

> ...motto
> **米のとぎ汁様**ともいわれる。

★ 乳児下痢症の症状は**下痢**のほか，**嘔吐，発熱，腹痛**がみられ，**代謝性アシドーシス**を伴うことも多い（図7-7）。

> ...motto
> 下痢によるアルカリ性の**電解質喪失**のため，代謝性アシドーシスになる。

★ 乳児下痢症の重症例では**脱水**を生じる。

> ...motto
> **尿量減少，意識混濁，大泉門陥凹**などが脱水のサインになる。

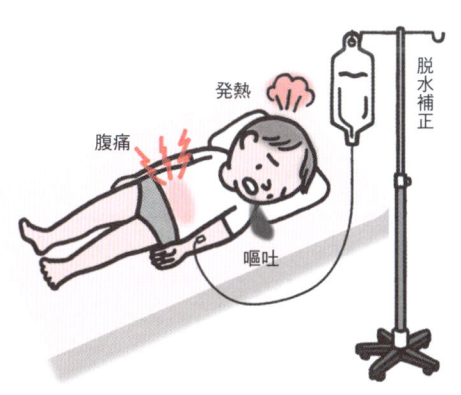

図 7-7　乳児下痢症の特徴

【治療・看護】

★急性乳児下痢症では利尿がつくまでは**カリウムを含まない**電解質液の点滴を行う。

> ...motto
> 著しい脱水があるときは乏尿・無尿から**高カリウム血症**を引き起こす。

★乳児下痢症では輸液の注入速度が速いと**肺水腫**を起こしやすい。

麻疹（はしか）

【病態・症状】

★麻疹ウイルスの潜伏期は**10～12日**である。

★麻疹は，**潜伏期⇒カタル期⇒発疹期⇒回復期**と進んでいく（図7-8）。

★麻疹の発熱は，カタル期の第1相目，発疹期の第2相目と**2峰性**を示す。

> ...motto
> 第2相目の発熱のほうが第1相目より**高い**。

★麻疹は**コプリック斑**がみられる。

> ...motto
> コプリック斑はカタル期の終わりに始まり，発疹期に入って**2～3日**で消退する。

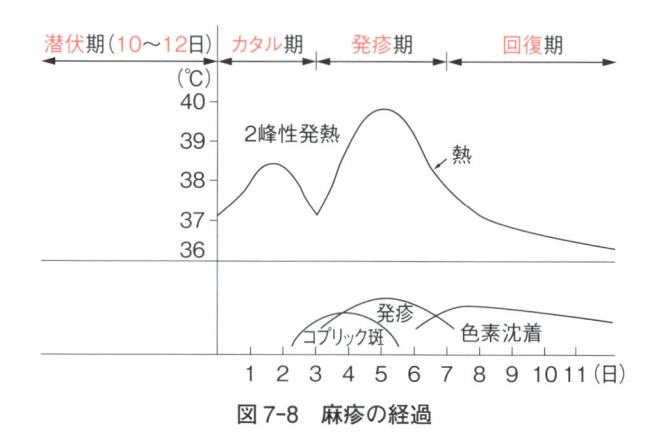

図7-8 麻疹の経過

★ 麻疹の**発疹**は**2度目の体温上昇**と同時に出現し，消失後は暗褐色の**色素沈着**を残す。

> …motto
> 発疹は**融合**傾向を示す。

★ 麻疹の発疹は**耳介後部**，**頸部**，**顔**から始まり**全身**に拡がる。

【予防・感染防止】

★ 予防のために**麻疹・風疹二種混合生ワクチン**を接種する。

> …motto
> 1～2歳未満，5～7歳未満の2回接種する。

★ 学校，幼稚園などへの出席停止期間は第2相目の発熱が**解熱したのち3日**を経過するまでである。

風疹

【病態・症状】

★ 風疹は**発熱**，**発疹**，**リンパ節腫脹**を特徴とする感染症である。

> …motto
> 発疹は3日ほどで治まることが多いので**3日ばしか**と呼ばれる。

★ 風疹は**2～3週間**の潜伏期を経て，まず耳介後部，頸部の**リンパ節**が**痛み**を伴って**腫脹**する。

★ 風疹はリンパ節腫脹から1～3日後に**発疹**と**発熱**がほぼ同時に出現する。

> …motto
> 発疹はバラ紅色で孤立性が多く**融合**しない。

★ 風疹の発疹は**顔面**に始まり，**体幹・四肢**に広がる。

★ 風疹の発疹は**3日**前後で消退し，色素沈着は**残さない**。

★ 妊娠初期の風疹初感染によって児に**先天性風疹症候群**が発生することがある。

> …motto
> 児に**心奇形**，**白内障**，**感音性難聴**，**発達障害**などを起こす。妊婦の風疹罹患の時期が早いほど発症率が高くなる。

小児看護学

【予防・感染防止】

★ 予防のために**麻疹・風疹二種混合生ワクチン**を接種する。

★ 先天性風疹症候群の予防のために**妊娠前のワクチン接種**が有効。

★ 学校，幼稚園などへの出席停止期間は**発疹が消失**するまでである。

水痘

【病態・症状】

★ 水痘の病原体は帯状疱疹と同一の**水痘・帯状疱疹ウイルス**である。

> …motto
> ウイルスが神経根に潜み，**免疫低下**状態のとき肋間神経に沿って現れるのが**帯状疱疹**である。

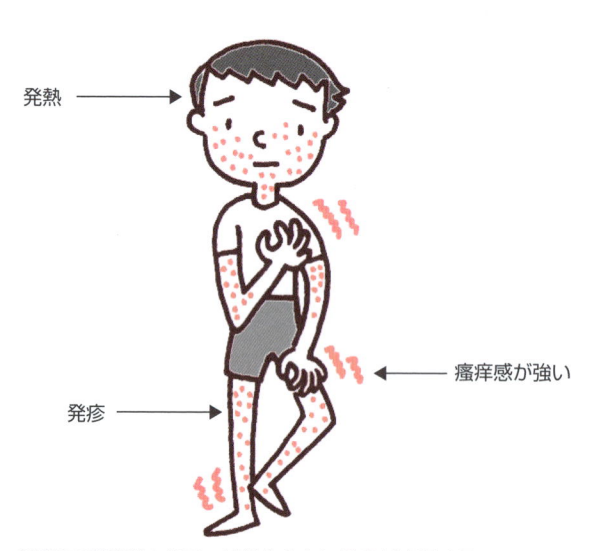

発熱
発疹
瘙痒感が強い

2〜3週間の潜伏期を経て、発熱とともに発疹が出現する。

発疹は　紅斑　丘疹　水疱　痂皮　へと変化する

次々と新たな発疹が現れるので、これらの発疹が同時に混在することになる。

図7-9　水痘の症状

- ★ 水痘は**2～3週間**の潜伏期のあと，**発熱**とほぼ同時に**発疹**が現れる。
- ★ 水痘の発疹は**体幹**に初発し，顔面，手掌，足底，頭部，口腔粘膜など**全身**に広がる。
- ★ 発疹の形状は**紅斑**⇒**丘疹**⇒**水疱**⇒**痂皮**へと変化し，様々な発疹が**同時**にみられる（図7-9）。

【予防・感染防止】

- ★ 予防のために**水痘生ワクチン**を接種する。

  …motto
  生後12か月～36か月の間に**2回**接種する。

- ★ 学校，幼稚園などへの出席停止期間は**発疹がすべて痂皮化**するまでである。

流行性耳下腺炎（おたふくかぜ）

【病態・症状】

- ★ 流行性耳下腺炎の病原体は**ムンプスウイルス**である。
- ★ 流行性耳下腺炎は**2～3週間**の潜伏期を経て，**発熱**とほぼ同時に有痛性の**耳下腺腫脹**が出現する。

  …motto
  耳下腺腫脹は**両側**が腫れる場合と**片側**だけの場合がある。

- ★ 流行性耳下腺炎の合併症として，**髄膜炎**，**難聴**，**膵炎**，**精巣炎**，**卵巣炎**などがある。

  …motto
  精巣炎，卵巣炎は**成人**に多い。男性はごくまれに**不妊**の原因になる。

【予防・感染防止】

- ★ 予防のために**ムンプス生ワクチン**を1回接種する。ただし，ムンプスの予防接種は**任意接種**である。
- ★ 学校・幼稚園などへの出席停止期間は，**耳下腺**，**顎下腺**または**舌下腺**の腫脹が出た後**5日**を経過し，かつ**全身状態**が良好になるまでである。

肥厚性幽門狭窄症

【病態・症状】

- ★肥厚性幽門狭窄症は胃幽門部の輪状筋が**肥厚**し，十二指腸への**通過障害**が起こる疾患で，**第一子**で**男児**に多い。
- ★肥厚性幽門狭窄症は**生後2〜3週**に発症することが多い。
- ★肥厚性幽門狭窄症は**噴水状嘔吐**が特徴的である（図7-10）。
- ★**右上腹部**に肥厚した幽門筋を**オリーブ状の腫瘤**として触知する。
- ★肥厚性幽門狭窄症は**低クロール性代謝性アルカローシス**になる。

…motto
嘔吐を繰り返すと，胃液中の H^+ と Cl^- が喪失するため。

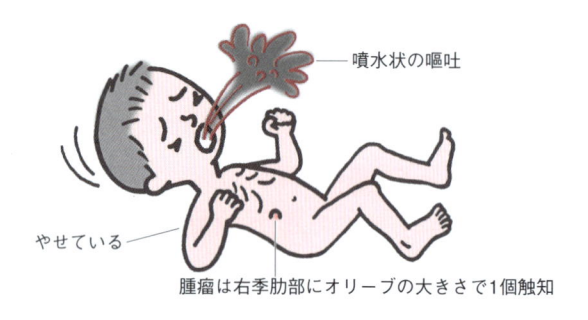

噴水状の嘔吐
やせている
腫瘤は右季肋部にオリーブの大きさで1個触知

図7-10　肥厚性幽門狭窄症の特徴

【治療・看護】

- ★肥厚性幽門狭窄症の治療として，**ラムステット手術**（粘膜外幽門筋切開術）を行う。
- ★授乳は**少量ずつ**にして**頻回**に与える。
- ★**右側臥位**にして噴門側への逆流を防止する。

急性虫垂炎

【病態・症状】

★急性虫垂炎は**細菌感染**などによる虫垂の**急性化膿性疾患**である。

★急性虫垂炎は**心窩部痛**で始まり，**右下腹部痛**に移行する。

★急性虫垂炎によって虫垂が**穿孔**すると**腹膜炎**になる場合がある。

★急性虫垂炎の特徴的な圧痛点として，**マックバーネ**，**ランツ**などがある（図7-11）。

...motto
マックバーネ：臍と**右上前腸骨棘**を結ぶ線の**外側 1/3**
ランツ：左右の**上前腸骨棘**を結ぶ線の**右側 1/3**
キュンメル：臍の**右下 1〜2 cm**

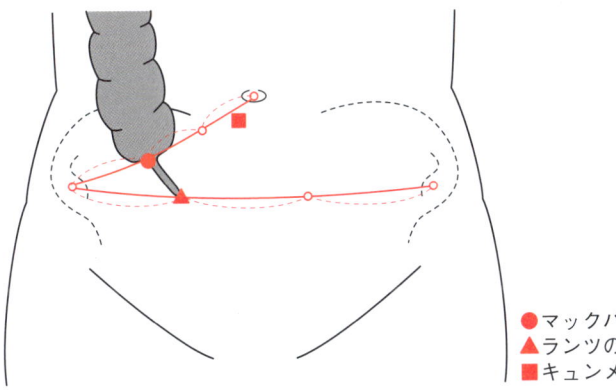

● マックバーネの圧痛点
▲ ランツの圧痛点
■ キュンメルの圧痛点

図7-11　急性虫垂炎の圧痛点

【治療】

★**薬物療法（抗菌薬）**と**手術療法**がある。

★進行例や穿孔（破裂）例には**虫垂切除術**（腹腔鏡下手術が増えている）。

先天性心疾患

【心室中隔欠損症】

★ 心室中隔欠損症では**左右シャント**を認める（図 7-12）。

> ...motto
> 中隔に欠損口が開いているので，酸素化されたシャント血流が左室から右室へ流入する。

★ 心室中隔欠損症は**肺高血圧症**を伴う。

> ...motto
> 左右シャントがあるため肺血流量が増加し，肺高血圧症になる。

★ シャント量が多いと**心不全**を来す。

★ 小欠損口では**自然閉鎖**も多い。

★ 中等度以上の欠損口で心不全症状があれば**ジギタリス**や**利尿薬**。

★ 薬物で改善しないときは**外科手術**を行う。

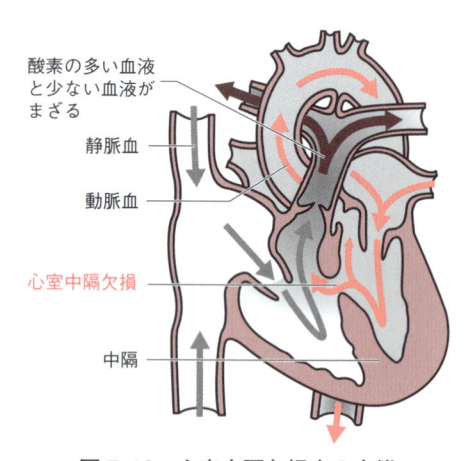

図 7-12　心室中隔欠損症の病態

【ファロー四徴症】

★ ファロー四徴症は，①**肺動脈狭窄**，②**心室中隔欠損**，③**大動脈騎乗**，④**右室肥大**の 4 つを主徴とする（図 7-13）。

★ファロー四徴症は**チアノーゼ**を生じやすい。

★ファロー四徴症のチアノーゼは成長するにしたがって**徐々に増強**する。

> ...motto
> 肺動脈狭窄による右室圧の上昇⇒心室中隔欠損のため右左シャント⇒右室から大動脈に静脈血が流入⇒チアノーゼ

★ファロー四徴症では泣いたときなどに**低酸素発作**がみられる。

★ファロー四徴症で低酸素発作が起きたとき，患児は**蹲踞**（そんきょ）の姿勢をとる。

> ...motto
> 蹲踞の姿勢は大腿動脈を圧迫して末梢抵抗を上げ、その結果肺血流が増加して症状が和らぐ。

★ファロー四徴症のチアノーゼ発作の予防に**β遮断薬**を使用する。

★ファロー四徴症の外科的治療として，**ブラロック手術**などがある。

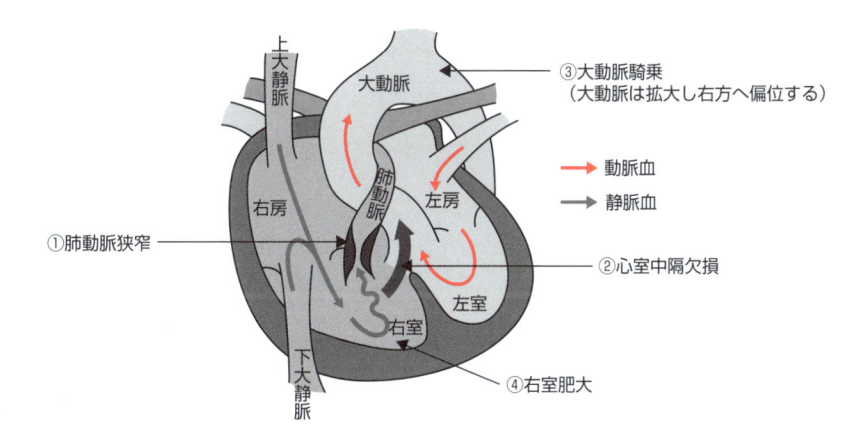

肺動脈（漏斗部）の狭窄のために右室圧は上昇し，肺動脈への血流量は低下する。この右室から静脈血は（左右両心室の上にまたがっている）大動脈へ直接駆出される（太い黒矢印）。こうして，大動脈へは体静脈血が直接流入することになるので，身体はチアノーゼを示す。

図7-13　ファロー四徴症の病態

染色体異常症

【ダウン症候群】

★ ダウン症候群は**常染色体**の異常で **21 トリソミー**が最も多い。

> ...motto
> 21番目の常染色体が1個多くて3個ある。

★ ダウン症候群の発生率は出生 **700〜800 人に 1 人**の割合である。

★ 母親が40歳以上の高齢出産で危険率が上昇し，出生 **100 人に 1 人**の割合になる。

★ ダウン症候群の子どもの筋肉は**低緊張**である。

> ...motto
> フロッピーインファントと言われている。

★ ダウン症候群は**特異顔貌**を呈する（図7-14）。

★ ダウン症候群は**知能発育低下**を伴う。

★ ダウン症候群は**心奇形**を伴うことが多く，**心内膜床欠損症**が最多である。

> ...motto
> その他，**心室中隔欠損症**，**心房中隔欠損症**などを合併する。

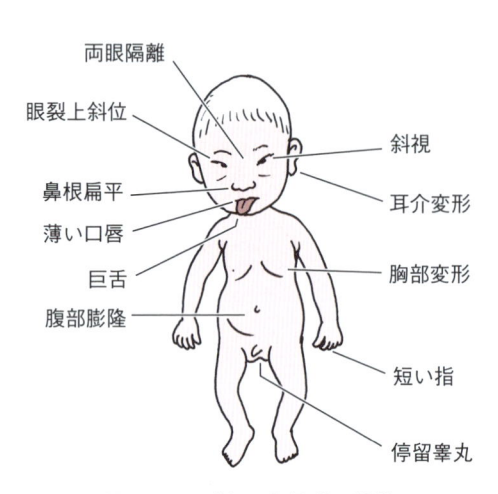

図7-14　ダウン症候群の特徴

【正常な性染色体】

★**男性**の性染色体は**XY**，**女性**の性染色体は**XX**である。

【ターナー症候群】

★ターナー症候群は**性染色体異常**で，**女性**における1個の**X染色体**が**欠如**している。

...motto
ターナー症候群は女児に発生する。

★ターナー症候群は**低身長**，**翼状頸**，**外反肘**，**性未成熟**などを示す。

【クラインフェルター症候群】

★クラインフェルター症候群は**性染色体異常**で，**男性**における**X染色体**が1個**多い**。

...motto
クラインフェルター症候群は男児に発生する。

★クラインフェルター症候群は**高身長**，**長い手足**，**狭い肩幅**，**小陰茎**，**小精巣**などを示す。

母性看護学

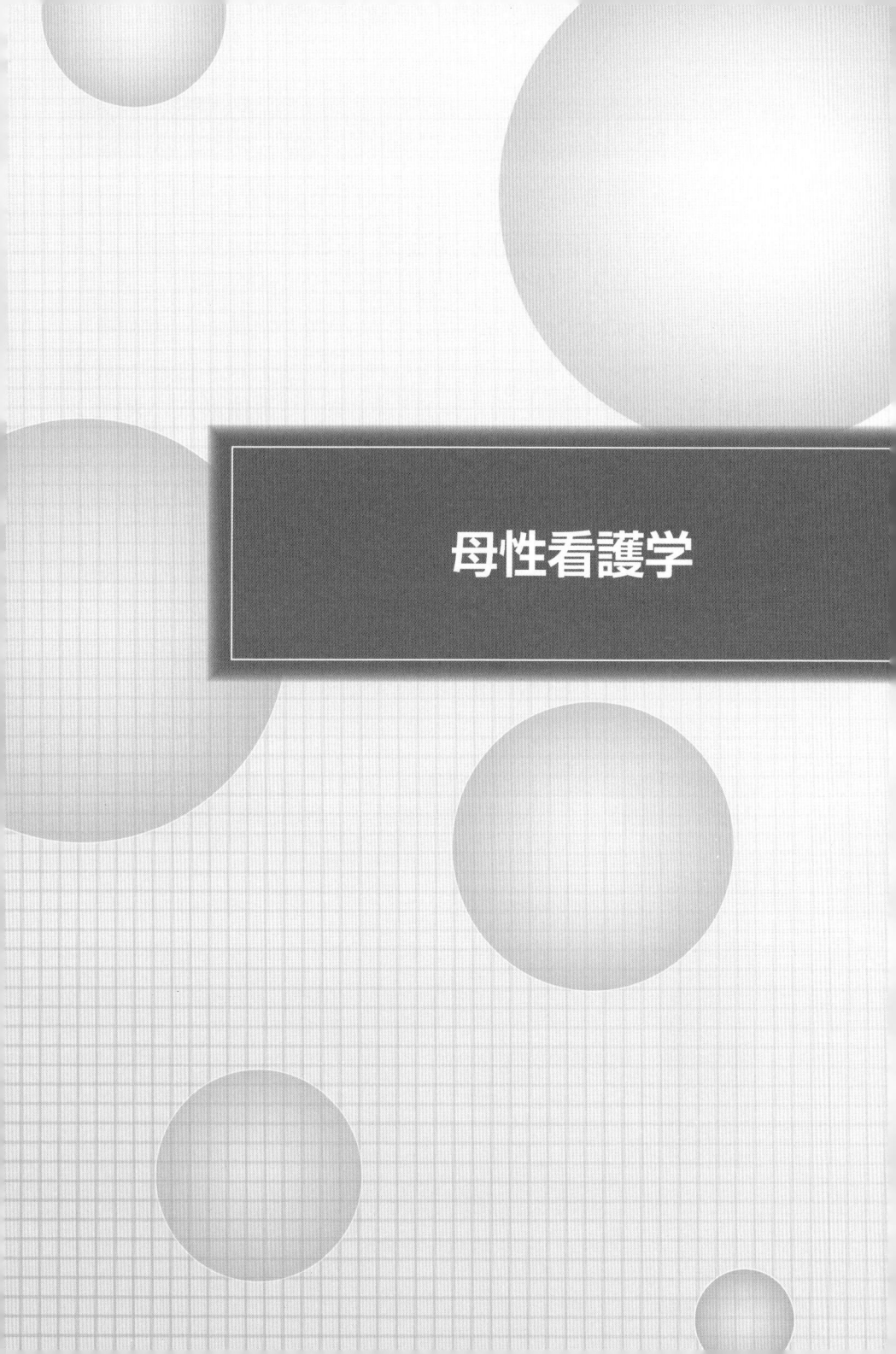

性周期とホルモン

【性周期の成立（図 8-1）】

①月経終了のころに**卵胞刺激ホルモン（FSH）**が卵巣に作用して卵胞を発育させ**エストロゲン**の分泌を増加させる（**卵胞期**）。

②同時に**エストロゲン**の作用によって子宮内膜が**増殖**する（**増殖期**）。

③**エストロゲン**分泌がピーク⇒視床下部から**ゴナドトロピン放出ホルモン（Gn-RH）**分泌⇒下垂体前葉から**黄体形成ホルモン（LH）**放出⇒**排卵**

④排卵した卵胞が**黄体**になり**エストロゲンとプロゲステロン**が分泌される（**黄体期**）。

⑤**エストロゲンとプロゲステロン**によって子宮内膜がさらに**肥厚**し，受精卵が**着床**しやすくなる（**分泌期**）。

⑥妊娠しなければ**エストロゲンとプロゲステロン**の分泌が止まり，子宮内膜が剥離して**出血**を伴って排出される（**月経期**）。

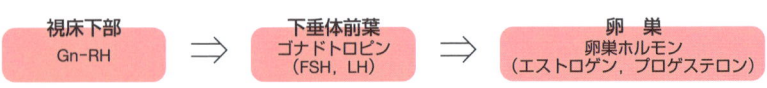

視床下部　　　　下垂体前葉　　　　卵　巣
Gn-RH　⇒　ゴナドトロピン　⇒　卵巣ホルモン
　　　　　　（FSH, LH）　　　　（エストロゲン，プロゲステロン）

Gn-RH：ゴナドトロピン放出ホルモン　FSH：卵胞刺激ホルモン　LH：黄体形成ホルモン
エストロゲンは排卵前後に分泌↑　プロゲステロンは排卵後に分泌↑

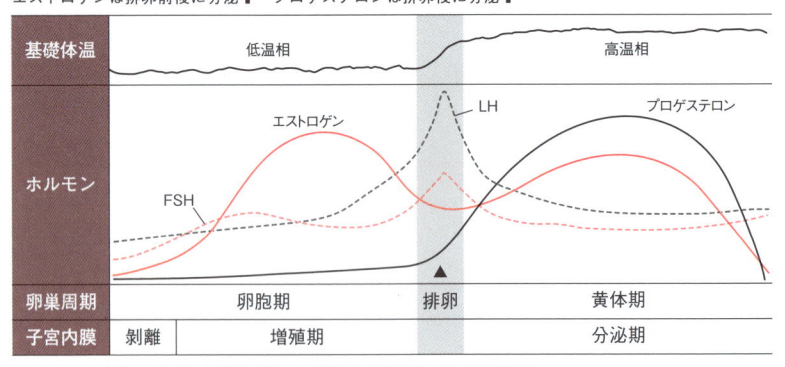

基礎体温	低温相	高温相
ホルモン	FSH, エストロゲン, LH	プロゲステロン
卵巣周期	卵胞期	排卵	黄体期
子宮内膜	剥離	増殖期	分泌期

・エストロゲン：子宮内膜の増殖，頸管粘液増量・粘稠度低下
・プロゲステロン：排卵抑制，子宮内膜の分泌⇒脱落，頸管粘液粘稠度上昇，基礎体温上昇

図 8-1　性周期

【国試でよく問われるポイント】

★視床下部から **Gn-RH** が分泌される。

★Gn-RH が下垂体前葉に作用し，そこから **FSH** と **LH**（合せて**ゴナドトロピン**という）が分泌される。

★卵巣は排卵前は**エストロゲン**，排卵後は**エストロゲン**と**プロゲステロン**を分泌する。

★**LH** の急増後，**排卵**が起こる。

★基礎体温が**低温相**から**高温相**へと移る日が**排卵日**である。

★卵巣周期の**黄体期**には基礎体温が**高温相**となる。

★基礎体温の上昇は**プロゲステロン**の作用による。

★月経周期は **25～38 日**が正常である。

★**初経**を発来させるホルモンは卵胞ホルモンの**エストロゲン**である。

性感染症

★性感染症は性的接触で感染する疾患で**母子感染**の危険を伴う（表8-1）。

★性感染症の中で最も多いのは**性器クラミジア感染症**で，近年増加し

表 8-1　性感染症の児への影響

病原体	疾　患	児への影響	子宮内感染	産道感染	母乳感染
クラミジア	子宮頸管炎，骨盤内感染症	結膜炎，肺炎		○	
淋　菌	淋菌感染症	新生児膿漏眼		○	
梅毒トレポネーマ	梅毒	先天性梅毒	○	○	
ウイルス	性器ヘルペス	新生児ヘルペス症		○	
	AIDS	HIV キャリア，AIDS	○	○	○
	B 型肝炎	HBV キャリア，慢性肝炎	○	○	
	C 型肝炎	HCV キャリア，慢性肝炎，肝硬変，肝癌	○	○	
	成人 T 細胞白血病	ATLV キャリア			○
真　菌	外陰腟カンジダ症	鵞口瘡，皮膚カンジダ症		○	

★性器クラミジア感染症は**不妊**の原因になる。

★性行為によって感染症を生じるものに**B型肝炎ウイルス**がある。

出生前診断

★先天異常の出生前診断の検査には，**羊水検査**，**絨毛培養**，**胎児採血**，**超音波検査**などがある。

★羊水検査から胎児の**性別**，**成熟度**，**先天代謝異常**，**染色体異常**が分かる。

★羊水穿刺は妊娠**13～20週**頃に実施する。

★羊水検査に関して夫婦の意見が対立した場合は，**夫婦で相談**して一つの結論になるよう援助する。

★染色体異常のある胎児は**流産**する確率が高い。

> …motto
> 流産の約半数は**染色体異常**が原因である。

第二次性徴

★思春期は**第二次性徴**出現から**初経**を経て，**月経周期**がほぼ順調になるまでの期間である。

> …motto
> 年齢でいうと**8～9歳**から**17～18歳**頃までを指す。

★初経は通常**12～13歳**の頃に発来する（図8-2）。

★女性の第二次性徴に最も関与するホルモンは**エストロゲン**である。

★**皮下脂肪**の増加，**乳房**の発育，**身長**の伸びは，**初経**発来を予測するうえで重要である。

★**9歳**未満の初経は**性的早熟**と判断される。

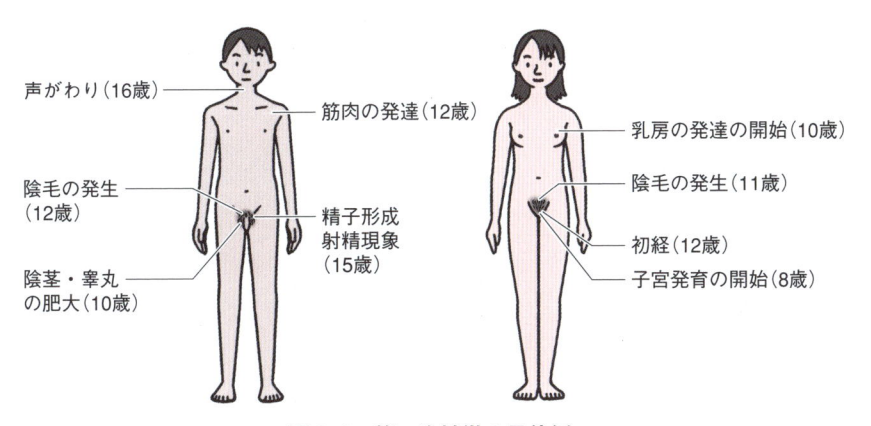

図8-2 第二次性徴の具体例

(男性)
- 声がわり（16歳）
- 筋肉の発達（12歳）
- 陰毛の発生（12歳）
- 精子形成 射精現象（15歳）
- 陰茎・睾丸の肥大（10歳）

(女性)
- 乳房の発達の開始（10歳）
- 陰毛の発生（11歳）
- 初経（12歳）
- 子宮発育の開始（8歳）

更年期障害

【病態・症状】

★ 更年期は**卵巣機能**が衰退し始め消失する時期で，**閉経**をはさんだ**10年間**くらいを指す。

…motto 平均50歳前後である。

★ 女性の更年期障害には**エストロゲン**分泌の**減少**が関与する。

★ 更年期の女性は**性腺刺激ホルモン**の分泌が増加する。

…motto エストロゲンの分泌が低下することによってフィードバック機構が働き，下垂体前葉からの性腺刺激ホルモン（FSH，LH）の分泌が増える。

★ 閉経後は**脂質異常症**（高脂血症）の発症が増加する。

…motto エストロゲンには脂質代謝，血圧調節，糖代謝などの作用があるため。

★ 更年期障害の出現には身体的要因だけでなく，**心理的・社会的要因**も影響する。

★ 更年期障害の症状は，**ほてり，動悸，息切れ，めまい，情緒不安**

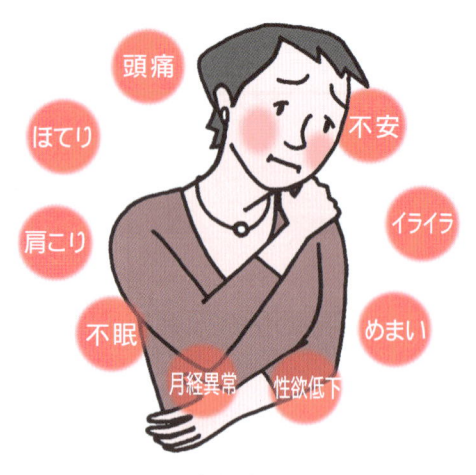

図8-3 更年期障害の主な症状

定，**うつ状態**など多様である（図8-3）。

【治　療】

★更年期障害の治療は**ホルモン補充療法**（HRT）が有効である。

妊娠の経過と胎児の発育

【妊娠の成立（図8-4）】

★卵子の受精能力は排卵後 **24 時間**以内である。

★受精は**卵管膨大部**で起こる。

★受精後 **7 日**前後で着床する。

★妊娠の持続期間は**最終月経**の第1日目から **280 日間**が平均的である。

【妊婦の身体的変化】

★**ヒト絨毛性ゴナドトロピン**（hCG）は妊娠**初期**に分泌量が急増し，以後漸減する。

- ★子宮底長は，妊娠 **12 週**に**恥骨結合上**で触知可能になり，妊娠 **24 週**で**臍高**になる。
- ★**血漿量**は妊娠 **32～34 週**頃に最も多くなる。
- ★BMI がふつうの妊婦の体重増加は妊娠全期間で **7～12 kg** である（表 8-2）。

【胎児の発育】

- ★超音波ドプラ法では妊娠 **10～12 週**で**児心音**が聴取できる。
- ★**胎盤**の完成は妊娠 **16 週**頃である。
- ★妊娠 **20 週**前後に母体は**胎動**を感じる。

> …motto
> **男女の区別**がつくのもこの頃である。

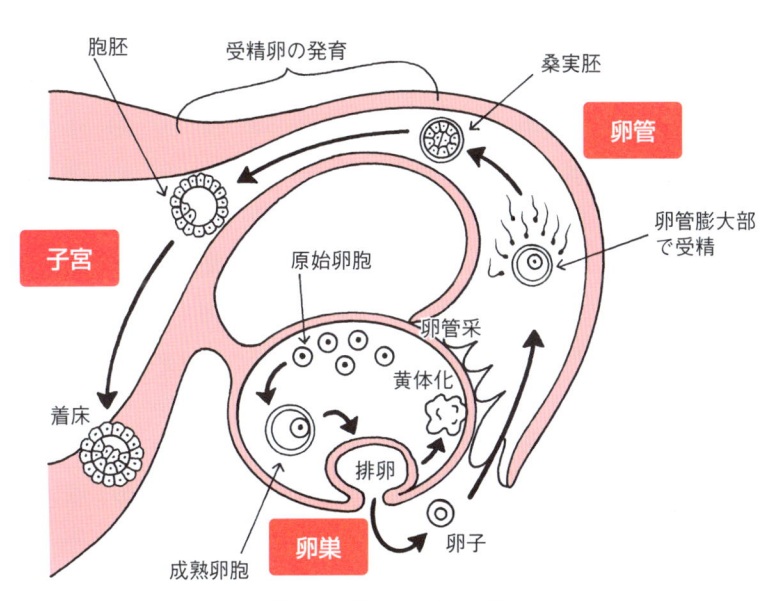

図 8-4　受胎のプロセス

表 8-2　妊娠全期間を通しての推奨体重増加量

体格区分	推奨体重増加
やせ：BMI 18.5 未満	9～12 kg
ふつう：BMI 18.5 以上～25.0 未満	7～12 kg
肥満：BMI 25.0 以上	およそ 5 kg BMI 25.0 を著しく超える場合個別対応

厚生労働省　妊婦のための食生活指針より

妊婦の保健指導

★ **定期健康診査**について：妊娠 **23 週**まで **4 週**に 1 回
　　　　　　　　　　　　妊娠 **24 週**から妊娠 **35 週**まで **2 週**に 1 回
　　　　　　　　　　　　妊娠 **36 週**以降 **1 週**に 1 回

★ 妊娠中は**喫煙・飲酒**を避ける。**受動喫煙**にも注意する。

　...motto
　喫煙は低出生体重児，早産，死産などを，飲酒は胎児発育障害などを起こしやすい。

★ 妊娠中の**長期旅行**を控える。やむを得ない場合は安定期の妊娠 **16～27 週**頃に行う。

★ 妊娠悪阻の患者には**好むもの**を好む調理方法で**少量ずつ**分けて食べるよう指導する。

★ 妊娠中の食事では**エネルギー**の付加量は妊娠**初期**が最も**少なく**，妊娠**後期**が最も**多い**。

　...motto
　妊娠初期：＋50 kcal/日
　妊娠中期：＋250 kcal/日
　妊娠後期：＋450 kcal/日

★ 腰痛，背部痛，肩こりの予防のために，妊娠 **16 週**頃から**妊婦体操**を取り入れる。

★ **乳房・乳頭**の手入れは妊娠 **20 週**頃から行う。

分娩の経過と胎児の健康状態

【分娩の3要素と分娩の定義】

★ 分娩の3要素は**娩出力**，**産道**，**娩出物**である。

> ...motto
> 娩出力：陣痛，腹圧
> 産　道：骨産道（骨盤），軟産道（子宮下部，腔）
> 娩出物：胎児，胎盤，臍帯，卵膜，羊水

★ 分娩第1期は**分娩の開始**から**子宮口全開大**までである。

★ 分娩第2期は**子宮口全開大**から**児の娩出**までである。

★ 分娩第3期は**児の娩出**から**胎盤の娩出**までである。

ゴロ合わせ〈分娩の3要素〉

分娩は　力の　産　物
　❶　　　❷　　❸　❹

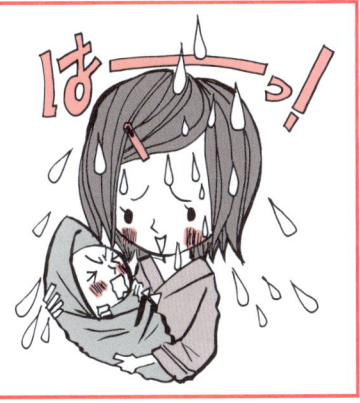

❶ 分娩の3要素
❷ 娩出力
❸ 産道
❹ 娩出物

「みんなのゴロ」（医学評論社）より

【分娩第1期】

★ 分娩開始は**10分以内**の陣痛周期，または1時間に**6回以上**の陣痛発来をいう。

★ 分娩第1期では分娩を促進するために**3～4時間**ごとの**排尿誘導**を行い，自然排尿がない場合は**導尿**を行う。

> ...motto
> 膀胱の充満は分娩の進行の**妨げ**になる。

★ 子宮口全開大までは**努責を禁止**する。

母性看護学 ■ 221

【分娩第 2 期】

★ 陣痛の一番**ピーク**のときに**努責**させる。

★ **排臨**は胎児先進部分が陣痛発作時に見え，間欠時に見えなくなる状態をいう。

★ **発露**は陰裂間に胎児先進部分が常に見えている状態をいう。

★ 発露するまでは**腹圧**を加え，発露後は腹圧を**禁止**して**短速呼吸**を促す。

【分娩第 3 期】

★ 分娩第 3 期では，**胎盤剥離徴候**の観察，**子宮収縮**の観察，**出血量・性状**の観察を行う。

【胎児の状態】

★ **胎位**は**胎児**の縦軸と**子宮**の縦軸との関係をいう。

★ 頭部が下にある胎位を**頭位**といい，殿部が下にある胎位を**骨盤位**という。

★ **胎向**は**児背**と**母体側**との関係をいう。

★ 児背が母体の**左側**にあるのを**第 1 胎向**，児背が母体の**右側**にあるのを**第 2 胎向**という。

★ 胎児の頭部が下にあり背が母体の左側にある場合，**第 1 頭位**という。

★ **第 1 頭位**のときは超音波ドプラ法で母体の**左下腹部**で児心音を聴取できる（図 8-5）。

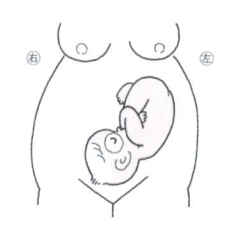

- 胎児の背中が㊧に位置しているときは心音は妊婦の㊧腹部で聴取できる。
- 胎児の背中が㊨に位置しているときは心音は妊婦の㊨腹部で聴取できる。

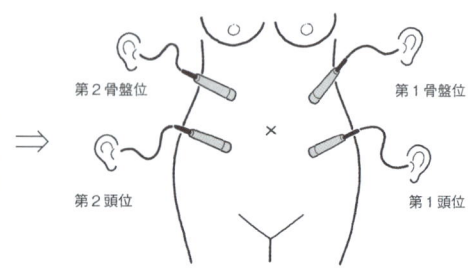

第 2 骨盤位　第 1 骨盤位
第 2 頭位　第 1 頭位

図 8-5　超音波ドプラ法と胎位・胎向

【流産，早産，正期産，過期産】

★妊娠 22 週未満に妊娠が継続できなくなることを**流産**という。

★妊娠 22 週 0 日～36 週 6 日の分娩を**早産**という。

★妊娠 37 週 0 日～41 週 6 日の分娩を**正期産**という。

★妊娠 42 週 0 日以降の分娩を**過期産**という。

産褥の経過と看護

【子宮底】

★**分娩直後**の子宮底長は恥骨結合上 **11～12 cm** である（表8-3）。

★産褥 **5 日**の子宮底は臍と恥骨結合上縁との**中央**が一般的である。

【悪露】

★分娩**直後**の悪露は**赤色**悪露である。

★産褥 **14 日**の悪露は**黄色**悪露である。

【乳汁】

★**プロラクチン，オキシトシン**は乳汁分泌を促進する。

【乳房】

★乳房の**緊満感**は産褥 **2～3 日**頃に出現し，1 週間ほどでなくなる。

【精神的変化】

★産褥 **3～10 日**頃に憂うつになるなどの**マタニティ・ブルーズ**が出現しやすい。

【看護】

★子宮復古を促進するために**早期離床，授乳指導，子宮底のマッサージ**を行う。

> ...motto
> 早期離床は**悪露**の排出も促進する。

★産褥体操の前には**排尿**を済ませるよう説明する。

表 8-3　産褥期の身体的変化

時期	子宮底の高さ	恥骨結合上の長さ	悪露 名称	後陣痛	乳汁 名称	量	乳房 乳房緊満
分娩直後	臍下2・3横指	12 cm	赤色（血性）悪露	あり	初乳		
分娩後12時間	臍高	15 産後（サンゴ）15と覚える				5〜20 ml	なし
1日目	臍下1横指	14					
2日目	臍下2横指	13				50〜70	軽度
3日目	臍下3横指	12				140〜250	あり
4日目	臍下4横指	10				230〜310	あり
5日目	臍と恥骨結合上縁との中央	9	褐色悪露	なし	移行乳	270〜400	軽度
6日目	恥骨結合上縁4横指	8				290〜450	軽度
7日目	恥骨結合上縁2横指	7				320〜	あまり感じなくなる
10日目	恥骨結合上わずかに触れる	5〜6			成乳	500〜	
2週目	腹壁上からは触れない		黄色悪露				
3週目						700〜	
4週目			白色悪露				
6週目						900〜	

注：一般的な変化であり個人差がある。

母乳育児への支援

★ 授乳開始の前に**乳頭・乳輪マッサージ**により乳頭を柔らかくする。

★ 早期授乳の利点には**子宮収縮促進**，**乳管開通**，**母児愛着形成**などがある。

★ 母乳栄養では、児が欲しがるときにいつでも授乳する**自律授乳**が望ましい。

★ 初回授乳では、**左右両方**の乳房を吸わせるほうがよい。

> …motto
> この時期の乳頭・乳腺体への刺激が乳汁分泌のために必要なので、できるだけ両方の乳頭を吸啜させる。

★ 授乳時間は2日目までは両方の乳房合わせて**10分**以内、3日目からは**20分**以内とする。

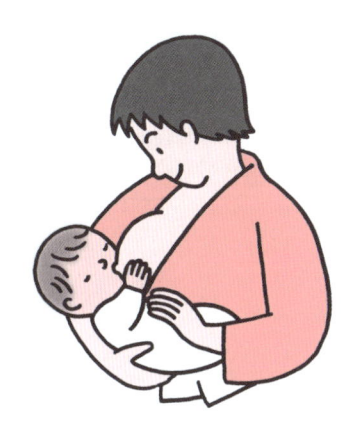

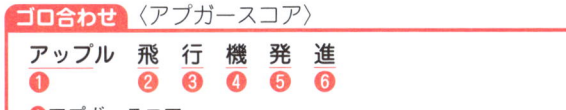

アプガースコア

★ アプガースコアは**皮膚色**，**呼吸**，**筋緊張**，**反射**，**心拍数**の5項目から出生時の状態を評価する（表8-4）。

★ アプガースコアは，出生後1分の判定で，**10〜8点**を「正常」，**7〜4点**を「軽症仮死」，**3〜0点**を「重症仮死」とする。

ゴロ合わせ 〈アプガースコア〉

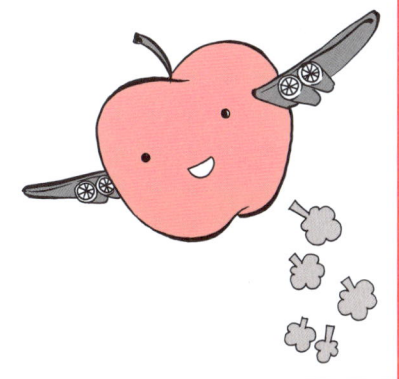

アップル	飛	行	機	発	進
❶	❷	❸	❹	❺	❻

❶アプガースコア
❷皮膚色
❸呼吸
❹筋緊張
❺反射
❻心拍数

「みんなのゴロ」（医学評論社）より

母性看護学 ■ 225

表8-4 アプガースコアの採点方法

採点項目	0点	1点	2点
皮膚の色 Appearance	全身チアノーゼまたは蒼白	軀幹は淡紅色，四肢はチアノーゼ	全身淡紅色
心拍数 Pulse	なし	緩徐（<100）	≧100
反射興奮性 Grimace	なし	顔をしかめる	咳，くしゃみ
筋緊張 Activity	ぐんにゃり	四肢をいくらか曲げている	自発運動，四肢を十分曲げている
呼吸努力 Respiration	なし	泣き声が弱く，呼吸が不規則で不十分	泣き声が強く，呼吸が規則的

それぞれの項目の英語の頭文字をとるとApgarとなる。

新生児の生理

★新生児の**呼吸数**は**40〜50/分**である（図8-6）。

★新生児の**脈拍数**は**120〜150/分**である。

★新生児の**体温**は**36.5〜37.5℃**である。

★新生児の体重は生後**3〜5日**頃に，出生時体重の**5〜10%**程度減少する。これを**生理的体重減少**という。

★新生児の**生理的黄疸**は生後**3日**頃に出現し，**10〜14日**で消失する。

…motto
血清総ビリルビン値15 mg/dl未満である。

★**吸啜反射**は正常新生児の反射で，**出生時**に出現し，生後**6〜7か月**で消失する。

★**把握反射**は正常新生児の反射で，**出生時**に出現し，生後**3〜6か月**で消失する。

★**モロー反射**は正常新生児の反射で，**出生時**に出現し，生後**3〜4か月**で消失する。

…motto
モロー反射は仰向けにした児の頭を**後方**に落とすと何かを**抱え込む**ような動きをする。

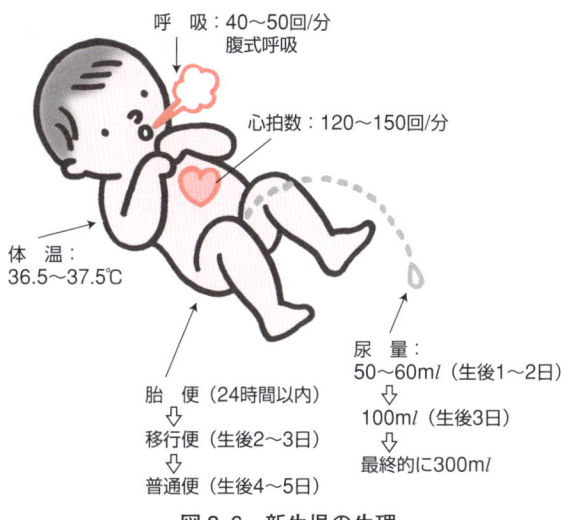

呼　吸：40〜50回/分
　　　　腹式呼吸
心拍数：120〜150回/分
体　温：36.5〜37.5℃
胎　便（24時間以内）
　⇩
移行便（生後2〜3日）
　⇩
普通便（生後4〜5日）
尿　量：
50〜60ml（生後1〜2日）
　⇩
100ml（生後3日）
　⇩
最終的に300ml

図8-6　新生児の生理

多胎妊娠

★ **一卵性**双胎では胎児の性別は**同一**である。
★ 多胎の場合，母体側に**前期破水**や**流早産**を起こしやすい。
★ 多胎の場合，母体側に**微弱陣痛**や**産後出血**を起こしやすい。
★ 多胎の場合，母体側に**鉄欠乏性貧血**や**妊娠高血圧症候群**を起こしやすい。
★ 多胎の場合，胎児側に**双胎間輸血症候群**，**胎児発育不全**，**胎児奇形**，**胎児死亡**を起こしやすい。

流　産

★ 妊娠**22週未満**に胎児が未発達だったり，流れ出てしまうことを**流産**という。
★ 流産の原因は**染色体異常**が最も多い。

★ 不正出血はあるが，まだ流産に至っていない状態を**切迫流産**という。

★ 切迫流産の主な症状は**性器出血**と**下腹部痛**である。

★ 切迫流産は安静により**妊娠の継続**が可能である。

★ 出血が始まり，子宮内容物が外に出てきている状態を**進行流産**という。

> ...motto
> 妊娠の継続が<u>不可能</u>である。

★ 胎児は死亡しているが，まだ，出血・腹痛などの症状がない状態を**稽留流産**という。

常位胎盤早期剥離と前置胎盤

★ 妊娠**20週**〜妊娠**末期**までに正常な位置の**胎盤**が児の分娩に先立って剥離し，**胎盤後血腫**が起こることを**常位胎盤早期剥離**という。

★ 常位胎盤早期剥離は**内出血**が多く，腹部全体に**激痛**が生じる（図8-7）。

★ **胎盤**の一部または大部分が子宮峡部付近に付着し，**内子宮口を覆う**ようになることを**前置胎盤**という。

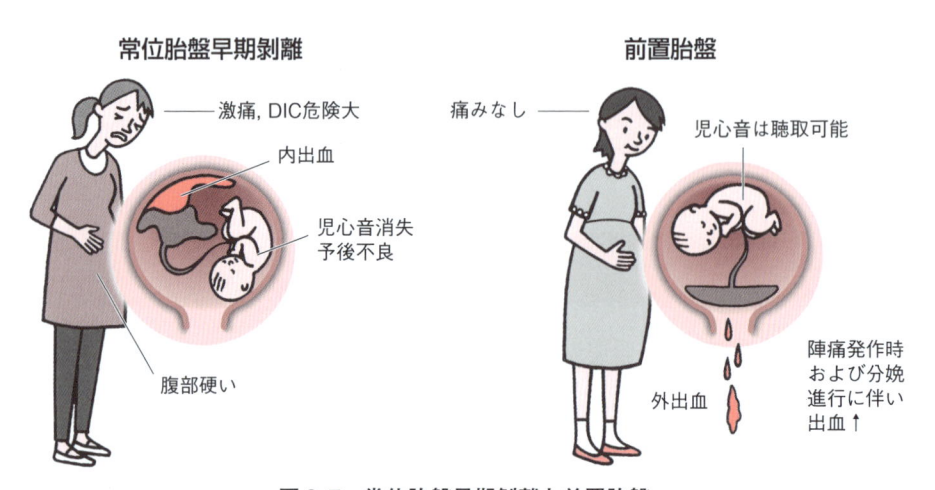

常位胎盤早期剥離
- 激痛, DIC危険大
- 内出血
- 児心音消失 予後不良
- 腹部硬い

前置胎盤
- 痛みなし
- 児心音は聴取可能
- 外出血
- 陣痛発作時および分娩進行に伴い出血↑

図8-7　常位胎盤早期剥離と前置胎盤

- ★前置胎盤は**外出血**が多い（図8-7）。
- ★前置胎盤の出血時は**無痛**で，陣痛発作時に出血量が**増える**。

> ...motto
> 外出血の多くは**妊娠後半期**に起こり，**反復**したり**持続**したりする。

妊娠高血圧症候群

【病態・症状】

- ★妊娠**20週**以降，分娩後**12週**まで**高血圧**が認められる場合，または高血圧に**蛋白尿**を伴う場合のいずれかで，かつ，これらの症状が単なる妊娠の偶発合併症によるものではないものを**妊娠高血圧症候群**という。
- ★**肥満**，**多胎**は妊娠高血圧症候群の危険因子となる。
- ★妊娠高血圧症候群は，**高年初妊婦**の場合に発生率が高くなる。
- ★妊娠高血圧症候群では**子癇**が起こりやすい。

> ...motto
> 子癇は妊娠20週以降に初めて**けいれん発作**を起こしたもの。

- ★妊娠高血圧症候群の場合，**低出生体重児**が生まれることが多い。

> ...motto
> 胎児**発育不全**，胎児**機能不全**，胎児**死亡**もある。

【治療・看護】

- ★**安静**にして，身体的・精神的**ストレス**を避ける。
- ★食事療法は，**塩分**制限（**7～8 g**/日），摂取**エネルギー**の制限，**低脂肪**，**糖質**制限を行う。

妊娠糖尿病

- ★空腹時血糖値**92** mg/d*l* 以上，1時間値**180** mg/d*l* 以上，2時間値**153** mg/d*l* 以上のいずれかがあれば妊娠糖尿病と診断される。
- ★妊娠糖尿病は**妊娠高血圧症候群**を誘発する。

- ★妊娠糖尿病は胎児の体重が増えて**巨大児**になりやすい。
- ★妊娠糖尿病の治療は**食事療法**を中心に行い，効果がなければ**インスリン**療法を取り入れる。

> …motto
> 経口糖尿病薬は催奇形性があるので**禁忌**。

破水時の異常

【破水の種類】

- ★**前期破水**は分娩の**開始以前**の破水である。
- ★**早期破水**は分娩開始から**子宮口全開大まで**の破水である。
- ★**適時破水**は**子宮口全開大**の頃の破水である。

【破水時の注意点】

- ★前期破水を起こした産婦の体位は**骨盤高位**がよい。
- ★**骨盤位分娩**は早期破水を起こしやすい。
- ★早期破水の妊婦で羊水の漏出があった場合は，感染予防のため**シャワー浴は禁止**である。

【臍帯脱出】

- ★**骨盤位**分娩で**足位**の場合は臍帯脱出を起こしやすい。

> …motto
> 児の先進部が**細い**ほど臍帯が脱出するスペースができやすい。

- ★臍帯脱出では臍帯が圧迫され**胎児機能不全**になりやすい。

低出生体重児

- ★低出生体重児とは出生時体重**2,500 g 未満**の出生児のことである。

> …motto
> このうち，体重 1,500 g 未満の出生児を**極低出生体重児**，体重 1,000 g 未満の出生児を**超低出生体重児**という。

- ★ 低出生体重児は，早産による**早産低出生体重児**と胎内での発育遅滞による **LFD 児**（light-for-dates infant）や **SFD 児**（small-for-dates infant）に分けられる（図 8-8）。
- ★ 妊婦が**喫煙**をしていると低出生体重児が生まれやすくなる。
- ★ 低出生体重児は，出生後 3 時間ころに**低血糖**が出現しやすい。

> …motto
> 新生児の血糖値は生後 2〜3 時間に最も低くなる。低出生体重児は特に注意が必要。

- ★ 低出生体重児は**高ビリルビン血症**を起こしやすい。
- ★ 特に早産低出生体重児は，**未熟児網膜症，呼吸窮迫症候群**を起こしやすい。

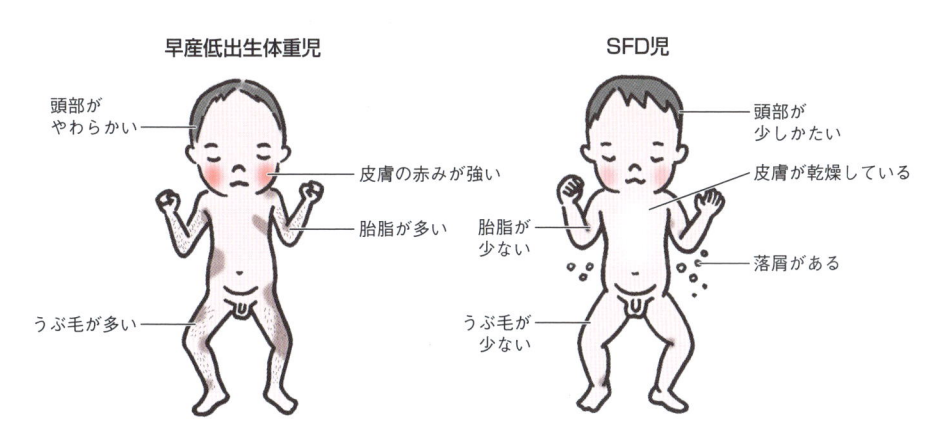

図 8-8　低出生体重児の特徴

早産低出生体重児
- 頭部がやわらかい
- 皮膚の赤みが強い
- 胎脂が多い
- うぶ毛が多い

SFD児
- 頭部が少しかたい
- 皮膚が乾燥している
- 胎脂が少ない
- 落屑がある
- うぶ毛が少ない

精神看護学

アルコール関連障害

【病態・症状】

★ 長期にわたるアルコール摂取の結果，**精神依存**と**身体依存**を形成した状態を**アルコール依存症**という。

> ...motto
> 精神依存は，アルコールを求める強い**精神的衝動**が現れることで，身体依存は，アルコールを止めたり減量したりすると，**離脱症状**が引き起こされるというものである。

★ アルコール依存症の症状として，**意欲の低下**や**嫉妬妄想**などがある。

★ アルコール依存症患者は**大腿骨頭無腐性壊死**を併発することがある。

★ アルコール依存症の妊婦では**異常児**の出生率が高い。

> ...motto
> 胎児の**発育障害**，**精神発達遅滞**，顔面の**形態異常**などの胎児性アルコール症候群を起こす危険がある。

★ アルコール依存者に生じる**離脱症状**に起因した精神症状のことを**アルコール精神病**という。

★ アルコール精神病には**振戦せん妄**がみられる（図9-1）。

> ...motto
> 振戦せん妄は，振戦，自律神経症状，意識変容などを起こし，しばしば**幻覚**を伴う。

★ アルコール精神病には，動眼神経麻痺，失調性歩行を主徴とする**ウェルニッケ脳症**がみられる。

> ...motto
> ウェルニッケ脳症はアルコール多飲に由来する栄養失調から**ビタミンB_1欠乏**を起こし発症する。

★ アルコール精神病には**コルサコフ症候群**がみられる。

> ...motto
> コルサコフ症候群はウェルニッケ脳症からの移行が多い。**作話**，**失見当識**，**記銘力低下**を主徴とする。

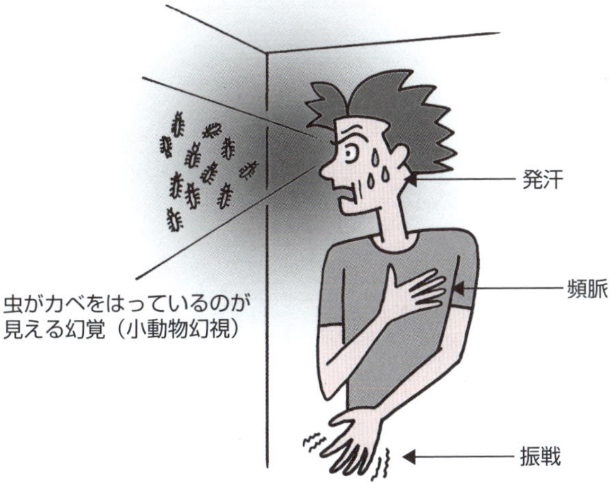

図9-1 振戦せん妄

【治療】

★ アルコール依存症の薬物療法として、**抗酒薬**（シアナミド、ジスルフィラム）を使用する。

★ アルコール依存症の患者には**集団精神療法**が効果的である。

> ...motto
> **断酒会**などに参加しながらアルコール断ちという目的を参加者と共有する。

統合失調症

【病態・症状】

★ 統合失調症の原因の一つに**ドパミン**の過活動があるといわれている。

★ 統合失調症の症状は**陽性症状**と**陰性症状**に分けられる。

★ 統合失調症の陽性症状には**妄想、幻覚、作為体験、滅裂思考**などがある。

★ 統合失調症の陰性症状には**感情鈍麻、離人症、無為自閉、アンビバレンス（両価性）**などがある。

精神看護学 ■ 235

★統合失調症では**一次妄想**がよくみられる。

> ...motto
> 一次妄想は突然わき出る妄想で，「世界が破滅する」と感じる妄想気分（図9-2）など，他人には理解できない内容である。

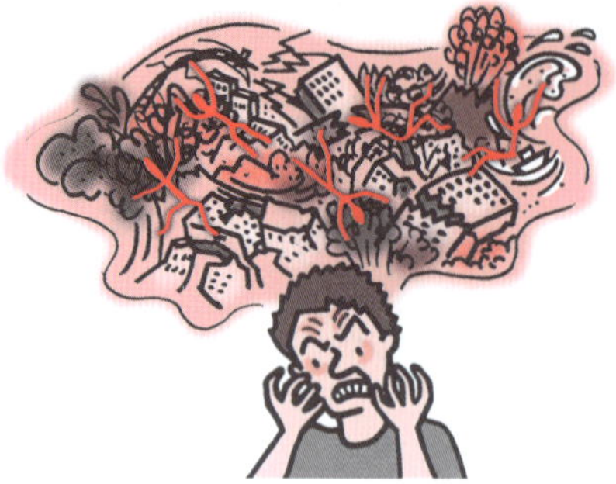

図9-2　妄想気分

★統合失調症の幻覚は**幻聴**が多い。

★特定の相手に対し好意と嫌悪感を**同時**に訴えるのは**アンビバレンス**の現象である。

【治　療】

★薬物治療を受けている統合失調症の患者が，意識障害，発汗，筋硬直および40℃の高熱を呈した。このようなときは直ちに服薬を**中止**する。

> ...motto
> **抗精神病薬**の重篤な副作用の**悪性症候群**が考えられる。対処方法は，服薬中止，輸液，ダントロレンなどの薬物療法で，適切な対応をしないと死に至ることもある。

気分（感情）障害

【病態・症状】

★気分（感情）障害は気分の変化を特徴とした精神障害の総称で，**躁病**と**うつ病**が代表である。

★**躁病相**と**うつ病相**の両方を周期的にくり返すのを**双極性気分障害**

という（図9-3）。

★ うつ病では抑うつ気分は夕方より**朝方**に強い。

★ うつ病では**病初期**や**回復期**に**自殺企図**が出やすい。

> …motto
> うつ病の極期には自殺する意欲すらわかない。

★ うつ病患者は**貧困**妄想，**罪業**妄想，**心気**妄想がみられる。これらは**二次妄想**といわれ，他人にも理解できるものである。

> …motto
> 貧困妄想は，事実に反して自分は貧乏だと思うこと。罪業妄想は，すべては自分が悪いと思うこと。この2つを微小妄想という。心気妄想は事実に反して自分は重い病気だと思い込むこと。

★ 躁病では**誇大妄想**や**観念奔逸**などがみられる。

> …motto
> 観念奔逸は，考えが次から次へと方向も定まらずに浮かんでくること。

★ 躁病では**下痢**，**過食**，**不眠**がみられやすい。

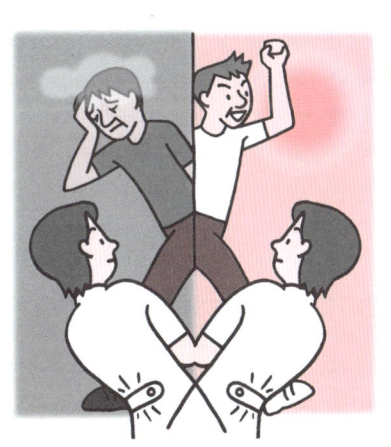

図9-3　双極性気分障害

うつ病相：意欲・気力の減退／抑うつ気分／思考行動の抑制

躁病相：高揚した気分／多弁／自信過剰

【治療・看護】

★抗うつ薬の服用時は**起立性低血圧**が出現しやすいので急に立ち上がらないよう指導する。

★三環系抗うつ薬の副作用として**尿閉**がみられる。

★SSRI（選択的セロトニン再取り込み阻害薬）の副作用に**嘔気**がある。

★うつ病（重症うつ病を含む）は**電気けいれん療法**の適応となる。

★うつ病では**激励は禁忌**である。

★躁病の治療には**炭酸リチウム**が有効である。

神経症性障害

【病態・症状】

★神経症性障害は**自己防衛機制**の破綻により発症する。

★神経症性障害はいくつかの類型があるが、すべての根底には**不安**がある。

- 不安障害：全般性不安障害（全般的な不安），恐怖症性不安障害（ある対象への強い恐れ），**パニック障害**（予期不安）
- 強迫性障害：気になって仕方がない**強迫観念**による不安
- 身体表現性障害（心気症）：**死**への恐怖，**病気**への不安
- 解離性障害：自分の一部が解離して**別人格**が出現
- 転換性障害：心理的な葛藤や欲求不満が**身体症状**に転換

★パニック障害の症状に**動悸**，**呼吸困難**，**めまい**などがある。

★解離性障害では**もうろう状態**，**認知症様症状**が現れる。

★転換性障害では運動障害（**声が出ない**，**歩けない**，**けいれん**など），知覚障害（**視力障害**，**視野障害**など）がみられる。

【治療・看護】

★神経症性障害の薬物療法は**抗不安薬**，**抗うつ薬**などを使用する。

★神経症性障害の精神療法に**行動療法**，**森田療法**（図9-4），**精神分析療法**，**自律訓練療法**などがある。

★神経症性障害の患者に対しては，不安や葛藤のつらさを**受け止める**。

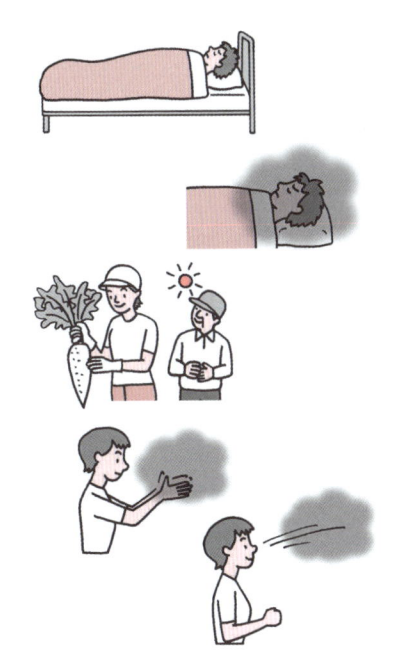

・初めの約1週間は絶対臥床
・排泄と食事以外の行為は禁止
⇩
・患者は不安から逃げ出すことができない
⇩
・どうしたらいいかと考えるようになる
⇩
・畑仕事などの作業をさせる
⇩
・不安障害を抱えながらでも作業が行えることに気付く
⇩
・自分の病気をあるがままに受け入れた上で，病気に立ち向かえる自分を発見する
⇩
・不安障害が改善する

図9-4　森田療法

適応障害

【病態・症状】

★適応障害は**ストレス**が原因になり，日常生活，仕事，勉学などが著しく障害され，一般的な社会生活が送れなくなる。

★適応障害の**ストレス**は通常の生活で経験される出来事がきっかけになる。

...motto
PTSDのように衝撃の強いものではないことが特徴。

★適応障害の症状は多彩で，**抑うつ**と**不安**が中心となる。

> ...motto
> 抑うつと不安が中心だが，気分障害，神経症性障害の診断基準は満たしていない。

【治　療】

★適応障害の薬物療法は**抗不安薬**が有効である。

★**カウンセリング**や**リラクセーション**訓練を取り入れることもある。

神経性無食欲症

【病態・症状】

★神経性無食欲症は**思春期やせ症**，**神経性食欲（食思）不振症**とも言われる。

★神経性無食欲症は**思春期**から**青年期**の**若い女性**に好発する。

★神経性無食欲症は**家族関係**の問題が関連している。

> ...motto
> 家族の過干渉や過保護，両親の不和などが影響すると言われる。

★神経性無食欲症は**ボディイメージの障害**が特徴である（図9-5）。

> ...motto
> やせているのに太っていると思い込む身体への認知感覚障害である。

★神経性無食欲症は**活動性**が亢進する。

> ...motto
> やせているにもかかわらず，行動は活発で病識がない。

★神経性無食欲症は**体重減少**，**無月経**，**低血圧**，**低体温**，**徐脈**などの症状を呈する。

【治　療】

★栄養状態改善のための**身体管理**と**薬物治療**

★**認知行動療法**などの精神療法

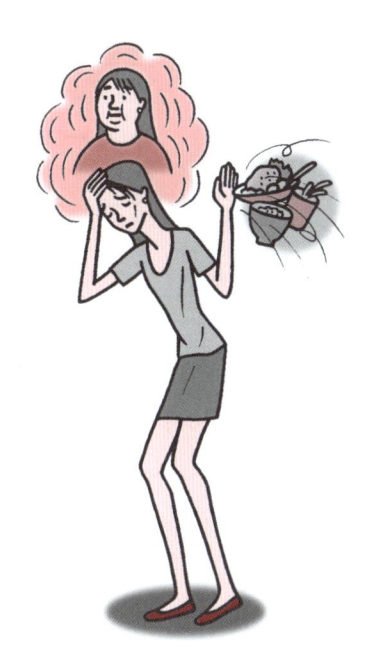

図 9-5　神経性無食欲症

★**家庭環境**の調整

てんかん

【病態・症状】

- ★強直間代発作（大発作）は突然の**意識消失**，**呼吸停止**を呈する。
- ★会話をしていたところ急に意識を消失し，数秒後再び話し始めた。このてんかん発作は**欠神発作**（小発作）である（図9-6）。
- ★点頭てんかん（ウエスト症候群）は上半身や頭部の**前屈**を**反復**する。
- ★点頭てんかんは生後 **6 か月**頃に好発し，高度の**知能障害**を残す例が多い。

【検査】

- ★てんかんの検査には**脳波**が用いられる。

突然意識を失い　　　　　　　短時間で回復

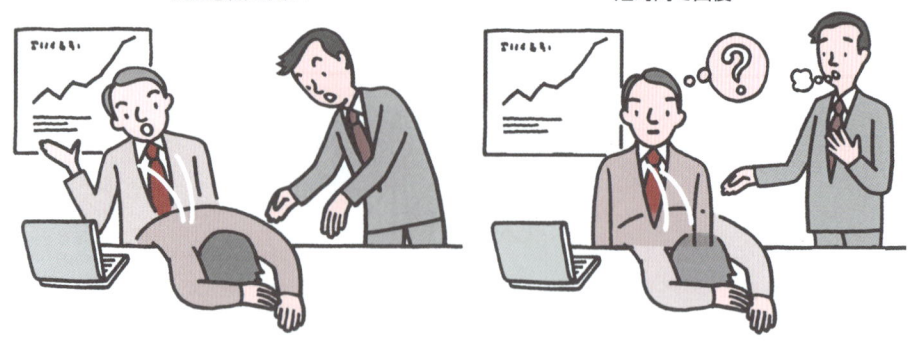

図9-6　欠神発作（小発作）

★ 点頭てんかんの発作間欠時には脳波が**ヒプスアリスミア**の波形を示す。

> ...motto
> 規則性のない**メチャクチャ**な波形である。

【治療・看護】

★ てんかんの薬物療法では**バルプロ酸ナトリウムやフェニトイン**が有効である。
★ 大発作では骨折の危険性があるため四肢を強く**抑制してはいけない**。
★ 全身性のけいれん発作時の対応では**気道の確保**を優先する。

> ...motto
> けいれん発作により引き起こされた口腔内出血，口腔内の食物等による**誤嚥**や**窒息**を防止することが重要。

防衛機制

★ 防衛機制とは，自我を脅かす**葛藤**や**不安**などから自我を防衛しようとする無意識の**心理機制**のことである。
★ **抑　圧**：自分にとって危険をもたらすような欲求や不安な感情を無意識に**抑えよう**とするもの。

★**合理化**：自分の失敗や満たされなかった欲求に対して，都合のよい理屈や適当な理由をつけて**正当化**すること。

...motto
(例)食事制限を守れない患者が「食べ過ぎたのは友人が夕食に誘ったからだ」と言い訳する。

★**反動形成**：自分の中に許容できない衝動が起こると，真の感情を抑えて**正反対の態度**をとって安定をはかろうとすること。

...motto
(例)嫌いな人に対して必要以上に丁寧に接する。

★**退　行**：苦しい状況に陥ったとき，現在の自分より**幼い時期**の発達段階に逆戻りすること。

★**同一化（取り入れ）**：自分にとって優位な立場の他人の考えや行動などを自分に**取り入れ**，それを**自分の一部**にすること。

★**投射（投影）**：自分の中にある受け入れがたい不快な感情や思考を**他者のもの**であるとすること。

...motto
(例)自分が憎んでいる相手を「憎んでいる」とは意識できず，相手が自分を憎んでおり攻撃してくるのではないかと思い恐れる。

★**置き換え**：あることに対して衝動や感情を向けづらいときに，向けやすい他のものに**対象を変える**こと。

...motto
(例)学校の野球部の監督に厳しく叱られて帰宅した子どもが夕食時に「おかずがまずい」と母親に大声で文句を言う。

★**補　償**：ある事柄についてコンプレックスがあるとき，ほかの事柄や行動で優位に立って**補おう**とすること。

...motto
(例)勉強が苦手な子どもが音楽やスポーツでがんばる。

★**昇　華**：抑圧された欲求や破壊的衝動を文化的・社会的に認められた**価値の高いもの**（学問，芸術，スポーツなど）に向けること。

在宅看護論

訪問看護

★ 訪問看護の機能には，症状の**悪化の防止**，主治医や薬剤師との**連絡調整**，在宅看護に必要な**物品の整備**，家族への**介護技術の指導**などがある。

★ 介護保険では認定された**介護度**に応じた給付額の範囲内において必要な**訪問看護サービス**が計画される。

★ 介護保険制度の訪問看護サービスの開始には主治医の**訪問看護指示書**が必要である。

★ 介護保険における訪問看護の訪問回数に**制限はないが**，訪問時間は一定の時間ごとに**区分**されている。

★ 訪問看護では訪問滞在時間により**介護報酬**が異なる。

> …motto
> 訪問時間は 20 分未満，30 分未満，30 分以上 60 分未満，60 分以上 90 分未満に区分されていて，時間によって介護報酬が異なってくる。

★ 訪問看護時に理学療法士を依頼する場合，看護師の独断ではなく**主治医に相談**した上で決定する。

★ 訪問看護の利用者は **80〜89 歳**の者が最も多い。

★ 訪問看護の利用者は**要介護 5** の者が最も多い。

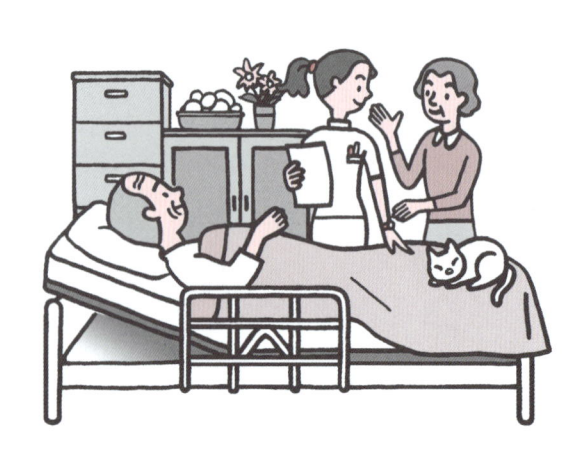

訪問看護ステーション

★訪問看護ステーションの管理者は，原則として常勤の**保健師**もしくは**看護師**である。

...motto
健康保険法のみでの申請をする場合は助産師が管理者となることも可能である。

★訪問看護ステーションの活動に従事する者は，**保健師**，**看護師**，**准看護師**，**理学療法士**，**作業療法士**，**言語聴覚士**である。

...motto
健康保険法の訪問看護ステーションでは助産師を置くことができる。

★訪問看護ステーションは常勤換算で**2.5人以上**の**看護職員**（保健師，看護師，准看護師）を置く必要がある。

★理学療法士，作業療法士，言語聴覚士はそのステーションの**実情に応じて**適当数配置される。

★訪問看護ステーションの利用者で最も多いのは**循環器系疾患**である。

自己決定支援と権利擁護

★在宅療養を始める前に在宅での治療や看護について**説明**する。

...motto
在宅療養者の権利擁護のためにインフォームドコンセントは必須である。

★在宅療養における援助内容は，療養者・家族の**選択**と**合意**に基づいていることが基本である。

★在宅看護では療養者の**自己決定を尊重**することが原則である。

★在宅看護では個々の**ライフスタイルを尊重**することが原則である。

★医師や看護師からの提案は**拒否**できる。

家族への支援

★ 在宅で介護者が虐待者となる要因として，療養者の**睡眠時間帯**，**家族関係**，介護者の**介護量**などが関連してくる。

★ 老老介護では**介護者の健康状態**がケアプランを考える上で重要になる。

★ 介護負担感を訴える家族に対しては，負担と思う**介護状況**を尋ねる。

★ **男性介護者**が介護する対象は**配偶者**が最も多い。

★ 平成22年の国民生活基礎調査における同居している主な介護者の悩みやストレスの原因で最も多いのは，**家族の病気や介護**で，次に多いのが**自分の病気や介護**である。

★ 平成22年の国民生活基礎調査の概況による主な介護者の状況では，**70歳以上**が男女ともに**4分の1以上**を占める。

> …motto
> 男性 40.2%，女性 29.7%で，70歳以上の介護者は全体の4分の1以上を占めている。

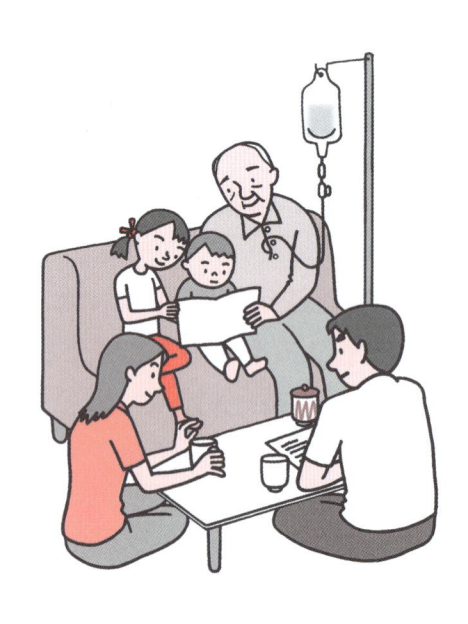

療養の場の移行に伴う看護

- ★国際看護師協会（ICN）によると，継続ケアはその人にとって最も**適切なとき**に，最も**適切な所**で，最も**適切な人**によってケアされるシステムである。
- ★在宅医療が必要な患者の退院調整は**入院時**から開始する。

> …motto
> 入院時から退院後の生活を考慮した計画を立てる必要がある。

- ★病棟看護師が入院初期に高齢者の退院計画を立てる際，入院前の**日常生活動作**が重要な患者情報となる。
- ★家族員の**介護力**を評価して退院計画を立てる。
- ★継続看護は**セルフケア**を重視している。
- ★継続看護では**退院時サマリー**を活用し，綿密な**情報の伝達**を心がける。

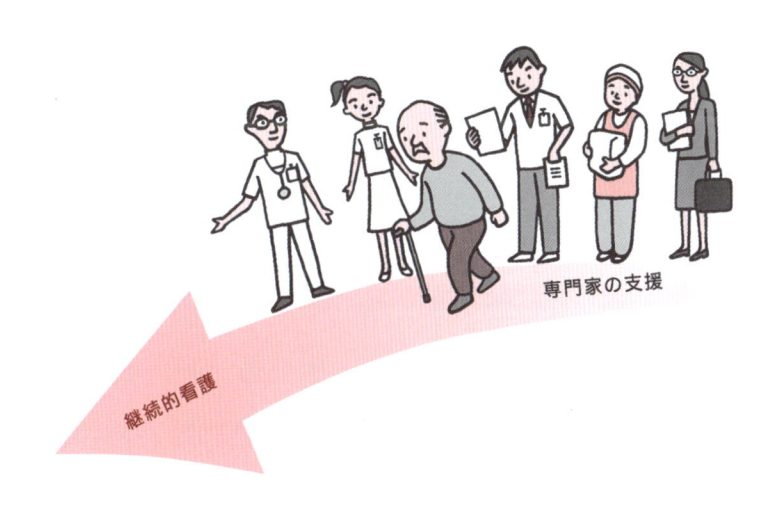

専門家の支援

継続的看護

在宅看護論

食事・栄養の援助

★嚥下障害のある患者にとって固い食材を**細かく刻んだ**食事は**誤嚥**しやすい。

★嚥下障害の人が飲み込みやすい食形態・調理法は，**柔らかくする，小さくする，繊維をなくす，とろみをつける**などである。

★嚥下障害がある患者の食事介助では，水分に**とろみ**をつける。

> ...motto
> 水分は誤嚥しやすい。水分にとろみをつけ滑らかなまとまりにすると誤嚥の防止になる。

★誤嚥を防ぐための食事介助として，飲み込んだのを**確認**してから，次の食物を口に入れる。

★療養者が側臥位の場合，咀嚼力の高い方を下に，**麻痺側を上**にする。

★療養者に麻痺がある場合は，**健側**に食物を入れる。

★口腔内に食物が残ってしまうが，嚥下機能は保たれている高齢患者。介護者は食前に**口唇や舌の動き**を促す運動を勧める。

> ...motto
> この高齢者は嚥下機能の口腔期（図10-1）に障害があるので，口唇の周囲をなめたり舌の運動をすることで下顎の動きがよくなり，咀嚼が進む。

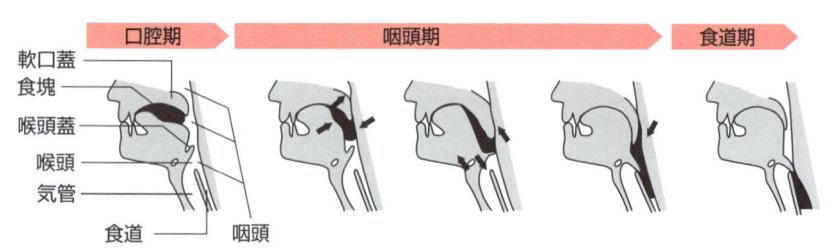

第1期（口腔期）：口腔から咽頭まで随意的に舌で食塊を送り込む時期
第2期（咽頭期）：咽頭から食道入り口までの不随意な反射的運動による食塊の移送時期
第3期（食道期）：食道入り口から胃の噴門部に達するまでの食道の不随意な蠕動運動による食塊の移送時期

図10-1　嚥下のメカニズム

在宅酸素療法

★ 在宅酸素療法の適応基準は，動脈血酸素分圧 **55 mmHg 以下**の者，および動脈血酸素分圧 **60 mmHg 以下**で睡眠時または運動負荷時に著しい**低酸素血症**をきたす者である。

★ 在宅酸素療法中は**火気厳禁**なので，調理の際は火の出ない電磁調理器を使う。

★ 在宅酸素療法中でも**入浴は可能**である。

> …motto
> チューブは 20 m 位まで伸びるのでトイレ・入浴時にも酸素吸入が可能である。

★ 停電・災害時は**携帯用酸素ボンベ**を使用する。

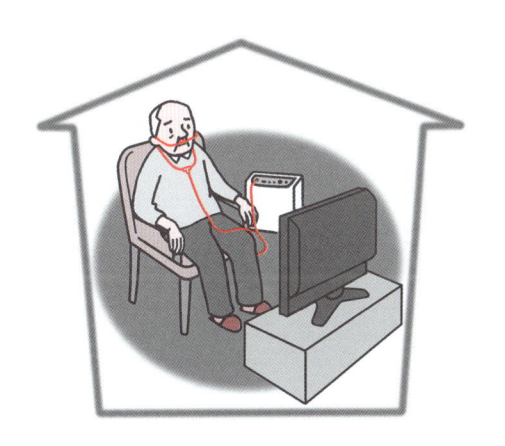

在宅中心静脈栄養法

★ 在宅中心静脈栄養法の適応は，**短腸症候群**（小腸広範切除），**広範**な小腸疾患（**クローン病**など），**炎症性**の腸疾患，**進行性癌**などである。

★在宅中心静脈栄養を行っている療養者でも**入浴は可能**である。

> ...motto
> カテーテルとカテーテル刺入部を**ビニール袋**や**防水フィルムドレッシング**で覆い，浸水を防ぐことによって入浴できる。

★**感染防止**のためにカテーテル挿入部周辺の**スキンケア**を指導する。

★鎖骨下静脈へ中心静脈カテーテルを挿入する際に起こりやすい合併症に**気胸**がある。

★鎖骨下静脈へ中心静脈カテーテルを挿入した直後，患者に**呼吸困難**が出現したとき，**胸部X線撮影**を行う。

> ...motto
> **気胸**が疑われるので，胸部X線でカテーテルの**先端の位置**に問題がないかを肺の損傷の有無とともに確認する。

看護の統合と実践

チームアプローチ

★ チームには，一人ひとりの投入量の総和以上の成果が期待されている。これを**シナジー効果**という。

★ チームアプローチは，**在宅医療**，**在宅看護**，**在宅介護**，その他の**社会資源**，**民間サービス**，**家族**などによって構成される（図11-1）。

★ 在宅療養中の療養者支援として専門職チームが活動するときに最も重要なのは，職種間での**目標の統一**である。

★ 社会資源の選択・意思決定の主体は**本人とその家族**にある。

★ 在宅療養者を支援するチームケアでは，**療養者**もチームメンバーに含まれる。

> ...motto
> 療養者は在宅療養の**主体**である。療養者の能力を活用できるよう支援する在宅療養では，療養者も**チームの一員**として参加する。

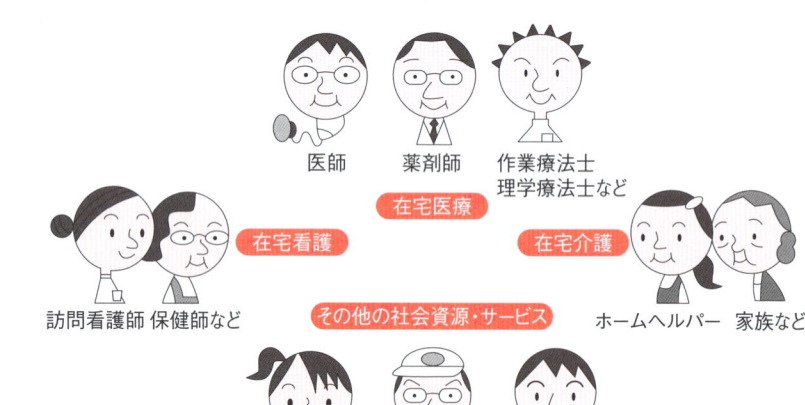

図11-1 在宅チームケア

（在宅医療：医師，薬剤師，作業療法士 理学療法士など／在宅看護：訪問看護師 保健師など／在宅介護：ホームヘルパー 家族など／その他の社会資源・サービス：福祉関係者 サービス業者 ボランティアなど）

医療安全

★ 医療過誤の被害者は**患者**であり，医療従事者は含まれない。

★ 看護師による医療過誤については業務上の**注意義務違反**を問われる。

★ 看護師による医療過誤については**民事**上，**刑事**上および**行政**上の3つの法的責任を問われる。

★ 人間が犯す間違いを**ヒューマンエラー**といい，看護現場では，「してはならないことをした」，「すべきことをしなかった」ことを意味する。

★ **インシデント**は**ヒヤリ・ハット**ともいい，未然に防止されたために事故にならなかった事例や，患者に傷害が発生しなかった事例のこと。

★ **1件**の重大な事故の背景には，**多数**のヒヤリ・ハット事例が存在する（図11-2）。

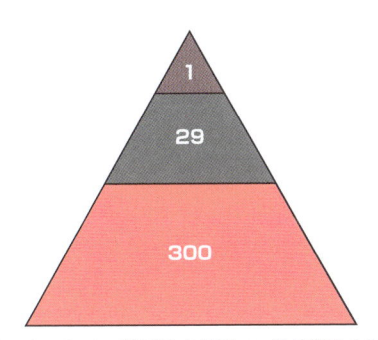

これはアメリカの技師ハインリッヒが発表した法則で，労働災害の事例の統計を分析した結果，重大災害を1とすると，軽傷の事故が29，そして無傷災害は300になるというもので，1件の重大災害（死亡・重傷）が発生する背景に，29件の軽傷事故と300件のヒヤリ・ハットがある，という意味でよく使われている。重大事故を未然に防ぐには，危険な状態や行為を認識し，ヒヤリ・ハットの段階で地道に対策を考えていくことが重要である。

図11-2 ハインリッヒの法則

★ 医療安全対策におけるインシデントレポートの目的は，**事実を把握**し，**原因を究明**し，**事故防止策を図る**ことである。

...motto
インシデントレポートとは，いわゆる「**ヒヤリ・ハット**」の**経過・分析**を記録した，事故防止を図るための報告書である。

★インシデントレポートは**当事者以外**が報告してもよい。

★インシデントレポートは警察署への**届出義務はない**。

★インシデントレポートは法令での書式の**統一はない**。

災害と看護

【災害の種類】

★災害は**自然**災害，**人為**災害，**特殊**災害に分類される。

> ...motto
> 特殊災害は，**広域災害波及型**（放射能・有毒物汚染の拡大），**長期化型**（救出に時間がかかる，災害の影響が長期化する）などがある。

★列車事故で大勢の死傷者が出た。これは**人為**災害に含まれる。

> ...motto
> 人為災害には，列車事故のような**大型交通災害**，都市の**大火災**，化学工場の**爆発事故**，**炭鉱事故**などがある。

【災害サイクル】

★災害は発生後，**超急性期**⇒**急性期**⇒**亜急性期**⇒**慢性期**⇒**静穏期**となり，そして**準備期**⇒**前兆期**をはさんで，再び**災害**が発生する（図11-3）。

★災害**急性期**には災害現場の**安全を確保**することが重要である。

★傷病者の**心のケア**を行う時期は災害サイクルの**慢性期**が適している。

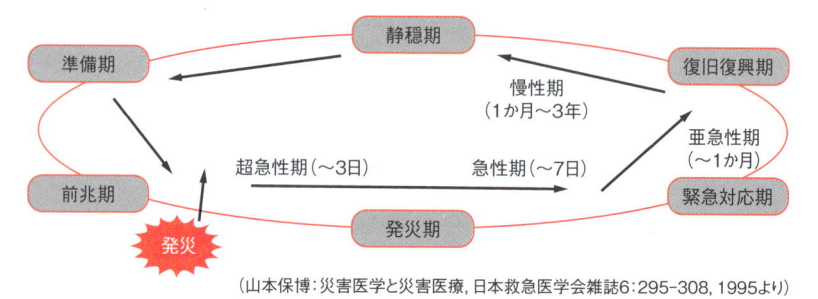

（山本保博：災害医学と災害医療，日本救急医学会雑誌6：295-308，1995より）

図11-3　災害サイクル

【災害医療と看護】

★災害時は **3T の原則** を守りながらに対応する。

★災害時の **3T** は Triage（**トリアージ**），Treatment（**初期治療**），Transportation（**搬送**）である。

★災害現場でのトリアージとは，負傷者の治療順位の決定のことである。

★黒，赤，黄，緑のうち，災害時のトリアージカラーで最優先治療群は**赤**である。

> ...motto
> トリアージカラーは，0：黒（死亡：不処置），Ⅰ：赤（重症：緊急治療），Ⅱ：黄（中等症：準緊急治療），Ⅲ：緑（軽症：軽処置）の4つに分けられる。優先順位は赤⇒黄⇒緑⇒黒。

★トリアージタッグは原則として傷病者の**右手首**に装着する

> ...motto
> 右手に付けられないなら左手，両手が不可能な場合，右足⇒左足⇒首の順。

国際化と看護

★看護の国際組織には**国際看護師協会（ICN）**がある。

> ...motto
> ICNの重点目標は「世界の看護を一つにすること」「世界の看護師と看護を強化すること」である。

★日本における政府開発援助（ODA）の実施機関は**国際協力機構（JICA）**である。

★外国人の患者の場合，食事については特に**宗教的禁忌**に配慮しながら対応する。

★2008（平成20）年から，**経済連携協定（EPA）**による外国人看護師候補者の受け入れが始まった。

> ...motto
> 平成21年開催の第98回国家試験より，EPA（経済連携協定）による外国人の受験が認められるようになった。

索 引

太字：主要ページ，f：図，t：表

数字
Ⅰ型アレルギー　118, **152**
Ⅱ型アレルギー　148, **153**
Ⅲ型アレルギー　**153**, 155, 198
Ⅳ型アレルギー　153
1回換気量　73
1型糖尿病　141
1型糖尿病と2型糖尿病の特徴　141f
2％グルタールアルデヒド液　63
2型糖尿病　141
3-3-9度方式　90t
3Tの原則　257
3段階除痛ラダー　117f
5の法則　112, 112f
9の法則　111, 112f
21トリソミー　210
24時間尿　92, 93f
50％エタノール　72

A
A型肝炎　135, 135t
A群レンサ球菌感染　198
ACTH　23
ADH　22, 23
ADL　114, 179
AED　91
AFP　137
AIDS　151
AZT　152
$α_1$アンチトリプシン欠損症　120

B
B型肝炎　135, 135t
B型肝炎ウイルス　216
B細胞　**14**, 15
BLSの手順　92f
BMI　66
BMI値の評価・判定　66t
BSE　43
$β$遮断薬　**31**, 156, 209

C
C型肝炎　135, 135t
CEA　134
CK　124
CO_2ナルコーシス　80
COPD　119

D
D-マンニトール　156
ddI　152
DIC　150
DMARDs　154
DNA　2
DV防止法　43

E
EPA　257

F
FDP　151
FSH　24, 214, 215

G
G-CSF　13
GFR　143
Glasgow coma scale　90t
Gn-RH　214, 215
GVHD　116
$γ$-グロブリン　200

H
H_2受容体遮断薬　131
hCG　218
HDLコレステロール　140
HIV感染症　151
HRT　218

I
ICN　257
IgA　**15**, 191
IgE　152
IgG　15
IgM　15

J
Japan coma scale　90t
JICA　257

L
L-ドーパ　**31**, 161, 186t
LDLコレステロール　140
LFD児　231
LH　214, 215
LH-RH作動薬　164

M
MCV　148
Mooreの術後回復過程　113t
mRNA　2

N
NPUAP　83
NSAIDs　186t

O
O-157　29
ODA　257

P
P波　98
PEI　138
pH　3
PIVKA-Ⅱ　137
PQ時間　98
PSA　164
PTCA　124
PTCD　138
PTH　23
PTSD　108

Q
QRS波　98

R
RFA　138

S
S状結腸癌　134
SaO_2　17
SCJ　165
SFD児　231, 231f
SLE　155
SSRI　238

T
T細胞　14
Tチューブドレナージ　138
T波　98
T_3　**23**, 144
T_4　22, **23**, 144
TAE　138
TAI　138
THP　55
t-PA　128
TRH　23
tRNA　2
TSH　23, 144

TUR-BT 165
TUR-P 180

V

VDT作業による健康障害 107

W

WHO方式がん性疼痛治療法 117f

あ

アクチン 6
アシクロビル 33
アジソン病 147
アシドーシス 3
アジドチミジン 152
アスピリン **33**, 200
アスベスト 43, 107
アセチルコリン **7**, 161
アダムス・ストークス発作 126
アトピー性皮膚炎 152
アドボカシー 174
アドレナリン **22**, 110
アトロピン 31
アナフィラキシーショック 32, 32f, **109**, 109t, 153
アニリン 164
アプガースコア 225
アプガースコアの採点方法 226t
アミノ酸 20
アミラーゼ 17, 18
アムホテリシンB 32
アルカロイド 33
アルカローシス 3
アルキル化薬 33
アルコール 105
アルコール依存症 234
アルコール関連障害 234
アルコール精神病 234
アルツハイマー型認知症 184
アルドステロン 21, 22
アレルギー 152
アレルギー性接触皮膚炎 153
アレルギーの分類 153t
アロプリノール 139
アンドロゲン 163
アンビバレンス 235
悪性腫瘍 151
悪性症候群 236
悪性新生物 46

悪性貧血 148, 148t
朝のこわばり 154f

い

イソニアジド 122
イマチニブ 150
イレウス 133
インシデント 255
インシデントレポート 255
インジナビル 152
インスリン **22**, 142
インスリン療法 230
インターフェロン 135
インフォームドコンセント 247
インフュージョンリアクション 116
インフリキシマブ 154
インフルエンザ 55
胃潰瘍 130
胃癌 131
胃癌の転移 132
移行領域 163, 179
椅坐位 65f
意識障害 135
意識の観察 89
医師法 57
胃・十二指腸潰瘍 130
胃・十二指腸の形態 130f
萎縮性腟炎 167
異常呼吸音 75t
移植片対宿主病 116
異所性ACTH産生腫瘍 146
衣生活の援助 73
一価不飽和脂肪酸 140
一語文 190
一次救命処置 91
一次救命処置の手順 92f
一次性治癒 26
一時的導尿 68
一次妄想 236
一次予防 105, 106t
胃チューブ挿入時のポイント 68f
一般病床 57
溢流性尿失禁 178f, 179
遺伝子 2
遺伝情報 2
移動・移送の援助 70
意欲の減退 176
医療安全 255

医療過誤 255
医療廃棄物 53
医療扶助 38
医療法 57
医療保険の種類 36t
医療保護施設 39
医療保護入院 40, 41t
咽頭麻酔 97
陰部洗浄時 72

う

ウイルス 30
ウイルス性肝炎 135
ウイルス性肝炎の分類 135t
ウイルス性髄膜炎 197
ウイルスの増殖過程 30f
ウィルヒョウ転移 28, 132
ウエスト症候群 241
ウェルニッケ失語 157
ウェルニッケ中枢 6
ウェルニッケ脳症 234
ウロキナーゼ 128
うつ病 236
右脚 9
牛海綿状脳症 43
右心不全 125
右側臥位 206
腕の皮静脈 93f
運動指導 55
運動性言語中枢 6

え

エイジズム 174
エコーウイルス 197
エストロゲン **22**, 166, 167, 168, 214, 215, 216, 217
エタノール **63**, 72, 122
エタンブトール 122
エチレンオキサイドガス 63
エリクソンによる8つの段階の発達図式 104f
エリスロポエチン **12**, 143
エンテロトキシン 29
エンドトキシンショック 109
永久歯 189
栄養指導 55
腋窩検温 78
液性免疫 12, 14, **15**, 15f
嚥下性肺炎 121
嚥下のメカニズム 250f

索引 ■ 259

塩酸　17
炎症　27
延髄　7

お

オウム病　30
オートクレーブ　63
オキシトシン　223
オレム，ドロセア　60
おたふくかぜ　205
横隔神経　16
横隔膜　16
応急入院　40，41t
黄色悪露　223
黄色ブドウ球菌　29
黄体期　214
黄体形成ホルモン　214
黄疸　**27**，137
黄疸のメカニズム　28f
横紋筋　5，16
置き換え　243
悪露　223
温罨法　82

か

カイロミクロン　19
カウプ指数　189
カウンセリング　240
カナマイシン　32
カプセル薬　87
カポジ肉腫　152
カリウム　3
カルシウム拮抗薬　32
カルシトニン　182
カルテ　57
カンジダ・アルビカンス　167
カンジダ感染症　152
カンジダ腟炎　167
カンピロバクター　30
ガス交換　17
ガストリン　17
がん看護　115
外呼吸　17
介護者の悩み　248
介護認定審査会　37
介護扶助　38
介護保険制度　37
介護力　249
介護老人保健施設　38
外腺　163

外側骨折　183，183f
改訂長谷川式簡易知能評価スケール　185
灰白色水様便　201
開放隅角緑内障　156
開放骨折　162
外用薬　88
解離性障害　238
外肋間筋　16
化学的環境　43
化学療法の看護　115
過期産　223
核医学検査　99
拡散　17
角膜反射　9
下行結腸癌　134
過呼吸　74
下肢挙上　109
下垂体後葉　22
下垂体腺腫　146
家族への支援　248
片麻痺患者の寝衣交換　73
学校保健　55
花粉症　153
顆粒球コロニー刺激因子　13
加齢に伴う身体的機能の変化　172
加齢に伴う精神的・社会的機能の変化　173
加齢白内障　180
川崎病　200
感音性難聴　181
感覚性言語中枢　6
肝癌　137
換気　17
環境基準　43
環境基本法　43
観血的整復内固定術　183
間欠熱　79
肝硬変　135，**136**，137
肝硬変の主な症状　136f
看護過程　62
看護過程の構成要素　62f
看護管理　99
看護記録　57
看護師　247
看護師等の人材確保の促進に関する法律　100
看護者の倫理綱領　62t
看護職員の確保　100

看護職員の就業者数　101
看護方式　99，100t
看護倫理　62
肝細胞癌　136，**137**
環軸関節　5
感情失禁　184
感情障害　236
感情鈍麻　235
癌性疼痛　117
肝性脳症　137
関節　5
関節拘縮　176
関節包　5
関節リウマチ　153
関節リウマチの主な症状　154f
感染症法　50
感染症法に基づく感染症分類　51t
感染性一般廃棄物　53
感染性産業廃棄物　53
癌胎児性抗原　134
浣腸　69
肝動脈塞栓療法　138
肝動脈内動注化学療法　138
冠動脈瘤　200
肝内結石　138
眼内レンズ　180
観念奔逸　237
間脳　7
肝不全　136
緩和ケア　116

き

キューブラ・ロス　117
ギャングエイジ　192
期外収縮　126
機械性イレウス　133
気管支　16
気管支拡張薬　119，120
気管支喘息　118
気管内吸引　80
気胸　252
危険有害業務　58
起坐位　**64**，119，126
起坐呼吸　119
器質性尿失禁　178
器質性尿失禁の分類　178f
基礎体温　215
喫煙　105
気道熱傷　112

気道の確保　112, 242
機能性イレウス　133
機能性尿失禁　178
機能別看護　99, **100t**
気分障害　236
基本肢位　5
記銘力減退　174
記銘力低下　184, 184f
逆性石けん　64
脚ブロック　126
客観的情報　62
吸引　80
救護施設　39
吸収　17
急性骨髄性白血病　149
急性骨髄性白血病の病態　149f
急性糸球体腎炎　198
急性腎不全　143
急性前骨髄球性白血病　151
急性虫垂炎　207
急性虫垂炎の圧痛点　207f
急性白血病　149
急性リンパ性白血病　149
吸啜反射　226
吸入ステロイド薬　119
橋　7
教育扶助　38
仰臥位　**65f**, 95
胸管　11
胸腔穿刺　94
胸腔ドレナージ　81, 82f
胸骨圧迫　91
胸神経　7
狭心症　123
胸水　16, **94**
強直間代発作　241
胸椎　4
共同偏視　158, 159t
強迫観念　238
強迫性障害　238
恐怖症性不安障害　238
胸膜　16, 16f
胸膜腔　16, 16f
胸膜中皮腫　43
業務従事者届　57
業務上疾病　107
業務独占　56
鏡面像　133
極低出生体重児　230
虚血性心疾患　**123**, 200

巨大児　230
去痰薬　120
起立性低血圧　238
筋萎縮　176
緊急措置入院　41t
筋固縮　161
筋肉内注射　88

く
クスマウル呼吸　75, 75f
クッシング症候群　146
クッシング症候群の症状　146f
クッシング病　146
クモ状血管腫　137
クモ膜　7
クモ膜下腔　159
クモ膜下出血　159
クモ膜下出血の原因　160f
クラインフェルター症候群　211
クラミジア　30
クラミジア肺炎　30
クリッピング術　160
クリティカルパス　100
クリニカルパス　100
クルッケンベルグ腫瘍　28, 132
クレアチニン・クリアランス　21
クレアチンキナーゼ　124
クロイツフェルト・ヤコブ病　43
クローン病　251
クロルプロマジン　31, 186t
クロルヘキシジン　63
グリセリン浣腸　69, 70f
グリセロール　19
グループホーム　38
グルカゴン　22
グルタールアルデヒド液　63
駆血帯　94
口すぼめ呼吸　120
車いす　70

け
ケルニッヒ徴候　160, 197, **197f**
経管栄養法　67
経口血糖降下薬　142
経済連携協定　257
警察署　43
形質細胞　15
頸神経　7
継続看護　249
継続ケア　249

携帯用酸素ボンベ　251
頸椎　4
経尿道的前立腺切除術　180
経尿道的膀胱腫瘍切除術　165
経皮経肝胆道ドレナージ　138
経皮的エタノール注入療法　138
経皮的冠状動脈形成術　124
稽留流産　228
痙攣性イレウス　133
劇症肝炎　135
劇薬　86
下血　131
血圧値　76
血圧値の分類　77t
血圧の測定方法　77f
血液透析　143
結核病床　57
血管性認知症　184
血球　12
月経期　214
血漿　12
結晶性知能　173
血小板　**12**, 151
欠神発作　241, 242f
血清フェリチン　147
血栓　127
血栓溶解療法　128
幻覚　235
健康管理　56
健康保険　36
健康保険組合　36
言語聴覚士　247
検体検査　92
幻聴　236
見当識障害　184, 184f
検尿　92
原発性胆汁性肝硬変　27
検便　93
権利擁護　174, 247

こ
コクサッキーウイルス　197
コプリック斑　202
コリンエステラーゼ阻害薬　134
コリン作動薬　134
コルサコフ症候群　234
コルチゾール　23
コルヒチン　139
コレステロール系結石　138
ゴナドトロピン　215

ゴナドトロピン放出ホルモン　214
ゴム製湯たんぽ　83
誤飲事故　193
抗DNA抗体　155
抗Sm抗体　155
高圧浣腸　69, 70f
降圧薬　32, 175
抗アンドロゲン療法　164
抗ウイルス薬　**32**, 198
抗うつ薬　238
口蓋裂　195
抗核抗体　155
交感神経　7
交感神経と副交感神経の作用　8t
抗癌薬　**33**, 115, 149
後期高齢者医療制度　37
後期ダンピング症候群　132
抗凝固療法　128
抗菌薬　**32**, 198, 207
口腔ケア　72
口腔・鼻腔・気管の一時的吸引　81f
口腔用体温計　78
合計特殊出生率　45
高血圧　229
高血圧症　**127**, 158
高血圧性脳出血　158
抗血小板薬　200
抗血栓薬　33
抗甲状腺薬　144
抗コリン薬　179, 186t
抗サイログロブリン抗体　145
高脂血症　**140**, 217
抗酒薬　235
甲状腺　22
甲状腺機能亢進症　144
甲状腺機能亢進症の症状　145f
甲状腺機能低下症　145
甲状腺クリーゼ　144
甲状腺刺激ホルモン　23, 144
甲状腺刺激ホルモン放出ホルモン　23
甲状腺シンチグラフィ検査　99
甲状腺ホルモン　23, 144
甲状腺ホルモンのネガティブフィードバック機構　23f
高浸透圧性非ケトン性昏睡　141
口唇裂　194
構成遊び　190

更生施設　39
抗精神病薬　186t
向精神薬　86
光線過敏症　155
抗体　15
抗男性ホルモン療法　164
好中球　14
行動療法　239
高尿酸血症　139
更年期障害　217
更年期障害の主な症状　218f
抗パーキンソン病薬　186t
抗ヒスタミン薬　178
公費負担制度　121
高ビリルビン血症　231
抗不安薬　**31**, 238, 240
後腹膜臓器　20
項部硬直　160, 197, 197f
硬膜　7
抗ミクロゾーム抗体　145
絞扼性イレウス　133
抗リウマチ薬　154
合理化　243
抗利尿ホルモン　22, 23
高齢者医療確保法　37
高齢者がよく服用する薬と副作用　186t
高齢者虐待　174
高齢者虐待防止法　42
高齢者差別　174
高齢者のうつ病　173
高齢者の身体的機能の変化　173f
高齢者の転倒予防　175
高齢者の薬物療法　185
誤嚥性肺炎　176
誤嚥を防ぐための食事介助　250
呼気性呼吸困難　118
呼吸音の聴取　75
呼吸器　16
呼吸窮迫症候群　231
呼吸数　73
呼吸性アシドーシス　3
呼吸のパターン　74f
呼吸リハビリ　129
国際看護師協会　257
国際協力機構　257
国民健康・栄養調査　66
国民健康保険組合　36
誇大妄想　237
骨格　4

骨格筋　5
骨髄移植　148, 150
骨髄液　95
骨髄穿刺　95
骨髄穿刺部位　95f
骨折　162
骨粗鬆症　**181**, 183
骨粗鬆症にみられる椎体の圧迫骨折　182f
骨盤位　222
骨盤位分娩　230
骨盤高位　**65f**, 230
骨盤底筋体操　179
骨量減少　176
子どもの遊び　190f
子どもの機能的発達と心理社会的発達　190
子どもの形態的発達と発育評価　189
子どもの成長・発達の原則　188
個別看護　100t

さ

サーカディアンリズム　71
サイアザイド系利尿薬　32
サイトメガロウイルス感染症　152
サイトメガロウイルス肺炎　121
サイロキシン　22
サルモネラ　30
坐位　94
災害サイクル　256, 256f
災害性腰痛　107
災害の種類　256
細菌性髄膜炎　197
採血　93
罪業妄想　237
再生不良性貧血　148, 148t
砕石位　**65f**, 165
臍帯脱出　230
在宅酸素療法　251
在宅チームケア　254f
在宅中心静脈栄養法　251
細胞性免疫　12, 14, **15**, 15f
左作業環境管理　56
作業管理　56
作業療法士　247
作為体験　235
左心不全　125

嗄声　122, 129
左側臥位　97
坐薬　85, 88
三角筋　6
産業保健　55
産後出血　227
三次性治癒　26
産褥期の身体的変化　224t
産褥体操　223
産褥の経過　223
三次予防　106t
酸素吸入　79
酸素飽和度　17

し

シアナミド　235
シクロホスファミド　33
シスプラチン　33
シナジー効果　254
シムス位　65f
シャルコーの3徴　138
シュニッツラー転移　28, 132
ショック　108
ショックの救命処置　110f
ショックの分類　109t
ジアゼパム　31
ジギタリス　31, 125, 186t, 208
ジギタリス中毒　31, 125
ジスキネジア　162
ジスルフィラム　235
ジダノシン　152
ジペプチド　20
じん肺　43, 106
じんま疹　153
次亜塩素酸ナトリウム　63
死因　46
視覚　8
視覚の伝導路　9f
子癇　229
子宮癌　165
子宮頸癌　165
子宮頸癌と子宮体癌　166f
子宮全摘術　166
子宮体癌　165
糸球体濾過値　143
子宮底　223
止血　13
止血のメカニズム　13f
自己決定支援　247
自己防衛機制　238

自己免疫性溶血性貧血　148
自殺企図　237
自殺死亡率　46
自殺の動機　46
死産率　47
脂質異常症　140, 217
脂質異常症の診断基準　140
思春期やせ症　240
視床　7
視床下部　3, 7
視床出血　158, 159f
姿勢反射障害　161
自然災害　256
持続的導尿　68
市町村　36, 37
市町村保健センター　53
市町村保健センターと保健所の主な業務　53t
膝胸位　65f
湿性咳嗽　119
嫉妬妄想　234
児童虐待の防止等に関する法律　42, 194
児童厚生施設　41
児童相談所　42, 194
自動体外式除細動器　91
児童発達支援センター　41
児童福祉司　42
児童福祉法　41
児童養護施設　41
死の三徴候　29
死亡　46
脂肪エネルギー比率　67
脂肪の代謝　19
社会関係の喪失　174
尺側偏位　154f
視野欠損　157
周産期死亡率　47
周術期の看護　113
従属人口　45
従属人口指数　45
住宅扶助　38
集団精神療法　235
十二指腸潰瘍　130
終末期看護　117
絨毛培養　216
主観的情報　62
宿所提供施設　39
授産施設　39
手掌紅斑　137

受精　218
受胎調節実地指導員　55
受胎のプロセス　219f
出血性ショック　108
術後せん妄　113
出産扶助　38
出生　45
出生率　45
出生前診断　216
授乳時間　224
守秘義務　57
腫瘍　28
受療率　49
循環器系作用薬　31
循環血液量減少性ショック　109, 109t
准看護師　247
循環障害　26
純再生産率　46
常位胎盤早期剥離　228, 228f
昇華　243
消化　17
障害児入所施設　41
障害者基本法　39
障害者自立支援法　40
障害者総合支援法　40
消化管蠕動抑制剤　97
状況的危機　108
少呼吸　74
硝酸薬　87
常染色体異常　210
象徴遊び　190
消毒薬の適応一覧　63t
小児虐待　194
小児生活習慣病　192
小児の外来　195
小児の筋肉内注射　197
小児の検査　196
小児の坐薬　197
小児の事故　193
小児の手術　194
小児の静脈内注射　197
小児のバイタルサイン　196
小児の薬物療法　196
小脳　7
傷病分類別にみた外来受療率　50
傷病分類別にみた入院受療率　50
上部消化管造影検査　96, 97f
上部消化管内視鏡検査　97
小発作　241, 242f

静脈内注射　88
食塩　67
職業性疾患　106
職業性疾患の原因と対策　107t
食事・栄養の援助　250
褥瘡　83, 176
褥瘡の好発部位　84f
食道癌　129
食道癌の症状　129f
食道再建術　129
食道静脈瘤　136
食道静脈瘤破裂　136
初経　215, 216
徐呼吸　74
除細動器　126
助産師　247
助産施設　41
徐脈　76
徐脈性不整脈　126
徐脈頻脈症候群　126
自律訓練療法　239
自律授乳　224
自律神経　7
寝衣交換　73
人為災害　256
心奇形　210
心気症　238
心気妄想　237
心筋梗塞　123
神経系作用薬　31
神経原性ショック　109t
神経症性障害　238
神経性食思不振症　240
神経性食欲不振症　240
神経性無食欲症　240, 241f
心原性ショック　109, 109t
人口　44
進行胃癌の肉眼型分類　131f
人工関節置換術　183
人工肛門　134
人工呼吸　91, 111
人工骨頭置換術　183
人口静態　44
人口動態　45
人工妊娠中絶　54
人口ピラミッド　44
人工ペースメーカー　126
進行流産　228
心疾患　46
心室細動　99, 126

心室性期外収縮　126
心室中隔欠損症　208
心室中隔欠損症の病態　208f
寝床気候　66
新生児室の温度　191
新生児室の湿度　191
新生児の呼吸数　226
新生児の生理　226, 227f
新生児の体温　226
新生児の体重　226
新生児の脈拍数　226
振戦　161
振戦せん妄　234, 235f
新鮮凍結血漿　151
心臓　9
心臓の刺激伝導系　10f
心臓マッサージ　91, 111
靱帯　5
身体障害者手帳　40
身体障害者福祉法　40
身体表現性障害　238
心タンポナーデ　128
身長・体重・頭囲の発達　189t
陣痛　222
心的外傷後ストレス障害　108
心電図検査　98
心電図の電極装着部位　98f
心内膜床欠損症　210
心肺機能低下　176
心肺蘇生　99
心不全　125, 208
腎不全　143
心不全の病態と症状　125f
心房細動　126
心理相談　55
診療所　57
診療録　57

す

スキャモンの発達・発育曲線　188f
スタンダードプリコーション　63
ストレス　239
ストレスコーピング　108
ストレッチャー　70
ストレッチャーでの移送　71f
ストレプトマイシン　32, 122
スワンネック変形　154f
膵アミラーゼ　18
随意筋　5, 16

錐体外路系疾患　161
水痘　55, 204
水痘・帯状疱疹ウイルス　204
水痘生ワクチン　205
水痘の症状　204f
髄膜炎　197
髄膜刺激症状　160, 197, 197f
睡眠周期　71
睡眠のパターン　72f
膵リパーゼ　19

せ

セクレチン　17, 18
セミファウラー位　80
セルフケア　249
生活習慣病　105
生活扶助　38
生活保護法　38
性感染症　167, 215
性感染症の児への影響　215t
性器クラミジア感染症　30, 215
正期産　223
生業扶助　38
生産年齢人口　44
性周期　214
性周期とホルモン　214
性周期の成立　214
正常圧水頭症　160
正常洞調律　98f
生殖器系　24
精神障害者保健福祉手帳　40
精神分析療法　239
精神保健及び精神障害者福祉に関する法律　40
精神保健福祉法　40
精神保健福祉法における入院形態　41t
性腺刺激ホルモン　217
性染色体　211
性染色体異常　211
精巣の微小構造　24f
生態学的環境　43
生体検査　96
青年期　104
成年後見制度　174
成年後見人　174
政府開発援助　257
生理的黄疸　191, 226
生理的体重減少　226
赤色悪露　223

脊髄神経　7
脊柱　4f
世帯　45
舌下錠　85
赤血球　12
石けん浣腸　69
切迫性尿失禁　178, 178f
切迫流産　228
腺癌　122, 131, 166
前期破水　227, **230**
全国健康保険協会　36
仙骨　4
仙骨神経　7
染色体異常　227
染色体異常症　210
全身性エリテマトーデス　155
全身性エリテマトーデスの主な症状　155f
全人的苦痛　117
選択的セロトニン再取り込み阻害薬　238
前置胎盤　228, 228f
仙椎　4
先天異常　194
先天奇形　194
先天性心疾患　208
先天性風疹症候群　203
全般性不安障害　238
全般的認知症　184
喘鳴　119
線溶　14
前立腺癌　**163**, 164f
前立腺特異抗原　164
前立腺肥大症　163, 164f, **179**

そ

ソーシャルサポート　114
早期ダンピング症候群　132
早期破水　230
双極性気分障害　236, 237f
造血幹細胞　12
造血幹細胞移植の看護　116
総再生産率　46
葬祭扶助　38
早産　**223**, 227
早産低出生体重児　231, 231f
創傷治癒　26
増殖期　214
双胎間輸血症候群　227
総胆管結石　138

総胆管切開　138
壮年期　104
踵痛　236
瘙痒症　177
側臥位　65, **65f**, 83, 96
粟粒結核　121
粗死亡率　46
措置入院　40, 41t

た

ターナー症候群　211
タール便　131
タバコ　164
ダイオキシン　43
ダウン症候群　210
ダウン症候群の特徴　210f
ダントロレン　236
ダンピング症候群　132
第1胎向　222
第1頭位　222
第2胎向　222
体圧分散寝具　84
体位　**64**, 65f
胎位　222
体位変換　65
退院時サマリー　249
退院調整　249
体液　3
体液の酸・塩基平衡　3
体温調節　3
体温の観察　78
体温の測定方法　78f
体格指数　66
大胸筋　6
胎向　222
退行　243
対光反射　8
胎児奇形　227
胎児機能不全　229, 230
胎児採血　216
胎児死亡　227
胎児性アルコール症候群　234
胎児の状態　222
胎児の発育　219
胎児発育不全　227, 229
代謝性アシドーシス　**3**, 143, 201
体循環　10, 11f
帯状疱疹　204
大泉門　189
大腿骨頸部骨折　183, 183f

大腿骨転子部骨折　183, 183f
大腿骨頭無腐性壊死　183, 234
大腿四頭筋　6
大腿二頭筋　6
大腸癌　134
大腸内視鏡検査　97
大殿筋　6
第二次性徴　216
第二次性徴の具体例　217f
胎盤の完成　219
大発作　241
唾液アミラーゼ　17, 18
多価不飽和脂肪酸　140
多呼吸　74
多胎妊娠　227
脱衣所の温度　72
脱水　201
多尿　21
多発性梗塞　185
多発性対称性関節炎　154f
胆管癌　27
胆管結石　27
胆管細胞癌　137
炭酸リチウム　238
胆汁酸　19
単純骨折　162
単純性イレウス　133
炭水化物の代謝　18
弾性ストッキング　128
男性の導尿時のポイント　69f
胆石症　138
短腸症候群　251
胆道閉鎖　195
胆嚢結石　138
胆嚢摘出術　138
蛋白質の代謝　20
蛋白尿　229

ち

チアノーゼ　**26**, 209
チームアプローチ　254
チーム・ナーシング　99, **100t**
腟炎　167
腟トリコモナス原虫　167
知的障害者福祉法　40
注意義務違反　255
注意すべき乳幼児の事故　193f
中央ナースセンター　100
中間尿　92

索引 ■ 265

注射針　88	定期A類疾病　52t	糖尿病性神経障害　142
注射薬　88	定期B類疾病　52t	糖尿病性腎症　142
中縦隔　9	低クロール性代謝性アルカローシス　206	糖尿病性網膜症　142
虫垂切除術　207		糖尿病の診断基準　142
中枢神経系　6	低血糖　231	洞不全症候群　126
中性脂肪　140	低酸素血症　81, 118, 251	洞房結節　9
肘正中皮静脈　93	低出生体重児　229, **230**	洞房ブロック　126
中脳　7	低出生体重児の特徴　231f	投与量　86
中皮腫　107	低出生体重児の届出　54	特異的生体防御機構　14
腸炎ビブリオ　30	低ナトリウム血症　110	特殊災害　256
超音波検査　**99**, 216	適応障害　239	特定健康診査　37
超音波ドプラ法　219, 222	適時破水　230	特定疾病　37t
超音波ドプラ法と胎位・胎向　222f	鉄欠乏性貧血　147, **148t**, 227	毒薬　86
	転換性障害　238	毒薬，劇薬の表示　87f
腸管出血性大腸菌　29	点眼薬　88	吐血　131
腸管洗浄液　97	電気けいれん療法　238	突起　4
蝶形紅斑　155	電気的除細動　99	都道府県ナースセンター　100
長坐位　65f	転写　2, 2f	取り入れ　243
聴診器　75	点滴中の患者の寝衣交換　73f	
超低出生体重児　230	点頭てんかん　241	**な**
腸閉塞　133		ナイチンゲール，フローレンス　60
腸腰筋　6	**と**	
聴力障害　32, 32f	トータルペイン　117	ナトリウム　3
直腸癌　134	トータル・ヘルスプロモーション　55	内呼吸　17
直腸用体温計　78		内腺　163, 179
貯蔵鉄　147	トラコーマ　30	内臓脂肪症候群　105
沈下性肺炎　121	トラベルビー，ジョイス　60	内側骨折　183, 183f
	トランスファーRNA　2	内服薬　85
つ	トリアージ　257	内用薬　87
ツベルクリン・アネルギー　122	トリアージタッグ　257	内肋間筋　16
ツベルクリン反応　153	トリグリセリド　19	生ワクチン　52t
椎弓　4	トリコモナス腟炎　167	難病　40
椎骨　4, 4f	トリプシン　18, 20	軟膜　7
椎体　4	トリペプチド　20	
椎体の圧迫骨折　182	トレンデレンブルグ位　65, 65f	**に**
通院者率　49	ドパミン　161, 235	ニトログリセリン　**32**, 87, 124
痛風　139	ドライシャンプー　72	ニボー　133
痛風結節　139	頭位　222	ニューモシスチス肺炎　121, 152
痛風腎　139	同一化　243	二語文　190
痛風の主な症状　139f	投影　243	二次性治癒　26
痛風発作治療薬　139	洞結節　9	二次妄想　237
	統合失調症　235	二次予防　105, 106t
て	糖質コルチコイド　146	日常生活動作　114, 179, 249
テストステロン　163	投射　243	乳癌　168
テタニー　144	洞性徐脈　99, **126**	乳歯　189
テトラサイクリン系抗生物質　121	頭低位　65f	乳児院　41
	洞停止　126	乳児下痢症　201
デーデルライン桿菌　14, 24, 167	導尿　68	乳児下痢症の特徴　201f
デブリドマン　84, 112	糖尿病　141	乳児死亡率　47
てんかん　241	糖尿病性ケトアシドーシス　141	乳児の散剤　196

乳児ビタミンＫ欠乏性出血症　191
乳児ボツリヌス症　192
乳汁　223
乳児用身長計　196
乳房の緊満感　223
乳幼児健康診査　54
乳幼児突然死症候群　192
入浴　72
尿酸降下薬　139
尿失禁　178
尿の生成　20
尿閉　**21**, 238
尿量　21
尿路結石　139
尿路変更術　165
任意後見制度　175
任意接種　**52t**, 205
任意入院　41t
妊産婦死亡率　47
妊娠高血圧症候群　227, **229**
妊娠全期間を通しての推奨体重増加量　220t
妊娠糖尿病　229
妊娠の成立　218
認知行動療法　240
認知症　176, 179, **184**
認知症対応型共同生活介護　38
認知症の特徴的な症状　184f
妊婦健康診査　54
妊婦の定期健康診査　220
妊婦の保健指導　220

ね

ネフローゼ症候群　199
ネフローゼ症候群の特徴　200f
熱型　79f
熱けいれん　110, **111t**
熱失神　111t
熱射病　110, **111t**
熱傷　111
熱傷深度　112t
熱中症　110
熱中症の分類　111t
熱疲労　110, **111t**
粘液　17
年少人口　44
粘膜外幽門筋切開術　206
年齢階級別死因順位　47t
年齢階級別死亡率　46

年齢階級別受療率　50
年齢調整死亡率　46

の

ノーマライゼーション　39, **115**
ノルアドレナリン　7, 22
ノンレム睡眠　71
脳幹　7
脳血栓症　**157**, 158f
脳梗塞　126, **157**
脳死　29
脳出血　158
脳髄膜　159f
脳脊髄液　96
脳塞栓症　26, **157**, 158f
脳動静脈奇形　159
脳動脈瘤破裂　159
脳波検査　241

は

ハイムリック法　175, **176f**
ハインリッヒの法則　255
ハロペリドール　186t
バセドウ病　144
バッカル錠　87
バリアフリー化　39, 115
バルプロ酸ナトリウム　242
パーキンソン症候群　31
パーキンソン病　161
パーセンタイル値　189
パニック障害　238
パラソルモン　22, 23
パルスオキシメータ　118
パンコースト症候群　122
はしか　202
把握反射　226
肺炎　46, **121**
肺炎球菌　121
肺癌　43, **122**
肺癌の組織型分類と特徴　123f
肺気腫　119
肺気腫の病態　120f
配偶者暴力相談支援センター　43
肺結核　121
敗血症　151
敗血症性ショック　109, 109t
肺血栓塞栓症　127
肺高血圧症　208
肺循環　10, 11f
肺塞栓　128

肺塞栓症　26
排尿　21
排尿障害　21
背部叩打法　175
廃用症候群　**176**, 183
廃用症候群の主な症状　177f
排卵　214, 215
排卵日　215
排臨　222
橋本病　145
播種性血管内凝固　150
白金製剤　33
白血球　12
発達的危機　108
発露　222
羽ばたき振戦　135
反回神経麻痺　122, 129
半坐位　**65f**, 94, 95
反射性尿失禁　178f, 179
判断力低下　184f
反動形成　243
半腹臥位　65f

ひ

ヒス束　9
ヒト絨毛性ゴナドトロピン　218
ヒトパピローマウイルス　165
ヒプスアリスミア　242
ヒヤリ・ハット　255
ヒューマンエラー　255
ビオー呼吸　74, 74f
ビタミンB_{12}欠乏　148
ビタミンB_{12}欠乏症　113
ビタミンＣ　140
ビタミンＥ　140
ビタミンＫ　13, 33, 137
ビリルビン　27
ビリルビン系結石　138
ビンクリスチン　33
ピラジナミド　122
ピロカルピン　156
被殻出血　158, 159f
皮下骨折　162
皮下注射　88
皮下注射と筋肉内注射の刺入部位　89f
皮下注射の刺入角度　88f
被虐待児症候群　194
肥厚性幽門狭窄症　206
肥厚性幽門狭窄症の特徴　206f

尾骨　4
尾骨神経　7
微弱陣痛　227
脾腫　136
非ステロイド性消炎鎮痛薬　154,
　186t
左静脈角　11
尾椎　4
必要水分量　192
非特異的生体防御機構　14
人見知り　190
皮内注射　88
肥満者　66
肥満度　193
病院　57
病原性大腸菌　30
病室の温度　66
病室の採光　66
病室の湿度　66
被用者保険　36
氷枕　83
貧血　143, **147**
貧血の分類　148t
頻呼吸　74
貧困妄想　237
頻尿　21
頻脈　76
頻脈性不整脈　126

ふ

ファウラー位　64, **65f**, 80, 83, 126
ファロー四徴症　208
ファロー四徴症の病態　209f
フィブリノーゲン　13
フィブリン分解産物　151
フィラデルフィア染色体　150
フィンクの危機モデル　115
フィンクの危機モデルと看護
　115t
フェニトイン　242
フォルクマン拘縮　163
フラッシュバック現象　108
フリーエア　130
フロセミド　32
フロッピーインファント　210
ブドウ球菌性肺炎　121
ブラロック手術　209
ブローカ失語　157
ブローカ中枢　6
ブチアリン　17

プライマリ・ナーシング　99,
　100t
プラスミン　14
プルキンエ線維　9
プレパレーション　195
プロゲステロン　214, 215
プロトンポンプ阻害薬　131
プロプラノロール　31
プロラクチン　223
不安　238
風疹　55, **203**
不活化ワクチン　52t
腹圧性尿失禁　178, 178f
腹会陰式直腸切断術　134
腹臥位　**65f**, 95, 157
腹腔鏡下胆嚢摘出術　138
腹腔穿刺　95
腹腔穿刺部位　95f
副交感神経　7
副甲状腺　22
複雑骨折　162
複雑性イレウス　133
腹式呼吸　119, 120
福祉事務所　42, 194
副腎髄質　22
副腎皮質　22
副腎皮質過形成　146
副腎皮質刺激ホルモン　23
副腎皮質ステロイド薬　147, 182,
　199
副腎皮質ホルモン　146
腹水　95
輻輳反射　9
腹部温湿布　82
腹壁静脈怒張　136
不正性器出血　166
不整脈　126
普通石けん　64
物理的環境　43
不妊　216
不飽和脂肪酸　140
不慮の事故　193
噴水状嘔吐　206
分泌期　214
分娩第1期　221
分娩第2期　222
分娩第3期　222
分娩の3要素　221
分娩の経過　221

へ

ヘパリン　128, 151
ヘマトクリット　147
ヘモグロビン　12, 147
ヘリコバクター・ピロリ菌感染
　130
ヘルパーT細胞　151
ヘンダーソン，ヴァージニア　60
ベロ毒素　29
ベンズブロマロン　139
ペースメーカー　9, 99
ペニシラミン　154
ペプシノーゲン　17
ペプシン　17, 20
ペプロウ，ヒルデガード　60
平均寿命　47
平均赤血球容積　148
米国梅瘡諮問委員会　83
閉塞隅角緑内障　156
閉塞性イレウス　133
閉塞性黄疸　**27**, 138
閉塞性換気障害　119
辺縁領域　163
便潜血反応　134
扁平円柱上皮境界　165
扁平上皮癌　122, 129, 165

ほ

ホルネル症候群　122
ホルモンの機能　22
ホルモン分泌の調節　23
ホルモン補充療法　218
ボタン穴変形　154f
ボディメカニクス　65
ボルグ指数　124, 124f
ポビドンヨード　**63**, 122
ポリフェノール　140
保育所　41
防衛機制　242
膀胱癌　164
膀胱鏡検査　165
膀胱全摘除術　165
膀胱留置カテーテル　68
放散痛　123
房室結節　9
房室ブロック　126
放射線宿酔　116
放射線療法時の看護　116
乏尿　21
訪問看護　246

訪問看護サービス 246
訪問看護指示書 246
訪問看護ステーション 247
保健師 247
保健師助産師看護師法 56
保健指導 55
保健所 53
母子感染 215
母子健康手帳 54
母子生活支援施設 41
保湿クリーム 177
母子保健法 54
母子保健法の主な項目 54t
補償 243
補体 153
母体保護法 54
母乳育児への支援 224
母乳栄養 191
本態性高血圧 127
翻訳 2, 2f

ま

マイコプラズマ肺炎 121
マイルズ手術 134
マクロファージ 14
マクロライド系抗生物質 121
マズローの基本的欲求階層論 61, 61f
マタニティ・ブルーズ 223
マックバーネの圧痛点 207
マンモグラフィー 168
まだら認知症 184
麻疹 55, **202**
麻疹の経過 202f
麻疹・風疹二種混合生ワクチン 203, 204
末梢神経系 7
末梢神経の神経伝達物質 8f
麻痺性イレウス 133
麻薬 86
麻薬, 向精神薬の表示 87f
慢性甲状腺炎 145
慢性骨髄性白血病 150
慢性疾患 114
慢性腎不全 143
慢性腎不全の病期と特徴 143t
慢性白血病 150
慢性閉塞性肺疾患 119
慢性リンパ性白血病 150

み

ミオシン 6
ミセル 19
右静脈角 11
右リンパ本幹 11
未熟児網膜症 231
未熟児養育医療 54
脈拍数 76
脈拍測定 76
脈拍の触知方法 76f

む

ムンプスウイルス 205
ムンプス生ワクチン 205
無為自閉 235
無気肺 113
無菌操作 **64**, 81
無症候性血尿 165
無動 161
無尿 21

め

メタボリックシンドローム 105
メタボリックシンドロームの診断基準 106f
メッセンジャーRNA 2
メドゥサの頭 136
メトトレキサート 154
メルゼブルグの3徴 144
名称独占 56
滅菌ゴム手袋の装着 64f
滅菌蒸留水 69, 80
滅裂思考 235
免疫グロブリン 15
免疫複合体 155, 198
綿球の受け渡し方 64f

も

モジュール型継続受け持ち方式 100t
モルヒネ 31
モロー反射 226
モンロー・リヒター線 95
もやもや病 159
妄想 235
妄想気分 236f
網膜剥離 157
模倣遊び 190
森田療法 239, 239f

や

やせ 67
夜間せん妄 184
薬剤の吸収 85
薬剤の吸収, 代謝, 排泄経路 86f
薬剤の保管方法 86
薬物の作用と副作用 31
薬物療法の基本 85

ゆ

有訴者の自覚症状 49f
有訴者率 48
有病率 50
油剤 87
湯たんぽ 83

よ

ヨード 99
要介護状態区分 38
要介護認定 37
溶血性黄疸 27
溶血性貧血 148t
腰神経 7
羊水検査 216
羊水穿刺 216
腰椎 4
腰椎穿刺 96
腰椎穿刺部位 96f
予期的悲嘆 118
抑圧 242
抑うつ 176
予防医学の3段階 106t
予防接種 52
予防接種法による分類 52t
与薬方法 87

ら

ラクツロース 136
ラジオ波焼灼 138
ラムステット手術 206
ランツの圧痛点 207
卵子の受精能力 218
卵胞期 214
卵胞刺激ホルモン 24, 214
卵胞ホルモン 22

り

リザーバー付酸素マスク 79f
リパーゼ 18
リハビリテーション看護 114

リファンピシン 122
リポ蛋白 19
リラクセーション 240
リンパ系 11
理学療法士 247
罹患率 50
離人症 235
離脱症状 234
離乳食の進め方 191
離乳食の進め方の目安 192t
利尿薬 **32**, 137, 208
流行性耳下腺炎 55, 198, **205**
流産 216, **223**, 227
流動性知能 173
療育手帳 40
両価性 235

良肢位 5, 5f
療養病床 57
緑内障 156
緑内障の病態 156f
臨界期 188

れ

レジオネラ 30
レジオネラ肺炎 30, **121**
レニン 23
レボドパ **31**, 161
レム睡眠 71
冷罨法 83

ろ

ロイ, シスター・カリスタ 60

ローレル指数 189
ロタウイルス 201
老視 172
老人性腟炎 167
老人性難聴 181
老人性皮膚瘙痒症 177
労働衛生の3管理 56, 56f
労働基準法 57
老年看護の倫理 174
老年人口 44

わ

ワーファリン 13, **33**, 128
ワクチンの種類 52t

* * *

ラ・スパ V

2014年12月15日 第1版第1刷発行

編 集	テコム編集委員会
発 行	株式会社 医学評論社
	〒169-0073 東京都新宿区百人町 1-22-23 新宿ノモスビル 2F
	TEL 03(5330)2441＜代表＞
	FAX 03(5389)6452
	URL http://www.igakuhyoronsha.co.jp/
印刷所	三報社印刷株式会社

イラスト：角　愼作，浪川きよ子，名瀬エリ　　ISBN978-4-86399-272-6 C 3047
　　　　　【Y.M. design】山川宗夫
ゴロ作成：山越麻生